妇产科
疾病诊断与治疗

主 编 王雪莉 王厚平 郭英会 王国宁 蒲雯婕 罗 辉

FUCHANKE
JIBING ZHENDUAN YU ZHILIAO

黑龙江科学技术出版社

图书在版编目（CIP）数据

妇产科疾病诊断与治疗 / 王雪莉等主编. --哈尔滨：黑龙江科学技术出版社, 2018.2
ISBN 978-7-5388-9745-6

Ⅰ. ①妇… Ⅱ. ①王… Ⅲ. ①妇产科病－诊疗 Ⅳ. ①R71

中国版本图书馆CIP数据核字(2018)第114611号

妇产科疾病诊断与治疗
FUCHANKE JIBING ZHENDUAN YU ZHILIAO

主　　编　王雪莉　王厚平　郭英会　王国宁　蒲雯婕　罗　辉
副 主 编　王春萍　王　玲　杨凤鸣　张淑杰
　　　　　刘晓军　时军辉　石小哲
责任编辑　李欣育
装帧设计　雅卓图书
出　　版　黑龙江科学技术出版社
　　　　　地址：哈尔滨市南岗区公安街70-2号　邮编：150001
　　　　　电话：（0451）53642106　传真：（0451）53642143
　　　　　网址：www.lkcbs.cn　www.lkpub.cn
发　　行　全国新华书店
印　　刷　济南大地图文快印有限公司
开　　本　880 mm × 1 230 mm　1/16
印　　张　10
字　　数　309 千字
版　　次　2018年2月第1版
印　　次　2018年2月第1次印刷
书　　号　ISBN 978-7-5388-9745-6
定　　价　88.00元

前　言

随着近年来医学模式的转变，传统医学观念不断更新，妇产科学的许多诊疗技术和原则也发生了日新月异的变化，为此，编撰一本融汇妇产科学新进展、新信息和新观念的参考书籍，势在必行。为迎合现代妇产科医师与相关学科医师的学习需求，我们参考了大量最新相关文献，倾力合著此书，希望能与广大同仁共同提升业务水平。

本书主要介绍了妇产科的基础理论及妇产科常见疾病的诊断治疗，力求内容上推陈出新，文字上删繁就简，体现出与时俱进的新面貌。各章节从临床实用的角度，围绕常见病、多发病充实新技术和新理论，对疑难病症介绍新的诊治措施及研究进展，以期抛砖引玉，推动妇产科医学的深化研究与发展，为广大临床医师更新知识、提高临床工作能力提供帮助。

虽然众编委已反复校对、多次审核，但书中难免有疏漏之处，殷切希望广大读者提出宝贵意见和建议，以便再版时进一步完善。

编　者

2018 年 2 月

目　录

第一章

妇产科一般检查

第一节　生殖道细胞学检查

女性生殖道细胞包括来自阴道、宫颈、子宫和输卵管的上皮细胞。生殖道脱落细胞包括阴道上段、宫颈阴道部、子宫、输卵管及腹腔的上皮细胞，其中以阴道上段、宫颈阴道部的上皮细胞为主。临床上常通过生殖道脱落细胞检查来反应其生理及病理变化。生殖道上皮细胞受性激素的影响出现周期性变化，因此，检查生殖道脱落细胞可反应体内性激素水平。此外，此项检查还可协助诊断生殖器不同部位的恶性肿瘤及观察其治疗效果，既简便又经济实用。但是，生殖道脱落细胞检查找到恶性细胞只能作为初步筛选，不能定位，还需要进一步检查才能确诊。

一、生殖道细胞学检查取材、制片及相关技术

（一）涂片种类及标本采集

采取标本前 24h 内禁止性生活、阴道检查、灌洗及阴道用药，取材用具必须清洁干燥。

1. 阴道涂片　主要目的是了解卵巢或胎盘功能。对已婚妇女，一般在阴道侧壁上 1/3 处用小刮板轻轻刮取浅层细胞（避免将深层细胞混入影响诊断），薄而均匀地涂于玻片上；对未婚阴道分泌物极少的女性，可将卷紧的已消毒棉签先经生理盐水浸湿，然后伸入阴道，在其侧壁上 1/3 处轻轻卷取细胞，取出棉签，在玻片上向一个方向涂片。涂片置固定液内固定后显微镜下观察。值得注意的是，因棉签接触阴道口可能影响涂片的正确性。

2. 宫颈刮片　是筛查早期宫颈癌的重要方法。取材应在宫颈外口鳞柱状上皮交接处，以宫颈外口为圆心，将木质铲形小刮板轻轻刮取一周，取出刮板，在玻片上向一个方向涂片，涂片经固定液固定后显微镜下观察。注意应避免损伤组织引起出血而影响检查结果。若白带过多，应先用无菌干棉球轻轻擦净黏液，再刮取标本。该取材方法获取细胞数目较少，制片也较粗劣，故目前应用已逐渐减少。

1996 年美国 FDA 批准了改善的制片技术—薄层液基细胞学（liquid - based cytology）技术，以期改善由于传统巴氏涂片上存在着大量的红细胞、白细胞、黏液及脱落坏死组织等而造成的 50% ~60% 假阴性。目前有 Thinprep 和 AutoCyte Prep 两种方法，两者原理类似。液基细胞学与常规涂片的操作方法不同在于，它利用特制小刷子刷取宫颈细胞，标本取出后立即洗入有细胞保存液的小瓶中，通过高精密度过滤膜过滤，将标本中的杂质分离，并使滤后的上皮细胞呈单层均匀地分布在玻片上。这种制片方法几乎保存了取材器上所有的细胞，且去除了标本中杂质的干扰，避免了细胞的过度重叠，使不正常细胞更容易被识别。利用薄层液基细胞学技术可将识别宫颈高度病变的灵敏度和特异度提高至 85% 和 90% 左右。此外，该技术一次取样可多次重复制片并可供作 HPV DNA 检测和自动阅片。

3. 宫颈管涂片　疑为宫颈管癌，或绝经后的妇女由于宫颈鳞 - 柱交接处退缩到宫颈管内，为了解宫颈管情况，可行此项检查。先将宫颈表面分泌物拭净，用小型刮板进入宫颈管内，轻刮一周作涂片。此外，使用特制“细胞刷”（cytobrush）获取宫颈管上皮细胞的效果更好。将“细胞刷”置于宫颈管内，达宫颈外口上方 10mm 左右，在宫颈管内旋转 360°取出，旋转“细胞刷”将附着于其上的细胞均

匀地涂于玻片上，立即固定。小刷子取材效果优于棉拭子，而且其刮取的细胞被宫颈管内的黏液所保护，不会因空气干燥造成细胞变性。

4. 宫腔吸片　怀疑宫腔内有恶性病变时，可采用宫腔吸片检查，较阴道涂片及诊刮阳性率高。选择直径1～5mm不同型号塑料管，一端连于干燥消毒的注射器，另一端用大镊子送入宫腔内达宫底部，上下左右转动方向，轻轻抽吸注射器，将吸出物涂片、固定、染色。应注意的是，取出吸管时停止抽吸，以免将宫颈管内容物吸入。宫腔吸片标本中可能含有输卵管、卵巢或盆腹腔上皮细胞成分。另外，还可通过宫腔灌洗获取细胞。用注射器将10ml无菌生理盐水注入宫腔，轻轻抽吸洗涤内膜面，然后收集洗涤液，离心后取沉渣涂片。此项检查既简单、取材效果好，且与诊刮相比，患者痛苦小，易于接受，特别适合于绝经后出血妇女。

5. 局部印片　用清洁玻片直接贴按病灶处作印片，经固定、染色、镜检。常用于外阴及阴道的可疑病灶。

（二）染色方法

细胞学染色方法有多种，如巴氏染色（papanicolaou stain）法、邵氏染色法及其他改良染色法。常用的为巴氏染色法，该法既可用于检查雌激素水平，也可用于查找癌细胞。

（三）辅助诊断技术

包括免疫细胞化学、原位杂交技术、影像分析、流式细胞测量及自动筛选或人工智能系统等。

二、正常生殖道脱落细胞的形态特征

（一）鳞状上皮细胞

阴道及宫颈阴道部被覆的鳞状上皮相仿，均为非角化性的分层鳞状上皮。上皮细胞分为表层、中层及底层，其生长与成熟受雌激素影响。因而女性一生中不同时期及月经周期中不同时间，各层细胞比例均不相同，细胞由底层向表层逐渐成熟。鳞状细胞的成熟过程是：细胞由小逐渐变大；细胞形态由圆形变为舟形、多边形；胞浆染色由蓝染变为粉染；胞浆由厚变薄；胞核由大变小，由疏松变为致密。

1. 底层细胞　相当于组织学的深棘层，又分为内底层细胞和外底层细胞。

（1）内底层细胞：也称生发层，只含一层基底细胞，是鳞状上皮再生的基础。其细胞学表现为：细胞小，为中性多核白细胞的4～5倍，呈圆形或椭圆形，巴氏染色胞浆蓝染，核大而圆。育龄妇女的阴道细胞学涂片中无内底层细胞。

（2）外底层细胞：细胞3～7层，圆形，比内底层细胞大，为中性多核白细胞的8～10倍，巴氏染色胞浆淡蓝，核为圆形或椭圆形，核浆比例1：2～1：4。卵巢功能正常时，涂片中很少出现。

2. 中层细胞　相当于组织学的浅棘层，是鳞状上皮中最厚的一层。根据其脱落的层次不同，形态各异。接近底层者细胞呈舟状，接近表层者细胞大小与形状接近表层细胞；胞浆巴氏染色淡蓝，根据储存的糖原多寡，可有多量的嗜碱性染色或半透明胞浆；核小，呈圆形或卵圆形，淡染，核浆比例低，约1：10。

3. 表层细胞　相当于组织学的表层。细胞大，为多边形，胞浆薄，透明；胞浆粉染或淡蓝，核小固缩。核固缩是鳞状细胞成熟的最后阶段。表层细胞是育龄妇女宫颈涂片中最常见的细胞。

（二）柱状上皮细胞

又分为宫颈黏膜细胞及子宫内膜细胞。

1. 宫颈黏膜细胞　有黏液细胞和带纤毛细胞两种。在宫颈刮片及宫颈管吸取物涂片中均可找到。黏液细胞呈高柱状或立方状，核在底部，呈圆形或卵圆形，染色质分布均匀，胞浆内有空泡，易分解而留下裸核。带纤毛细胞呈立方形或矮柱状，带有纤毛，核为圆形或卵圆形，位于细胞底部，胞浆易退化融合成多核，多见于绝经后。

2. 子宫内膜细胞　较宫颈黏膜细胞小，细胞为低柱状，为中性多核白细胞的1～3倍；核呈圆形，核大小、形状一致，多成堆出现；胞浆少，呈淡灰色或淡红色，边界不清。

（三）非上皮成分

如吞噬细胞、白细胞、淋巴细胞、红细胞等。

三、生殖道脱落细胞在内分泌检查方面的应用

阴道鳞状上皮细胞的成熟程度与体内雌激素水平成正比，雌激素水平越高，阴道上皮细胞分化越成熟。因此，阴道鳞状上皮细胞各层细胞的比例可反应体内雌激素水平。临床上常用四种指数代表体内雌激素水平，即成熟指数、致密核细胞指数、嗜伊红细胞指数和角化指数。

（一）成熟指数（maturation index，MI）

是阴道细胞学卵巢功能检查最常用的一种。计算方法是在低倍显微镜下观察计算300个鳞状上皮细胞，求得各层细胞的百分率，并按底层/中层/表层顺序写出，如底层5、中层60、表层35、MI应写成5/60/135。若底层细胞百分率高称左移，提示不成熟细胞增多，即雌激素水平下降；若表层细胞百分率高称右移，表示雌激素水平升高。一般有雌激素影响的涂片，基本上无底层细胞；轻度影响者表层细胞<20%；高度影响者表层细胞>60%。在卵巢功能低落时则出现底层细胞：轻度低落底层细胞<20%；中度低落底层细胞占20%～40%；高度低落底层细胞>40%。

（二）致密核细胞指数（karyopyknotic index，KI）

即鳞状上皮细胞中表层致密核细胞的百分率。计算方法为从视野中数100个表层细胞及其中致密核细胞数目，从而计算百分率。例如其中有40个致密核细胞，则KI为40%。KI越高，表示上皮细胞越成熟。

（三）嗜伊红细胞指数（eosinophitic index，EI）

即鳞状上皮细胞中表层红染细胞的百分率。通常红染表层细胞在雌激素影响下出现，所以此指数可以反应雌激素水平，指数越高，提示上皮细胞越成熟。

（四）角化指数（cornification index，CI）

是指鳞状上皮细胞中的表层（最成熟的细胞层）嗜伊红性致密核细胞的百分率，用以表示雌激素的水平。

四、阴道涂片在妇科疾病诊断中的应用

（一）闭经

阴道涂片可协助了解卵巢功能状况和雌激素水平。若涂片检查有正常周期性变化，提示闭经原因在子宫及其以下部位，如子宫内膜结核、宫颈或宫腔粘连等；若涂片中中层和底层细胞多，表层细胞极少或无，无周期性变化，提示病变在卵巢，如卵巢早衰；若涂片表现不同程度雌激素低落，或持续雌激素轻度影响，提示垂体或以上或其他全身性疾病引起的闭经。

（二）功血

1. 无排卵型功血　涂片表现中至高度雌激素影响，但也有较长期处于低至中度雌激素影响。雌激素水平高时右移显著，雌激素水平下降时，出现阴道流血。

2. 排卵性功血　涂片表现周期性变化，MI明显右移，中期出现高度雌激素影响，EI可达90%左右。但排卵后，细胞堆积和皱褶较差或持续时间短，EI虽有下降但仍偏高。

（三）流产

1. 先兆流产　由于黄体功能不足引起的先兆流产表现为EI于早孕期增高，经治疗后EI下降提示好转。若再度EI增高，细胞开始分散，流产可能性大。若先兆流产而涂片正常，表明流产非黄体功能不足引起，用孕激素治疗无效。

2. 过期流产　EI升高，出现圆形致密核细胞，细胞分散，舟形细胞少，较大的多边形细胞增多。

（四）生殖道感染性疾病

1. 细菌性阴道病　常见的病原体有阴道嗜酸杆菌、球菌、加德纳尔菌和放线菌等。涂片中炎性阴道细胞表现为：细胞核呈豆状，核破碎和核溶解，上皮细胞核周有空晕，胞浆内有空泡。

2. 衣原体性宫颈炎　涂片上可见化生的细胞胞浆内有球菌样物及嗜碱性包涵体，感染细胞肥大多核。

3. 病毒性感染　常见的有单纯疱疹病毒Ⅱ型（HSV－Ⅱ）和人乳头状瘤病毒（HPV）。

（1）HSV 感染：早期表现为：感染细胞的核增大，染色质结构呈“水肿样”退变，染色质变得很细，散布在整个胞核中，呈淡的嗜碱性染色，均匀，有如毛玻璃状，细胞多呈集结状，有许多胞核。晚期可见嗜伊红染色的核内包涵体，周围可见一清亮晕环。

（2）HPV 感染：鳞状上皮细胞被 HPV 感染后具有典型的细胞学改变。在涂片标本中见挖空细胞、不典型角化不全细胞及反应性外底层细胞。典型的挖空细胞表现为上皮细胞内有 1～2 个增大的核，核周有透亮空晕环或壁致密的透亮区，提示有 HPV 感染。

五、生殖道脱落细胞在妇科肿瘤诊断上的应用

（一）癌细胞特征

主要表现在细胞核、细胞及细胞间关系的改变。

1. 细胞核的改变　表现为核增大，核浆比例失常；核大小不等，形态不规则；核深染且深浅不一；核膜明显增厚、不规则，染色质分布不均，颗粒变粗或凝聚成团；因核分裂异常，可见双核及多核；核畸形，如分叶、出芽、核边内凹等不规则形态；核仁增大变多以及出现畸形裸核。

2. 细胞改变　细胞大小不等，形态各异。胞浆减少，染色较浓，若变性则内有空泡或出现畸形。

3. 细胞间关系改变　癌细胞可单独或成群出现，排列紊乱。早期癌涂片背景干净清晰，晚期癌涂片背景较脏，见成片坏死细胞、红细胞及白细胞等。

（二）宫颈/阴道细胞学诊断的报告形式

主要为分级诊断及描述性诊断两种。目前我国多数医院仍采用分级诊断，临床常用巴氏 5 级分类法：

1. 巴氏分类法　如下所述。

1）其阴道细胞学诊断标准

（1）巴氏Ⅰ级：正常。为正常阴道细胞涂片。

（2）巴氏Ⅱ级：炎症。细胞核普遍增大，淡染或有双核，也可见核周晕或胞浆内空泡。一般属良性改变或炎症。临床分为ⅡA 及ⅡB。ⅡB 是指个别细胞核异质明显，但又不支持恶性；其余为ⅡA。

（3）巴氏Ⅲ级：可疑癌。主要是核异质，表现为核大深染，核形不规则或双核。对不典型细胞，性质尚难肯定。

（4）巴氏Ⅳ级：高度可疑癌。细胞有恶性特征，但在涂片中恶性细胞较少。

（5）巴氏Ⅴ级：癌。具有典型的多量癌细胞。

2）巴氏分级法的缺点

（1）以级别来表示细胞学改变的程度易造成假象，似乎每个级别之间有严格的区别，使临床医生仅根据分类级别来处理患者，实际上Ⅰ、Ⅱ、Ⅲ、Ⅳ级之间的区别并无严格的客观标准，主观因素较多。

（2）对癌前病变也无明确规定，可疑癌是指可疑浸润癌还是 CIN 不明确，不典型细胞全部作为良性细胞学改变也欠妥，因为偶然也见到 CINⅠ伴微小浸润癌的病例。

（3）未能与组织病理学诊断名词相对应，也未包括非癌的诊断。因此巴氏分级法正逐步被新的分类法所取代。

2. TBS 分类法及其描述性诊断内容　为了使妇科生殖道细胞学的诊断报告与组织病理学术语一致，

使细胞学报告与临床处理密切结合，1988 年，美国制定宫颈/阴道细胞学 TBS（the Bethesda system）命名系统。国际癌症协会于 1991 年对宫颈/阴道细胞学的诊断报告正式采用了 TBS 分类法。TBS 分类法改良了以下三方面：将涂片制作的质量作为细胞学检查结果报告的一部分；对病变的必要描述；给予细胞病理学诊断并提出治疗建议。这些改良加强了细胞病理学医师与妇科医师间的沟通。TBS 描述性诊断报告主要包括以下内容。

1）感染

（1）原虫：滴虫或阿米巴原虫阴道炎。

（2）细菌：①球杆菌占优势，发现线索细胞，提示细菌性阴道炎。②杆菌形态提示放线菌感染。③衣原体感染：形态提示衣原体感染，建议临床进一步证实。④其他。

（3）真菌：①形态提示念珠菌感染。②形态提示纤毛菌（真菌样菌）。③其他。

（4）病毒：①形态提示疱疹病毒感染。②形态提示巨细胞病毒感染。③形态提示 HPV 感染（HPV 感染包括鳞状上皮轻度不典型增生，应建议临床进一步证实）。④其他。

2）反应性细胞的改变：①细胞对炎症的反应性改变（包括化生细胞）。②细胞对损伤（包括活组织检查、激光、冷冻和电灼治疗等）的反应性改变。③细胞对放疗和化疗的反应性改变。④宫内节育器（IUD）引起上皮细胞的反应性改变。⑤萎缩性阴道炎。⑥激素治疗的反应性改变。⑦其他。前 3 种情况下亦可出现修复细胞或非典型修复细胞。

3）鳞状上皮细胞异常：①不明确诊断意义的非典型鳞状上皮细胞（atypical squamous cell undetermined significance，ASCUS）。②鳞状上皮细胞轻度非典型增生（LSIL），宫颈上皮内瘤变（CIN）Ⅰ级。③鳞状上皮细胞中度非典型增生，CIN Ⅱ。④鳞状上皮细胞重度不典型增生（HSIL），CIN Ⅲ。⑤可疑鳞癌细胞。⑥肯定癌细胞，若能明确组织类型，则按下述报告：角化型鳞癌；非角化型鳞癌；小细胞型鳞癌。

4）腺上皮细胞异常：①子宫内膜细胞团 - 基质球。②子宫内膜基质细胞。③未明确诊断意义的不典型宫颈管柱状上皮细胞。④宫颈管柱状上皮细胞轻度不典型增生。⑤宫颈管柱状上皮细胞重度不典型增生。⑥可疑腺癌细胞。⑦腺癌细胞（高分子腺癌或低分化腺癌）。若可能，则判断来源：颈管、子宫内膜或子宫外。

5）不能分类的癌细胞。

6）其他恶性肿瘤细胞。

7）激素水平的评估（阴道涂片）。

TBS 报告方式中提出了一个重要概念—不明确诊断意义的不典型鳞状上皮细胞（Asc - us），即既不能诊断为感染、炎症、反应性改变，也不能诊断为癌前病变和恶变的鳞状上皮细胞。Asc - us 包括非典型化生细胞、非典型修复细胞、与萎缩有关的不典型鳞状上皮细胞、角化不良细胞以及诊断 HPV 证据不足，又不除外者。Asc - us 术语因不同的细胞病理学家可能标准亦不够一致，但其诊断比例不应超过低度鳞状上皮内病变的 2 ~ 3 倍。TBS 报告方式要求诊断 Asc - us，指出可能为炎症等反应性或可能为癌前病变，并同时提出建议。若与炎症、刺激、宫内节育器等反应性有关者，应于 3 ~ 6 个月复查；若可能有癌前病变或癌存在，但异常细胞程度不够诊断标准者，应行阴道镜活检。

（三）PAPNET 电脑涂片系统

近年来，PAPNET 电脑涂片系统，即计算机辅助细胞检测系统（computer - assisted cytology test，CCT），在宫颈癌早期诊断中得到广泛应用。PAPNET 电脑涂片系统装置包括三部分，即自动涂片系统、存储识别系统和打印系统，是利用电脑及神经网络软件对涂片进行自动扫描、读片、自动筛查，最后由细胞学专职人员做出最后诊断的一种新技术，其原理是基于神经网络系统在自动细胞学检测这一领域的运用。

PAPNET 可通过经验来鉴别正常与不正常的巴氏涂片。具体步骤为：在检测中心，经过上机处理的细胞涂片每百张装入片盒送入计算机房；计算机先将涂片分为 3 000 ~ 5 000 个区域，再对涂片上 30 万 ~ 50 万个细胞按区域进行扫描，最后筛选出 128 个最可疑细胞通过数字照相机进行自动对焦录制到光盘上，整个过程需 8～10min；然后将光盘送往中间细胞室，经过一套与检测中心配套的专业高分辨率解像设备，由细胞学家复验。如有异议或不明确图像，可在显示器帮助下，显微镜自动找到所需观察位置，细胞学家再用肉眼观察核实。最后，采用 1991 年 TBS 分类法做出诊断报告及治疗意见，并附有阳性图片供临床医生参考。PAPNET 方法具有高度敏感性和准确性，并能克服直接显微镜下读片因视觉疲劳造成的漏诊，省时省力，适用于大量人工涂片检测的筛选工作。

（王雪莉）

第二节　女性生殖器官活组织检查

活组织检查是指在机体的可疑病变部位或病变部位取出少量组织进行冰冻或常规病理检查，简称为活检。在多数情况下，活检结果可以作为最可靠的术前诊断依据，是诊断的金标准。妇科常用的活组织检查主要包括外阴活检、阴道活检、子宫颈活检、子宫内膜活检、诊断性子宫颈锥形切除及诊断性刮宫。有时出于术中诊断的需要也可进行卵巢组织活检、盆腔淋巴结活检、大网膜组织活检以及盆腔病灶组织活检等，本节不作赘述。

一、外阴活组织检查

1. 适应证　如下所述。

（1）外阴部赘生物或溃疡需明确病变性质，尤其是需排除恶变者。

（2）外阴色素减退性疾病需明确其类型或排除恶变。

（3）疑为外阴结核、外阴尖锐湿疣及外阴阿米巴病等外阴特异性感染需明确诊断者。

（4）外阴局部淋巴结肿大原因不明。

2. 禁忌证　如下所述。

（1）外阴急性炎症，尤其是化脓性炎。

（2）疑为恶性黑色素瘤。

（3）疑为恶性滋养细胞疾病外阴转移。

（4）尽可能避免在月经期实施活检。

3. 方法　患者取膀胱截石位，常规外阴消毒，铺无菌孔巾，准备活检区域组织可用 0.5% 利多卡因作局部浸润麻醉。根据需要选取活检部位，以刀片或剪刀剪取或切取适当大小的组织块，有蒂的赘生物可以剪刀自蒂部剪下，小赘生物也可以活检钳钳取。一般只需局部压迫止血，出血多者可电凝止血或缝扎止血。标本根据需要作冰冻切片检查或以 10% 甲醛或 95% 酒精固定后作常规组织病理检查。

4. 注意事项　如下所述。

（1）所取组织须有足够大小，一般要求须达到直径 5mm 以上。

（2）表面有坏死溃疡的病灶，取材须达到足够深度以达到新鲜有活性的组织。

（3）有时需作多点活检。

（4）所取组织最好包含部分正常组织，即在病变组织与正常组织交界处活检。

二、阴道活组织检查

1. 适应证　如下所述。

（1）阴道壁赘生物或溃疡需明确病变性质。

（2）疑为阴道尖锐湿疣等特异性感染需明确诊断。

2. 禁忌证　如下所述。

（1）外阴阴道或宫颈急性炎症。

（2）疑为恶性黑色素瘤。

（3）疑为恶性滋养细胞疾病阴道转移。

（4）月经期。

3. 方法　患者取膀胱截石位，常规外阴消毒，铺无菌孔巾，阴道窥器暴露取材部位并再次消毒，剪取或钳取适当大小的组织块，有蒂的赘生物可以剪刀自蒂部剪下，小赘生物可以活检钳钳取。局部压迫止血、电凝止血或缝扎止血，必要时阴道内需填塞无菌纱布卷以压迫止血。标本根据需要作冷冻切片检查或以10%甲醛或95%乙醇固定后作常规组织病理检查。

4. 注意事项　阴道内填塞的无菌纱布卷须在术后24～48h取出，切勿遗忘；其余同外阴活检。

三、宫颈活组织检查

1. 适应证　如下所述。

（1）宫颈糜烂接触性出血，疑有宫颈癌需确定病变性质。

（2）宫颈细胞学涂片TBS诊断为鳞状细胞异常者。

（3）宫颈脱落细胞涂片检查巴氏Ⅲ级或以上。

（4）宫颈脱落细胞涂片检查巴氏Ⅱ级，经抗感染治疗后反复复查仍为巴氏Ⅱ级。

（5）肿瘤固有荧光检查或阴道镜检查反复可疑阳性或阳性。

（6）宫颈赘生物或溃疡需明确病变性质。

（7）疑为宫颈尖锐湿疣等特异性感染需明确诊断。

2. 禁忌证　如下所述。

（1）外阴阴道急性炎症。

（2）月经期、妊娠期。

3. 方法　如下所述。

（1）患者取膀胱截石位，常规外阴消毒，铺无菌孔巾。

（2）阴道窥器暴露宫颈，拭净宫颈表面黏液及分泌物后行局部消毒。

（3）根据需要选取取材部位，剪取或钳取适当大小的组织块：有蒂的赘生物可以剪刀自蒂部剪下；小赘生物可以活检钳钳取；有糜烂溃疡的可于肉眼所见的糜烂溃疡较明显处或病变较深处以活检钳取材；无明显特殊病变或必要时以活检钳在宫颈外口鳞状上皮与柱状上皮交界部位选3，6，9，12点处取材；为提高取材的准确性，可在宫颈阴道部涂以复方碘溶液，选择不着色区取材；也可在阴道镜或肿瘤固有荧光诊断仪的指引下进行定位活检。

（4）局部压迫止血、出血多时可电凝止血或缝扎止血，手术结束后以长纱布卷压迫止血。

（5）标本根据需要作冰冻切片检查或以10%甲醛或95%乙醇固定后作常规组织病理检查。

4. 注意事项　如下所述。

（1）阴道内填塞的长纱布卷须在术后12h取出，切勿遗忘。

（2）外阴阴道炎症可于治愈后再做活检。

（3）妊娠期原则上不做活检，以避免流产、早产，但临床高度怀疑宫颈恶性病变者仍应检察，做好预防和处理流产与早产的前提下做活检，同时须向患者及其家属讲明活检的必要性以及可能后果，取得理解和同意后方可施行。

（4）月经前期不宜做活检，以免与活检处出血相混淆，且月经来潮时创口不易愈合，并增加内膜在切口种植的机会。

四、诊断性刮宫与子宫内膜活检

诊断性刮宫简称诊刮，其目的是刮取宫腔内容物（子宫内膜及宫腔内其他组织）做病理组织检查以协助诊断。若要同时除外宫颈管病变，则需依次刮取宫颈管内容物及宫腔内容物进行病理组织学检查，称为分段诊断性刮宫（简称“分段诊刮”）。有时仅需从宫腔内吸取少量子宫内膜组织作检查，称为子宫内膜活检。子宫内膜活组织检查不仅能判断有无排卵和分泌期子宫内膜的发育程度，而且能间接反应卵巢的黄体功能，并有助于子宫内膜疾患的诊断。

1. 适应证 如下所述。

（1）月经失调或闭经：需了解子宫内膜变化及其对性激素的反应或需要紧急止血。

（2）子宫异常出血或绝经后阴道流血：需明确诊断。

（3）阴道异常排液：需检查子宫腔脱落细胞或明确有无子宫内膜病变。

（4）不孕症：需了解有无排卵或疑有子宫内膜结核。

（5）影像检查提示宫腔内有组织残留：需证实或排除子宫内膜癌、子宫内膜息肉或流产等疾病。

2. 禁忌证 如下所述。

（1）外阴阴道及宫颈急性炎症，急性或亚急性盆腔炎。

（2）可疑妊娠。

（3）急性或严重全身性疾病，不能耐受小手术者。

（4）手术前体温 >37.5℃。

3. 方法 如下所述。

1）取材时间：不同的疾病应有不同的取材时间。

（1）需了解卵巢功能：月经周期正常前 1～2d 或月经来潮 12h 内取材。

（2）闭经：随时可取材。

（3）功血：如疑为子宫内膜增生过长，应于月经前 1～2d 或月经来潮 24h 内取材；如疑为子宫内膜剥脱不全，则应于月经第 5～7d 取材。

（4）不孕症需了解有无排卵：于月经期前 1～2d 取材。

（5）疑有子宫内膜癌：随时可取材。

（6）疑有子宫内膜结核：于月经期前 1 周或月经来潮 12h 内取材，取材前 3d 及取材后 3d 每日肌内注射链霉素 0.75g 并口服异烟肼 0.3g，以防引起结核扩散。

2）取材部位：一般于子宫前、后壁各取一条内膜，如疑有子宫内膜癌，另于宫底再取一条内膜。

4. 手术步骤 如下所述。

（1）排尿后取膀胱截石位，外阴、阴道常规消毒。

（2）做双合诊，了解子宫大小、位置及宫旁组织情况。

（3）用阴道窥器暴露宫颈，再次消毒宫颈与宫颈管，钳夹宫颈，子宫探针缓缓进入，探明子宫方向及宫腔深度。若宫颈口过紧，可根据所需要取得的组织块大小用宫颈扩张器扩张至小号刮匙或中、大号刮匙能进入为止。

（4）阴道后穹隆处置盐水纱布一块，以收集刮出的内膜碎块。用刮匙由内向外沿宫腔四壁及两侧宫角有次序地将内膜刮除，并注意宫腔有无变形及高低不平。

（5）取下纱布上的全部组织固定于 10% 甲醛溶液或 95% 乙醇中，送病理检查。检查申请单上注明末次月经时间。

5. 注意事项 如下所述。

（1）阴道及宫颈、盆腔的急性炎症者应治愈后再做活检。

（2）出血、子宫穿孔、感染是最主要的并发症，术中术后应注意预防液体。有些疾病可能导致术中大出血，应于术前建立通路，并做好输血准备，必要时还需做好开腹手术准备；哺乳期、产后、剖宫产术后、绝经后、子宫严重后屈等特殊情况下尤应注意避免子宫穿孔的发生；术中严格无菌操作，术前、术后可给予抗生素预防感染，一般术后 2 周内禁止性生活及盆浴，以免感染。

（3）若刮出物肉眼观察高度怀疑为癌组织时，不应继续刮宫，以防出血及癌扩散；若肉眼观在未见明显癌组织时，应全面刮宫，以防漏诊及术后因宫腔组织残留而出血不止。

（4）应注意避免术者在操作时唯恐不彻底，反复刮宫而伤及子宫内膜基底层，甚至刮出肌纤维组织，造成子宫内膜炎或宫腔粘连，导致闭经的情况。

五、诊断性宫颈锥切

宫颈锥切术是指锥形切除部分宫颈组织，包括宫颈移形带，以及部分或全部宫颈管组织。宫颈锥切术包括诊断性宫颈锥切术和治疗性宫颈锥切术，临床主要用于宫颈病变的明确诊断以及保守性治疗。近年，随着宫颈癌三级预防的不断推行，宫颈上皮内瘤样病变（CIN）患者日趋年轻化，致使宫颈病变治疗趋向保守。宫颈锥切术作为一种能够保留生育功能的治疗方法而被临床广泛应用。同时，宫颈锥切术在诊断宫颈病变方面也显示出其特有的临床价值。

1. 适应证　如下所述。

1）诊断性宫颈锥切的主要指征

（1）发现宫颈上皮细胞异常，尤其是细胞学诊断为重度鳞状上皮内病变（HSIL）或轻度鳞状上皮内病变（LSIL），而宫颈上未见肉眼病灶或是阴道镜检查无明显异常。

（2）阴道镜无法看到宫颈病变的边界，或主要病灶位于宫颈管内，超出阴道镜能检查到的范围。

（3）对于细胞学异常的患者，阴道镜检查不满意，主要是无法看清整个宫颈移形带，包括鳞柱交接区域。

（4）有细胞学或是组织学证据表明宫颈腺上皮存在癌前病变或是癌变。

（5）宫颈管诊刮术所得标本病理报告为异常或不能肯定。

（6）细胞学、阴道镜和活组织检查结果不一致。

（7）细胞学、阴道镜或活检可疑宫颈浸润癌。

（8）宫颈活检病理诊断为 CIN，但无法明确排除宫颈微小浸润癌或浸润癌。

（9）宫颈管诊刮发现 CIN 或宫颈微小浸润癌。只要有以上任何一种状况，都应做宫颈锥切以作进一步诊断。

2）治疗性宫颈锥切的指征

（1）CINⅠ伴阴道镜检查不满意、CINⅡ或 CINⅢ。

（2）宫颈原位鳞癌。

（3）宫颈原位腺癌。

（4）有生育要求的ⅠA 期宫颈浸润癌。

2. 禁忌证　如下所述。

（1）生殖器官急慢性炎症。

（2）有出血倾向者。

3. 方法　目前应用的锥切方法多种多样，有冷刀法、激光法和环行电切法。

（1）暴露术野，宫颈涂碘。

（2）12，3，6，9 点丝线缝合做牵引。

（3）切缘周边注射 1 ∶ 2 000 肾上腺素生理盐水。

（4）海格式棒逐步扩宫口至 8 号，可作颈管搔刮。

（5）在病灶外 0.5cm 处用冷刀环切宫颈口，按 30°~50°角度向内侧作宫颈锥形切除。深度根据不同的病变可选择 1~2.5cm。

（6）宫颈锥切标本在 12 点处做标记，送病理。

（7）电凝止血创面，可吸收缝线左右两个八字缝合宫颈。

（8）阴道内置入长纱条一根。留置导尿管。

4. 注意事项　如下所述。

（1）宫颈锥切手术最好在月经干净后 3~7d 内实施，以免术后经血污染手术创面。

（2）手术后 4~6 周应探查宫颈管有无狭窄。

（3）诊断性宫颈锥切可用冷刀或 LEEP 刀，最好避免用电刀，以免破坏组织切缘，从而影响诊断。

（王雪莉）

第三节　输卵管通畅检查

输卵管通畅检查的主要目的是检查输卵管是否通畅，了解子宫和输卵管腔的形态及输卵管的阻塞部位。常用的方法有输卵管通气术、输卵管通液术、子宫输卵管造影术和选择性子宫输卵管造影术。其中输卵管通气术因有发生气栓的潜在危险，且准确性仅为45%～50%，故临床上已逐渐被其他方法取代。近年来，随着介入技术的发展和内窥镜的临床应用，已普遍采取选择性输卵管造影术和采用腹腔镜直视下输卵管通液术来进一步明确输卵管的通畅情况，并根据输卵管阻塞部位的不同而进一步通过输卵管介入治疗或腹腔镜治疗改善其通畅程度。此外，还有宫腔镜下经输卵管口插管通液试验和宫腹腔镜联合检查等方法。

一、输卵管通液术

输卵管通液术（hydrotubation）是检查输卵管是否通畅的一种方法，并具有一定的治疗功效。即通过导管向宫腔内注入液体，根据注射液体阻力大小、有无回流及注入液体量和患者感觉等判断输卵管是否通畅。由于操作简便，无需特殊设备，广泛用于临床。

1. 适应证　如下所述。

（1）不孕症，男方精液正常，疑有输卵管阻塞者。

（2）检查和评价输卵管绝育术、输卵管再通术或输卵管成形术的效果。

（3）对输卵管黏膜轻度粘连有疏通作用。

2. 禁忌证　如下所述。

（1）内外生殖器急性炎症或慢性炎症急性或亚急性发作者。

（2）月经期或有不规则阴道出血者。

（3）可疑妊娠者。

（4）严重的全身性疾病，如心、肺功能异常等，不能耐受手术者。

（5）体温高于37.5℃者。

3. 术前准备　如下所述。

（1）月经干净3～7d，禁性生活。

（2）术前半小时肌内注射阿托品0.5mg，解痉。

（3）患者排空膀胱。

4. 方法　如下所述。

1）器械：阴道窥器、宫颈钳、长弯钳、宫颈导管、20ml注射器、压力表、Y形导管等。

2）常用液体：生理盐水或抗生素溶液（庆大霉素8万U、地塞米松5mg、透明质酸酶1 500U，注射用水20～50ml），可加用0.5%的利多卡因2ml以减少输卵管痉挛。

3）操作步骤

（1）患者取膀胱结石位，外阴、阴道、宫颈常规消毒，铺无菌巾，双合诊了解子宫的位置及大小。

（2）放置阴道窥器充分暴露子宫颈，再次消毒阴道穹隆部及宫颈，以宫颈钳钳夹宫颈前唇。沿宫腔方向置入宫颈导管，并使其与宫颈外口紧密相贴。

（3）用Y形管将宫颈导管与压力表、注射器相连，压力表应高于Y形管水平，以免液体进入压力表。

（4）将注射器与宫颈导管相连，并使宫颈管内充满生理盐水，缓慢推注，压力不可超过21.28kPa。观察推注时阻力大小、经宫颈注入的液体是否回流，患者下腹部是否疼痛。

（5）术毕取出宫颈导管，再次消毒宫颈、阴道，取出阴道窥器。

5. 结果评定　如下所述。

（1）输卵管通畅：顺利推注20ml生理盐水无阻力，压力维持在7.98～10.648kPa以下，或开始稍有阻力，随后阻力消失，无液体回流，患者也无不适感，提示输卵管通畅。

（2）输卵管阻塞：勉强注入 5ml 即感有阻力，压力表见压力持续上升而不见下降，患者感下腹胀痛，停止推注后液体又回流至注射器内，表明输卵管阻塞。

（3）输卵管通而不畅：注射液体有阻力，再经加压注入又能推进，说明有轻度粘连已被分离，患者感轻微腹痛。

6. 注意事项　如下所述。

（1）所用无菌生理盐水温度以接近体温为宜，以免液体过冷造成输卵管痉挛。

（2）注入液体时必须使宫颈导管紧贴宫颈外口，防止液体外漏。

（3）术后 2 周禁盆浴及性生活，酌情给予抗生素预防感染。

二、子宫输卵管造影术

子宫输卵管造影术（hysterosalpingography，HSG）是通过导管向子宫腔及输卵管注入造影剂，在 X 线下透视及摄片，根据造影剂在输卵管及盆腔内的显影情况了解子宫腔的形态、输卵管是否通畅、阻塞的部位、输卵管结扎部位及盆腔有无粘连等，尤其是评价输卵管的最佳方法。

该检查损伤小，能对输卵管阻塞做出较正确诊断，准确率可达 80%，且具有一定的治疗作用。

1. 适应证　如下所述。

（1）了解输卵管是否通畅及其形态、阻塞部位。

（2）了解宫腔形态，确定有无子宫畸形及类型，有无宫腔粘连、子宫黏膜下肌瘤、子宫内膜息肉及异物等。

（3）内生殖器结核非活动期。

（4）不明原因的习惯性流产，于排卵后做造影了解宫颈内口是否松弛，宫颈及子宫是否畸形。

2. 禁忌证　如下所述。

（1）内、外生殖器急性或亚急性炎症。

（2）严重的全身性疾病，不能耐受手术者。

（3）妊娠期、月经期。

（4）产后、流产、刮宫术后 6 周内。

（5）碘过敏者。

3. 术前准备　如下所述。

（1）造影时间以月经干净 3 ~ 7d 为宜，最佳时间为月经干净的 5 ~ 6d，当月经干净后禁性生活。

（2）做碘过敏试验，阴性者方可造影；如果使用非离子型含碘造影剂不要求做碘过敏试验。

（3）术前半小时可肌内注射阿托品 0.5mg，有助于解痉。

（4）术前排空膀胱，便秘者术前行清洁灌肠，以使子宫保持正常位置，避免出现外压假象。

4. 方法　如下所述。

1）设备及器械：X 线放射诊断仪或数字多动能 X 线胃肠机、子宫导管、阴道窥器、宫颈钳、长弯钳、20ml 注射器。

2）造影剂：目前国内外均使用含碘造影剂，分油溶性和水溶性两种。水溶性造影剂又分为离子型和非离子型。油溶性造影剂分为国产碘化油和进口的超液化碘油；油剂（40% 碘化油）密度大，显影效果好，刺激小，过敏少，但检查时间长，吸收慢，易引起异物反应，形成肉芽肿或形成油栓；水溶性造影剂（离子型：76% 泛影葡胺注射液；非离子型：碘海醇注射液或碘氟醇注射液等多种）中，非离子型造影剂应用较多，其吸收快，检查时间短，可以不做碘过敏试验，有时子宫输卵管边缘部分显影欠佳，细微病变不易观察，但随着碘当量的提高，造影效果明显改善，已经有逐渐取代油剂的趋势。

3）操作步骤

（1）患者取膀胱截石位，常规消毒外阴、阴道，铺无菌巾，检查子宫位置及大小。

（2）以窥阴器扩张阴道，充分暴露宫颈，再次消毒宫颈及阴道穹隆部，用宫颈钳钳夹前唇，探查宫腔。

（3）将40%碘化油或非离子型水剂（如碘海醇、碘氟醇等）充满宫颈导管，排除空气，沿宫腔方向将其置入宫颈管内，徐徐注入造影剂，在X线透视下观察造影剂流经宫颈管、宫腔及输卵管情况并摄片。24h（油剂）或20min（水剂）后再摄盆腔延迟片，以观察腹腔内有无游离造影剂及造影剂在腹腔内的涂抹或弥散情况、输卵管内造影剂残留情况，进而判断输卵管的通畅程度。

（4）注入造影剂后子宫角圆钝，而输卵管不显影，则考虑输卵管痉挛，可保持原位，肌内注射阿托品0.5mg或针刺合谷、内关穴，20min后再透视、摄片；或停止操作，下次摄片前使用解痉挛药物或行选择性输卵管造影。

5. 结果评定　如下所述。

（1）正常子宫、输卵管：宫腔呈倒三角形，双输卵管显影，形态柔软，24h或20min后摄片，盆腔内见造影剂散在均匀分布。

（2）宫腔异常：患宫腔结核时子宫常失去原有的倒三角形，内膜呈锯齿状不平；患子宫黏膜下肌瘤时可见宫腔充盈缺损；有子宫畸形时有相应显示。

（3）输卵管异常：患输卵管结核时显示输卵管形态不规则、僵直或呈串珠状，有时可见钙化点或盆腔钙化淋巴结；有输卵管积水时输卵管远端呈气囊状扩张，远端呈球形；24h或20min后延迟摄片，盆腔内未见散在造影剂分布，说明输卵管不通；输卵管发育异常，可见过长或过短的输卵管、异常扩张的输卵管、输卵管憩室等。

6. 注意事项　如下所述。

（1）造影剂充盈宫颈管时，必须排尽空气，以免空气进入宫腔造成充盈缺损，引起误诊。

（2）宫颈导管与子宫颈外口必须紧贴，以防造影剂流入阴道内。

（3）导管不要插入太深，以免损伤子宫或引起子宫穿孔。

（4）注入造影剂时用力不要过大，推注不可过快，防止造影剂进入间质、血管。

（5）透视下发现造影剂进入血管或异常通道，同时患者出现咳嗽，应警惕发生油栓，立即停止操作，取头低脚高位，严密观察。

（6）造影后2周禁盆浴及性生活，可酌情给予抗生素预防感染。

（7）有时可因输卵管痉挛而造成输卵管不通的假象，必要时重复进行造影或做选择性输卵管造影。

三、选择性输卵管造影术

选择性输卵管造影术（selective salpingo graphy，SSG）是通过将输卵管造影导管经宫颈、宫腔插至输卵管内口注入造影剂，在X线下透视及摄片，根据造影剂在输卵管及盆腔内的显影情况了解输卵管是否通畅、阻塞的部位及排除HSG时输卵管痉挛导致的输卵管未显影。该检查损伤小，能对HSG造成的假阳性做出更准确的判断，同时根据输卵管阻塞或通畅程度不同采取进一步的介入治疗即输卵管再通术（FTR），准确率可达90%～95%，且具有较好的治疗作用。

1. 适应证　如下所述。

（1）输卵管通而不畅或极不畅，要求治疗。

（2）HSG中输卵管未显影或部分显影，为区别输卵管痉挛还是张力高阻塞不通。

（3）HSG显示输卵管近端阻塞，区别是粘连完全阻塞，还是疏松粘连或分泌物较多之阻塞，此时可作再通术治疗。

2. 禁忌证　如下所述。

（1）内、外生殖器急性或亚急性炎症。

（2）严重的全身性疾病，不能耐受手术者。

（3）妊娠期、月经期。

（4）产后、流产、刮宫术后6周内。

（5）碘过敏者：除以上禁忌证外，还包括：①明显输卵管积水，伞端明显包裹。②结核性输卵管阻塞。③全身发热37.5℃以上。

3. 术前准备 如下所述。

(1) 选择性输卵管造影时间以月经干净3~7d为宜，最佳时间为月经干净的5~6d，当月月经干净后禁性生活。

(2) 做碘过敏试验，阴性者方可造影；如果使用非离子型含碘造影剂不要求做碘过敏试验。

(3) 术前半小时肌内注射阿托品0.5mg，有助于解痉。

(4) 术前排空膀胱，便秘者术前行清洁灌肠，以使子宫保持正常位置，避免出现外压假象。

4. 方法 如下所述。

1) 设备及器械：数字多动能X线胃肠机或数字减影血管造影机（DSA）、输卵管造影导管及外套管、导丝，阴道窥器、宫颈钳、长弯钳、20ml注射器。

2) 造影剂：目前国内外均使用含碘造影剂，分为离子型（如76%泛影葡胺注射液）和非离子型（如碘海醇注射液或碘氟醇注射液等多种）。

3) 相关药品：庆大霉素16万U、地塞米松10mg等。

4) 操作步骤

(1) 患者取膀胱截石位，常规消毒外阴、阴道，铺无菌巾检查子宫位置及大小。

(2) 以窥阴器扩张阴道，充分暴露宫颈，再次消毒宫颈及阴道穹隆部，用宫颈钳钳夹前唇，探查宫腔。

(3) 在透视下将输卵管导管插入外套管中，置外套管于颈管内口，然后轻轻将导管送入输卵管开口处。

(4) 注入造影剂，输卵管显影后，注入治疗药液，再观察输卵管内有否残留和造影剂弥散盆腔情况。

(5) 若SSG显示输卵管近端阻塞，则可用导丝插入内导管直至输卵管口，透视下轻柔推进导丝，如手感有明显阻力或患者疼痛时停止，然后再注入造影剂显示输卵管再通情况。

(6) 术中密切观察有无手术反应，并及时处理。

5. 结果评定 如下所述。

(1) 输卵管通畅：双输卵管显影，形态柔软，造影剂从输卵管伞端迅速弥散至盆腔，推注药液后输卵管内无造影剂残留，盆腔内见造影剂散在均匀分布。

(2) 输卵管积水时：输卵管近端呈气囊状扩张，远端呈球形。

(3) 输卵管不通时：输卵管不显影，盆腔内未见散在造影剂分布。

(4) 输卵管发育异常：可见过长或过短的输卵管、异常扩张的输卵管、输卵管憩室等。

6. 注意事项 如下所述。

(1) 导管进入宫腔时，动作要轻柔，尽量减少疼痛和导管对内膜损伤。

(2) 注入造影剂时用力不要过大，推注不可过快，防止造影剂进入间质、血管。

(3) 如果输卵管近端阻塞，尝试用输卵管介入导丝再通时，要分清导丝的头端，操作轻柔的同时询问患者的感受和透视下监视尤为重要，防止造成输卵管穿孔。

(4) 造影后2周禁盆浴及性生活，可酌情给予抗生素预防感染。

四、妇产科内镜输卵管通畅检查

近年来，随着妇产科内镜的大量采用，为输卵管通畅检查提供了新的方法，包括腹腔镜直视下输卵管通液检查、宫腔镜下经输卵管口插管通液试验和宫腹腔镜联合检查等方法，其中腹腔镜直视下输卵管通液检查准确率可达90%~95%。但由于内镜手术对器械要求较高，且腹腔镜仍是创伤性手术，故并不推荐作为常规检查方法，通常在对不孕、不育患者行内镜检查时例行输卵管通液（加用亚甲蓝染液）检查。内镜检查注意事项同上。

（王雪莉）

第四节　阴道 pH 测定

一、原理

阴道内容物主要为白带，故阴道 pH 取决于白带。白带主要含有阴道上皮脱落细胞、白细胞、阴道正常菌群。阴道上皮脱落细胞随月经周期而改变。在排卵前期，受高水平雌激素的影响，阴道上皮增生、成熟，并含有丰富的糖原，在阴道内乳酸杆菌的作用下酸度较高；排卵后至月经来潮前，因受孕激素的影响，阴道上皮细胞糖原含量减少并脱落，阴道酸度下降，但正常的阴道环境酸性约 pH≤4.5（多在 3.8～4.4）。另外，由于经血的稀释作用，经后阴道 pH 可以接近中性。阴道 pH 是阴道自净作用的重要方面，是人体防御外阴阴道炎症的重要机制之一。乳酸杆菌在正常阴道菌群中占优势，维持阴道菌群中起关键作用。当阴道菌群失调时，阴道 pH 随之改变。

二、取材方法

患者取膀胱截石位，以窥阴器暴露宫颈，用吸管或棉签取后穹隆处分泌物涂于 pH 试纸上，比照试纸表进行检查。

三、临床应用及意义

（一）细菌性阴道病

乳杆菌（乳酸杆菌）减少而其他细菌（加德纳菌、厌氧菌）大量繁殖，致 pH 上升大于 4.5（多为 5.0～5.5）。

（二）念珠菌性阴道炎

长期应用抗生素改变了阴道菌群的相互制约作用导致念珠菌类的大量生长，阴道 pH 在 4.0～4.7。

（三）滴虫性阴道炎

滴虫能消耗和吞噬阴道上皮细胞内的糖原，阻碍乳酸生成。滴虫在 pH 5.0 以下或 7.5 以上的环境中则不生长，滴虫性阴道炎患者阴道 pH 一般在 5～6.6，多数 >6.0。

（四）老年性阴道炎

绝经后的老年妇女，雌激素水平低下，阴道壁萎缩变薄，阴道上皮细胞内糖原含量减少，故阴道 pH 升高，局部抵抗力降低，致病菌易入侵繁殖引起炎症。

pH 对 BV 诊断灵敏度可达 90%，但特异性低，为 60%，老年性阴道炎 pH 普遍上升，但上升幅度不大，大多为 4.5～5，宫颈炎、老年性阴道炎，除非有严重菌群失调，否则 pH 无明显改变，VVC 阴道分泌物 pH 一般较低。

（王厚平）

第五节　阴道清洁度检查

一、原理

正常情况下，阴道上皮细胞随月经周期中雌、孕激素的作用，发生周期性变化，特别是表层细胞，细胞内富含糖原，糖原分泌后，经寄生于阴道内的阴道杆菌的作用将其分解为乳酸，使阴道内 pH 保持为 4.5 的酸性环境，从而抑制致病菌的繁殖，故正常阴道液有自净或灭菌作用。当生殖道有炎症或 pH 上升时，阴道内环境即发生改变，出现大量杂菌和白细胞。根据阴道液中阴道杆菌的存在与否，以及杂菌和白细胞的多少，对阴道液的清洁程度进行分度称为阴道清洁度。

二、取材方法

患者取膀胱截石位，以窥阴器暴露宫颈，用吸管或棉签取后穹隆处分泌物涂于玻片上，即可进行检查。

三、结果判断

根据阴道液中杂菌及白细胞的多少，将其分为4度：

（1）1度：镜下见大量阴道杆菌及上皮细胞，无杂菌及白细胞，视野背景清洁，属正常阴道分泌物。

（2）2度：阴道杆菌及上皮细胞中等量，可见少量杂菌和白细胞，仍属正常阴道液，见于经产妇宫颈口松弛者。

（3）3度：镜下见较多杂菌及白细胞，仅见少许阴道杆菌及上皮细胞，表明有炎症存在。

（4）4度：镜下见大量杂菌及白细胞，仅见少许上皮细胞，无阴道杆菌，常表明有阴道炎症或较重的宫颈炎。

四、临床应用及意义

于妇科或计划生育经阴道手术前，阴道清洁度应为常规检查内容之一，如阴道涂片检查属第3或4清洁度时，应考虑可能有其他病原体存在，必须首先进行病因治疗，待炎症痊愈后方可进行手术。

（王厚平）

第六节　阴道分泌物酶谱检查

念珠菌外阴阴道炎（VVC）、老年性阴道炎（SV）、细菌性阴道病（BV）者阴道分泌物中乳酸脱氢酶（LDH）和过氧化物酶活性下降；滴虫性阴道炎LDH和过氧化物酶轻度下降；慢性宫颈炎LDH活性明显减低；BV者阴道分泌物中唾液酸苷酶较正常增加10～100倍，脯氨酸氨肽酶也明显增加；SV脯氨酸氨肽酶明显增加；滴虫性阴道炎，胱氨酰蛋白酶增加。

一、常用阴道生化标志物检测及意义

有关研究和临床诊断的阴道生化标志物已有100余种，主要分为：①阴道微生物评价。②病原微生物进展与增殖水平评价。③阴道宿主细胞反应水平的评价。

按测定项目性质可分为：①阴道分泌物酶活性测定。②胺类测定。③脂肪酸及其比例测定；④H_2O_2测定。⑤pH。

二、阴道分泌物酶活性测定

1. 乳酸脱氢酶（LDH）　乳杆菌合成的一种胞外酶，可用于阴道微生态的评价，育龄妇女LDH活性在10U/ml以上，阴道感染时LDH活性下降，以SV和BV为明显，LDH对BV诊断符合率为82%，SV为76%，VVC和滴虫性符合率差。

2. 透明质酸酶　反应阴道黏膜损伤，致病微生物进居的酶，各种阴道炎时此酶活性持续升高。

3. 脯氨酸氨肽酶　对BV诊断使用较广泛的一种酶，主要反应阴道微生物进居和繁殖，此酶由加德纳菌、动弯杆菌等合成，在BV早期感染此酶即高，急性期可超过正常1 000倍，对BV的诊断特异性、敏感性>80%，SV诊断灵敏度可达95%，特异性约70%，滴虫感染和VVC临床价值不确定。

4. 唾液酸苷酶（SNA）　是加德纳菌、厌氧菌、动弯杆菌合成的胞外酶，目前临床使用最普遍的一种（国内有30余家药厂生产），SNA测定大多采用靛青反应（BV－Blue），有假（＋）。

5. 白细胞酯酶（LE）　检测衣原体和淋球菌敏感度54%～97%，特异性36%～95%，LE显色临界值为 10U/ml，大约相当 15/HP 的细胞破坏。

6. 胱氨酰蛋白酶　为原虫合成分泌的一种胞外酶，对滴虫感染诊断特异性 92%，灵敏度 88%。

7. 门冬酰氨酶（ASP）　是念珠菌合成分泌的一种胞外酶，会造成阴道黏膜损伤，所有阴道念珠菌感染分泌物中均可检测到 ASP，亚急性检出率 80% 左右，与培养的符合率为 84% ~96%，对 VVC 有较高诊断价值。

三、阴道内细菌代谢产物测定及意义

1. H_2O_2　阴道乳杆菌产生的一种杀菌物质，对阴道致病菌的定居、增殖、维持阴道微生态有重要作用，阴道分泌物中 H_2O_2 浓度和杆菌数量成正比，产生 H_2O_2 乳杆菌为优势的妇女，患各种阴道炎机会很少。

2. 短链脂肪酸　阴道分泌物中短链脂肪酸以乳酸为主，阴道感染时脂肪酸变化为乳酸减少或消失，国外阴道分泌物中乳酸测定十分普遍，乳酸浓度测定可用于阴道微生态评价。

3. 胺类测定　正常阴道分泌物中只能检出少量精胺等胺，阴道感染时分泌物中可检出大量单胺、腐胺、尸胺等，是分泌物产生异味的主因，BV 致病菌产生三甲胺，分泌物有鱼腥味，滴虫致病菌产生腐胺，分泌物有臭味。胺类测定（除三甲胺外）特异性差，国外极少单独使用，但我国许多地方用总胺测定一项指标诊断 BV，实为不合理。

四、使用阴道生化标志物测定的注意事项

1）不宜单项生化指标作出有病或无病的诊断。

2）应采用几种组合方式测定

（1）反应阴道生态菌/反应致病微生物进居、增殖/宿主细胞反应联合测定，欧美生化乳酸/SNA/LE，我国生化 BV - set、pH/三甲胺/LE。

（2）反应阴道生态/多项反应致病微生物进居、增殖联合测定，H_2O_2/SNA/胺，乳酸/脯氨酸氨肽酶/胺。

（3）多项反应阴道生态微生物进居、增殖指标联合测定

a. 滴虫—蛋白酶/透明质酸酶联合测定试盒。

b. 念珠菌—门冬酰胺蛋白酶/琥珀酸测定试盒。

c. BV—三甲胺/唾液酸苷酶测定试盒。

我国研制 BV - set，H_2O_2/白细胞脂酶/唾液酸苷酶联合试盒，可同时测定阴道微生态/病原体进居、增殖/阴道宿主细胞水平，理论上是最佳组合，可有 8 种结果解释。

五、BV - set 三项检查的结果解释（表 1 - 1）

表 1 - 1　BV - set 三项检查

	H_2O_2	SNA	LE	临床意义
1	-	-	-	无致病菌感染
2	-	-	+	宫颈炎早期
3	-	+	-	BV 致病菌早期感染
4	+	+	-	BV
5	+	-	-	月经期、阴道冲洗后，阴道生态平衡破坏
6	-	+	+	BV 感染早期，可能有混合感染，如宫颈炎
7	+	-	+	其他生殖道感染，如宫颈炎
8	+	+	+	BV，预后不良

六、取材要求

(1) 取材前 24h 内，应无性交，无盆浴，无阴道冲洗，48h 内未使用阴道润滑剂，阴道“兴奋剂”等。

(2) 取材部位准确—阴道后穹隆部，一支棉签取堆积脓液，一支棉签取其他部位，BV 在子宫口取材阳性率 100%，阴道口为 29%。

(3) 标本量足够，棉签应大一些，在取材部旋转并停留 20s 以上，吸取更多标本。

(4) 正确保留，及时检查。对酶测定标本在 2～8℃，保留不宜 >2d。

（王厚平）

第七节　子宫颈黏液检查

宫颈黏液（cervical mucus，CM）是宫颈内膜腺体的一种复杂分子物，其内包括子宫内膜、输卵管液和卵泡液，还有子宫和子宫颈、上皮及白细胞的碎片。宫颈黏液是精子从阴道到输卵管受精部位的必经之路（当然某些辅助生育技术除外）。宫颈管内膜细胞包括分泌细胞与纤毛细胞，前者分泌黏液，后者的纤毛运动使黏液流向阴道。它的质和量受体内性激素的调节，在月经周期中呈现明显的规律性变化，此特征性变化对生殖过程的自身调节作用有重要意义，对 CM 内含物的研究有助于探索生殖的奥秘，了解宫颈性不孕的机制，探求新的避孕手段，而对宫颈黏液中一些抗体、病毒、支原体的检测可预测宫腔及生殖道感染。

一、宫颈黏液的特点

（一）宫颈的解剖特点

宫颈管长 2.5～3.0cm，管腔呈纺锤状，内有 100 多个葡萄状的凹陷，故腔面呈羽毛状，高低不平。

（二）颈管的开大

排卵期由于大量雌激素的作用，颈管口由 1mm 张大至 3mm，原由黏液丝形成的网孔间隙由 6～10μm 扩大至 60μm，有利于精子的穿过。

（三）宫颈分泌的黏液量

腺体的分泌量和分泌物性状随月经周期有很大的变化，正常生育年龄妇女，宫颈每日可分泌黏液 20～60mg，接近排卵期分泌量可增加 10 倍，第 14d 可达 700mg。

（四）成分

宫颈黏液含 92%～95% 的水分，排卵期水分增多可达 98%，无机盐占 1%，主要为氯化钠及少量钾、镁、钙、铜和磷等，低分子有机化合物，包括游离的单糖，氨基酸，还有大分子的蛋白质及多糖等。目前的研究发现，宫颈黏液中许多化学组成均有周期性变化。

（五）pH 的变化

阴道呈酸性，pH 4～5，而宫颈黏液呈碱性，居 7～8.5 之间，精子在碱性溶液中活力增加。

（六）性状

宫颈黏液有黏稠性、弹性、牵延性及羊齿结晶现象。其羊齿状结晶广泛地用于测定排卵，以及在临床上作为粗略了解血循环中雌激素水平的指标，结晶主要由蛋白质和钠、钾结合所形成。羊齿状结晶并不是宫颈黏液所特有的，它可以出现在含电解质，蛋白质或胶态溶液中，如鼻黏液、唾液、羊水、脑脊液等，但唯独宫颈黏液有周期性变化。

宫颈黏液作为一种水性凝胶物质，由高“黏性”成分和低“黏性”成分所组成。构成高“黏性”成分的是黏蛋白的大分子网，决定着黏液的流变学特性诸如黏稠度，成丝性和羊齿化等，而黏蛋白之间可能存在的由交联蛋白形成的连接桥以及黏蛋白中唾液酸或唾液酸/岩藻糖含量之比均影响着黏液的流变学性质，动物实验显示，尽管外源性雌激素能使宫颈黏液重量显著增加，但并不影响黏蛋白生物合成与释放，雌激素能使宫颈黏液黏性下降的作用是通过改变宫颈内膜毛细血管的通透性而促进黏蛋白的水化作用来完成的，这种水化作用亦使黏液量增加。

基于核磁共振和扫描电镜的观察（odeblad，1968—1972），宫颈黏液分为两型：①G 型：孕酮型（gestagenic mucus）。②E 型：雌激素型（estrogenicmucus，Es 或 E_1）。

G 型结晶出现于黄体期，水含量低 85% ~92%，黏蛋白 2% ~10%，蛋白丝直径细(d = 0.2μm)，构成浓密细网状结构。网眼直径 0.2 ~0.5μm。不利于精子穿过。

E 型（Es 或 E_1），出现于排卵期前后，水含量95% ~98%，黏蛋白0.5% ~1.5%，其蛋白丝（d = 0.5μm）平行稀疏排列，丝间距 0.5 ~5μm，极利于精子穿过。

（七）宫颈黏液中白细胞量

排卵期宫颈黏液中的白细胞量减少。

二、宫颈黏液功能

（一）防御屏障作用

宫颈黏液栓除机械性阻塞颈管防止阴道病原体袭入外，其内含的溶菌酶，过氧化酶，免疫球蛋白等也可直接或间接地抑菌和杀灭菌原体。

（二）保护精子

宫颈黏液呈弱碱性，适于精子的穿过、存活，防止白细胞和巨噬细胞对精子的吞噬作用。

（三）精子的筛选和储存

宫颈黏液的周期性和功能变化，可保证仅在排卵期精子的袭入，其特征性筛网状结构也可以筛选和允许活动性强的健康精子穿过，以保证精子的质量而呈现自然生物选择作用。另外，宫颈黏液网状结构和葡萄状腺体隐窝，也可允许精子暂时停留和储存，其所含葡萄糖、果糖也可供给精子活动的能源。

三、影响宫颈黏液分泌的因素

性激素分泌紊乱，宫颈内膜细胞数量的改变及其功能的下降均可影响宫颈黏液的分泌，其中包括单纯的宫颈因素，排卵障碍累及颈管内膜细胞功能，宫颈内膜本身疾病伴有卵泡发育异常等。不适当的雌激素水平也可使宫颈黏液质量下降和卵泡发育障碍。

四、宫颈黏液的收集

用阴道窥器暴露宫颈，以消毒棉签或小棉球轻轻擦净宫颈表面及宫颈外口的阴道分泌物，然后用 1ml 空针筒，将连接针头部的细玻璃管端进入宫颈管内约 1cm 吸取宫颈管内的黏液，观察宫颈外口的开大程度，吸出黏液的量、透明度、牵延性，酸碱度及结晶的形态等，并可做化学成分、抗体、细胞数、病毒的检测。

五、临床应用

（一）评价卵功能和预测排卵

1. 宫颈黏液评分（CMS）　宫颈黏液评分依据宫颈黏液物理性和化学组分，随卵巢激素分泌变化而出现周期改变的特点，临床常用宫颈黏液改良 Insler 评分预测体内雌孕激素水平及排卵情况，满分为 15 分，总分 >10 分为雌激素水平反应佳，总分 <5 分为雌激素水平反应差。宫颈黏液为卵泡产生 E_2 的“窗口”，在自然排卵周期中，当 E_2 不断上升达高峰时，CMS 一般均≥9 分，在排卵期或接近排卵期时，雌激素水平最高，宫颈黏液的总评分亦最高，如宫颈无病变，此时总评分一般都大于 10 分，最高

的 CMS 值与 LH 峰同步，故CMS≥9分时，可人为预测排卵的信号，排卵当日 CMS 可下降30%，排卵后 24h，CMS 急剧下降，故一般 CMS 下降，CM 变稠常表明排卵已发生（LUFS 周期除外）。排卵后孕激素有抑制宫颈黏液量、拉丝及结晶形成的作用，故此时评分应下降，如居高不下，说明孕激素不足，CMS 与其他预测排卵的指标相关性好，如 B 超监测排卵，血、尿性激素测定等。并且简便易行，便于掌握，具有可靠性和在一定时间范围内良好的可重复性，有多项参数供综合进行评分，可评估体内激素水平，预测排卵时间，是生殖辅助技术中，促排卵治疗过程的观察指标，CMS≥8 分示宫颈成熟。另外，对选择受孕期及避孕也有一定价值。

2. 宫颈黏液结晶　临床把黏液结晶分为四型。

（1）典型羊齿状结晶：主干垂直，分枝密而长，示最佳雌激素作用。

（2）较典型羊齿状结晶：枝粗，分枝少而短，或臂不直，主干与分枝之间不互相垂直。分枝较小，枝短。

（3）不典型结晶：形态较多。有的分枝少，如秃的枯树枝状，或呈金鱼草状，或呈苔状，小的结晶个体散在分布，互不连接。

（4）椭圆体：顺长轴向同一方向排列，椭圆体较白细胞长 2～3 倍，较狭，透光度大，有亮感，常见于黄体期和孕早期。

月经周期中出现以上变化，示有排卵。

另外还有一种为无结晶形成，涂片中无结晶，仅可见不成形黏液，或其中可见上皮细胞及白细胞，这种结晶示无排卵。临床也可用于诊断早孕及先兆流产，前者 90% 宫颈黏液无结晶，10% 可见少量不典型结晶混在椭圆体中。后者宫颈黏液中 90% 可见不典型结晶。因此在早期妊娠时，宫颈黏液出现不典型结晶时，应密切观察，必要时予以治疗，特别是习惯性流产的患者，更需密切观察加强治疗。

3. 宫颈黏液酶的周期性变化　近年的研究结果表明，宫颈黏液中过氧化物酶、乳酶脱氢酶、碱性磷酸酶和超氧化物歧化酶活性均呈现周期性变化，围排卵期活性呈低值状，明显低于卵泡期和黄体期，且这种四种宫颈黏液酶在周期中活性变化规律均与排卵时间密切相关，在卵泡期与 E_2 呈负相关，黄体期与 P 呈正相关，其中以过氧化酶和超氧化物歧化酶最敏感。根据酶活性及其颜色强度测定的特点，确定排卵日可作为监测排卵的方法。

4. 宫颈黏液葡萄糖、果糖的周期变化　20 世纪 50 年代 Bimberg 等对人宫颈黏液碳水化合物的研究发现宫颈黏液有葡萄糖、果糖、甘露糖、半乳糖、氨基已糖、麦芽糖、山梨糖等多种糖，目前的研究发现在周期中，宫颈黏液葡萄糖、果糖有特定变化规律，卵泡期稍高，排卵前最低，排卵后逐渐升高，黄体期达高峰。并且卵泡期宫颈黏液葡萄糖、果糖水平与 E_2 呈负相关，黄体期与 P 呈正相关，所以根据其周期性变化的特点，可作为监测排卵的指标之一。

5. 宫颈黏液中 CA_{125} 在月经周期中的变化　宫颈黏液中，CA_{125} 含量较高，月经周期不同日期相应宫颈黏液中，CA_{125} 总量随宫颈黏液含量的增加而增加，在排卵期前后宫颈黏液分泌的 CA_{125} 水平与宫颈黏液的增加相平等，对于预测排卵，用于选择受孕期有一定的价值。

（二）在不孕中的应用

1. 宫颈黏液 pH 的变化与不孕　经测定宫颈黏液 pH 在 7～8.5，宫颈黏液的 pH 受性甾体激素的调节，雌激素是有利因素，雄激素是不利因素，宫颈黏液 pH 是精液－宫颈黏液间相互作用的重要因素之一，对精子在宫颈黏液中的活动有显著影响，雄激素可降低宫颈黏液 pH，pH 降低可减弱精子－黏液相互作用，降低生育力，因为当 pH 下降到一定程度，黏液中糖蛋白的电离度增加，改变了黏液流变学特性而阻碍精子穿透。另外，当宫颈黏液 pH <6 时，不仅可直接影响精子的穿透，还可通过改变黏液的组成成分间接影响精子功能。因 pH 与外周血激素水平有关，并受口服雌激素的影响，故可通过碳酸氢盐灌洗阴道或口服雌激素使 pH 得到纠正而明显改善生育力，宫颈黏液 pH 可经 pH 试纸测得，方法简单，不孕症患者在做性交后试验时可常规作宫颈黏液 pH 测定。

2. 宫颈黏液中抗精抗体的检测　临床检测发现不孕女性宫颈黏液中抗精子抗体明显高于生育组，抗精子抗体干扰精子获能及顶体反应；影响精子运动，抑制精子在女性生殖道内运动，尤其是通过宫颈黏液，阻碍精子接触和穿过透明带，促进巨噬细胞、白细胞杀伤和吞噬精子，阻断精卵融合的作用可导致免疫性不孕，所以宫颈黏液中抗精子抗体的存在是原因不明不孕的主要原因。因此对一些不明原因的不孕可行宫颈黏液抗精子抗体的检查，以期发现不孕的原因。

（三）鉴别闭经的类型

宫颈黏液有周期性变化的闭经，原因多在子宫即子宫性闭经，宫颈黏液不出现羊齿植物叶状结晶的闭经，其原因都在性腺及以上部位，若月经过期而宫颈黏液出现椭圆体常表示有早孕的可能，对更年期月经过期，但宫颈黏液良好者，可除外早孕。

（四）预测早产

宫颈阴道分泌物中催乳素（PRL）的含量可作为预测早产的标志物，及时采取措施可降低早产率等。

（五）宫颈黏液酶

CM 中有过氧化酶（PX），乳酸脱氢酶（LDH），碱性磷酸酶（AKP）也均有周期性变化，围排卵期活性低。另外还有超氧化物歧化酶（SOD），在排卵前 2 天降至低值，所以也可对排卵进行监测。

（七）宫颈分泌型免疫球蛋白 A

CM 中 SIgA 含量对慢性盆腔炎可作为诊断的一项指标。炎症时 SIgA 分泌明显升高，正常妇女为 6.9～16.7ng/L，平均为 9.8±6.9ng/L，盆腔炎时 SIgA 可升高 10 倍，病情好转又明显下降。

宫颈黏液在生殖中起着极其重要的作用，尤其对迅猛发展的生殖技术，而且宫颈黏液检查无创伤，取材方便，可重复多次检查，是妇产科生殖内分泌学者注目的课题之一。

（郭英会）

第八节　子宫内膜检查

子宫内膜对卵巢激素有很高的敏感性，雌激素和孕激素的失调可由子宫内膜的变化反应出来，因此可通过刮取、吸取甚至已切除的子宫内膜做病理检查，了解子宫内膜的病变。

一、正常子宫内膜的变化，一般以 28 天为周期

1. 增生期　如下所述。

（1）增生期早期：在月经周期第 5～7d，内膜的增生与修复在月经期即已开始，此期内膜较薄，仅 1～2mm，腺上皮呈立方或低柱状，间质中动脉较直。

（2）增生期中期：在月经周期第 8～10d，此期特征是间质水肿明显，腺体数增多，弯曲，腺上皮增生活跃，细胞呈柱状，有分裂象。

（3）增生期晚期：在月经周期地 1～14d，此期内膜增厚至 2～3mm，表面高低不平，略呈波浪形。上皮细胞呈高柱状，核分裂象增多。腺体更多弯曲。间质相互结合呈网状，组织水肿，小动脉略呈弯曲状、管腔增大。

2. 分泌期　如下所述。

（1）分泌期早期：在月经周期第 15～19d，此期内膜腺体更长，屈曲明显。间质水肿，螺旋动脉继续增生。

（2）分泌期中期：在月经周期第 20～23d，内膜较前更厚并呈锯齿状，腺体内分泌，上皮细胞顶端胞膜破碎，细胞内的糖原溢入腺体，间质更加水肿、疏松，螺旋小动脉增生卷曲。

（3）分泌期晚期：在月经周期第 24～28d，为月经来潮前，子宫内膜达 10mm，并呈海绵状。

3. 月经期　在月经周期第 1～4d，此时雌、孕激素水平下降，小动脉痉挛，内膜血流减少，组织变性、坏死、剥落，内膜与血液相混而排出，形成月经。

二、子宫内膜检查的各种方式

（1）子宫内膜吸取。

（2）诊断性刮宫。

（3）分段刮宫。

（4）宫腔镜下子宫内膜形态学观察。

（5）个别可从切除子宫的内膜进行病理检查。

三、适应证

1. 月经失调　凡月经过多、月经量过少、月经稀发等。

2. 异常子宫出血　阴道不规则出血、绝经后出血、子宫内膜增生（单纯型、复合型核不典型增生）、子宫内膜息肉等。

3. 疑有子宫内膜恶性病变　子宫内膜癌、子宫内膜间质肉瘤、子宫内膜肉瘤或疑滋养细胞肿瘤和胎盘部位滋养细胞肿瘤、滋养细胞疾病宫腔内残留等。

4. 子宫内膜炎症　子宫内膜炎、子宫内膜结核。

5. 不孕不育　子宫腔形态和病变、卵巢内分泌功能异常致子宫内膜异常。

6. 放置宫内节育器　取出后同时做子宫内膜活检。

四、禁忌证

（1）凡阴道有各种炎症，如白色念珠菌、滴虫性和细菌性阴道炎和细菌性阴道病等未治愈前。

（2）急性和亚急性盆腔炎。

（3）近期使用性激素。

五、临床应用

（一）卵巢功能失调的子宫内膜变化

无排卵型子宫内膜变化常为早期增生呈晚期增生变化，月经后半期仍呈增生形态，甚至为单纯增生或复合增生或不典型增生。

1. 子宫内膜单纯增生　子宫内膜明显增厚，有时呈弥漫息肉状，镜下呈弥漫性，累及内膜的功能层与基底层，间质与腺体同时增生，腺体大小不一，轮廓较平滑，腺上皮细胞形态与正常的晚期增生相似。

2. 子宫内膜复合增生　病灶呈局灶性，可能与组织中激素受体分布有关。内膜可增厚或很薄，也可呈息肉状。腺体成分的局灶性增生不累及间质，腺体拥挤，可有“背靠背”现象。间质明显减少，腺体轮廓不规则或弯曲呈锯齿状。

3. 子宫内膜不典型增生　子宫内膜腺体、腺上皮细胞异型，病灶为局灶或多灶性分布，其间也可见正常、萎缩或其他类型增生的腺体。病变区腺体增多，间质减少，腺上皮细胞异型，细胞排列极向紊乱或消失，细胞核增大变圆、不规则。不典型增生分轻、中、重三度。

（1）轻度：腺体轮廓稍不规则，腺上皮细胞异型轻微。

（2）中度：病变介于轻、重之间。

（3）重度：腺体轮廓明显不规则，分支状，腺腔内有出芽和乳头状结构，腺上皮细胞异型明显。

（二）黄体功能障碍子宫内膜变化

黄体功能障碍是指排卵后形成的黄体功能不健全，合成和分泌的孕激素不足，使子宫内膜分泌转化受影响，胚泡不能着床，易引起不孕或早期流产。

黄体功能障碍一种是使子宫内膜分泌反应不足，使子宫内膜较一般分泌期子宫内膜薄，显微镜下子宫内膜可具有分泌正常，分泌不足或具有增生反应的腺体，黄体生成期不足 8d。另一种使子宫内膜不规则脱落，子宫内膜脱落不正常，在行经第5d后仍见到分泌期子宫内膜，临床常为经期延长，子宫内膜脱落不全，修复不佳，这样孕卵也不能着床怀孕。

（三）卵泡期功能障碍子宫内膜变化

卵泡期功能障碍可使分泌期雌激素不足，使子宫内膜腺体与间质发育不同步或腺体中出现早期增生反应，但排卵后又有黄体形成，或不排卵而有卵泡膜细胞黄素化，分泌少量孕激素，使内膜呈现分泌反应，可表现为不规则出血。

（四）激素药物引起的内膜变化

激素药物能影响子宫内膜，雌激素可使子宫内膜增生（单纯型、复合型或不典型增生），甚至可引起子宫内膜癌。

（石小哲）

第九节　常用性激素测定

激素水平是和内分泌有关的妇产科疾病的重要诊断依据，也是观察疗效和估计预后的重要手段。测定方法有生物测定法，生物化学法和放射免疫测定法等。近20年来，免疫方法发展较迅速，已可用于大多数激素的微量和超微量测定。妇产科常用的激素测定有卵泡刺激素（FSH）、黄体生成激素（LH）、催乳激素（PRL）、胎盘生乳素（HPL）、雌激素、孕激素和雄激素。以下简介上述激素在不同生理阶段的正常值。

一、FSH和LH测定正常值和临床应用（表1-2）

FSH和LH测定用于：

（1）闭经原因的判断，如二者均低于正常水平，提示闭经原因在垂体以上，应做垂体兴奋试验。

（2）FSH与LH均升高，甚或达绝经期水平，而雌激素水平低下，则提示卵巢功能衰退。

（3）LH/FSH≥3，结合其他指标，应考虑多囊卵巢综合征可能。

（4）测LH峰值可预计排卵时间，有助于不孕症诊治和避孕指导。目前多用酶联免疫法测尿LH峰，作为监测排卵指标，方法简单、反应迅速、结果可靠，但精确性不如放射免疫测定法。

表1-2　血FSH和LH测定生理值

各生理阶段	FSH		LH	
	mU/ml	U/L	mU/ml	U/L
青春期前	<5	<5		
卵泡期			5~30	5~30
排卵期			75~150	75~150
黄体期			3~30	3~30
绝经期	>40	>40	30~130	30~130

二、PRL与HPL测定生理值与临床应用（表1-3）

表1-3　PRL与HPL测定生理值与临床应用

样本	来源		生理期		临床应用
			非孕期	孕期	
PRL	血	垂体分泌蛋白激素	9~14μg/L	200~400μg/L（孕晚期）	垂体肿瘤、空蝶鞍、颅咽管瘤、甲状腺功能低下、闭经溢乳综合征、多囊卵巢综合征、酚噻类、口服避孕药等PRL均上升

续 表

样本	来源		生理期		临床应用
			非孕期	孕期	
HPL	血	胎盘合体滋养细胞分泌	<0.5mg/L	2.8~5.8mg/L（孕30周）	监测胎盘功能，35周孕后PRL多次在4ng/L以下或突然下降50%示胎功能减退

注：PPL为应激激素，睡眠、进食、哺乳、性交、精神心理因素等均可影响测定结果，并有明显的昼夜变化，故应在上午空腹9~10时，情绪稳定状态下抽血较为可靠。

三、甾体激素测定正常值与临床应用

（一）E_1 和 E_2 测定

1）E_1、E_2 不同生理阶段正常值见表1-4。

表1-4　E_1、E_2 不同生理阶段正常值

各生理阶段	Pg/L		Pmol/L	
	E_1	E_2	E_1	E_2
青春期	0~80		0~296	
卵泡期	20~150	10~90	74~555	37~330
排卵期		100~500		367~1 835
黄体期		50~240		184~881
绝经期	31.4~36.2	10~30	116~134	37~110

2）临床应用：目前多借 E_2 和 E_1 了解卵巢功能。

（1）E_2 为测定卵巢功能的激素指标之一。

（2）E_2 可作为诊断性早熟的指标之一。

（3）E_1/E_2 比值>1提示雌激素的外周转化增加，可见于PCOS患者。

（4）E_2 作为诱发排卵和超促排卵时卵泡成熟和过度刺激的监测指标之一。

（5）E_2 可作为卵巢颗粒细胞癌的诊断指标之一。

（二）孕酮测定

孕酮主要来自卵巢和胎盘，用放射免疫测法测定，月经周期前半期甚低，排卵前有一小低波，排卵后由黄体分泌大量孕酮，妊娠中晚期由胎盘分泌并随孕周增加而稳定上升。

1）孕酮在不同生理阶段的正常值见表1-5。

表1-5　不同生理阶段孕酮的正常值

各生理阶段	ng/ml	nmol/L
卵泡期	0.2~0.6	0.6~1.9
黄体期	6.5~32.2	20.7~102.4
绝经期	<1.0	<3.2
孕7周	24.5±7.6	76.4±23.7
孕35周	202.0±47.0	630.2±146.6

2）临床应用

（1）血孕酮>16nmol/L，结合其他指标，可作为排卵指标之一。

（2）观察药物促排卵效果。

（3）了解黄体功能，可在排卵后第5、7、9d各采血一次，测定孕酮，评估黄体功能。

（三）睾丸酮测定

女性血循环中主要有4种雄激素，即睾丸酮（T），雄烯二酮（$\triangle^4$A）、脱氢表雄酮（DHEA）和硫酸脱氢表雄酮（DHEAS），其中睾丸酮的雄激素活性最高。正常情况下，卵巢分泌的T仅占循环中总量的25%，肾上腺分泌的占25%；而$\triangle^4$A的外周转化占50%。其测定方法多采用放射免疫法。

1）血中睾酮不同生理阶段的正常值见表1－6。

表1－6　血中睾酮在不同生理阶段的正常值

各生理阶段	ng/ml	nmoL/L
卵泡期	<0.4	<1.4
排卵期	<0.6	<2.1
黄体期	<0.5	<1.7
绝经期	<0.35	<1.2

2）临床应用

（1）卵巢男性化肿瘤的辅助诊断方法之一，患睾丸母细胞或门细胞瘤时，血T水平明显上升。

（2）两性畸形的鉴别诊断方法之一。

（3）多囊卵巢综合征的诊断指标之一，结合肾上腺皮质抑制试验，确定雄激素来源，有助于该病的诊断、治疗方案的确定和疗效观察。

（郭英会）

第二章

妇科常见症状

第一节 白带

白带是指妇女外阴和阴道所排出的分泌物。由于分泌物多呈白色，故称白带。白带来源于妇女生殖道，有生理性和病理性之分。在正常情况下，妇女阴道和外阴经常有少量分泌物以保持其湿润，此为生理性白带。分泌物增多或性状异常则为病理性白带。虽然如此，妇女对白带的感觉往往因人而异，有的患者白带增多但无自觉不适，无意就医；另一些人则虽白带不多，仅因外阴部潮湿而惶惑不安，急于求治。故在诊治过程中，必须首先区分生理性和病理性白带，并对引起病理性白带的各种有关疾病进行鉴别，从而作出正确处理。

一、病史要点

应详细询问以下各点。

（1）白带异常出现的时间，与月经周期及性生活有无关系，是否已绝经。

（2）白带及其性状，有无腥臭或恶臭味。

（3）是否伴有外阴瘙痒、尿频、尿痛及其他症状如腹痛、停经或月经紊乱等。

（4）发病前是否使用过公用浴盆、浴巾、公用浴池、游泳或有不洁性生活史。

（5）家人或同居伴侣中有无类似的白带增多情况。

（6）目前是否放置宫内节育器。

（7）近期是否服用过雌激素类药物、阴道用药或药液灌洗阴道。

（8）其他有无全身性疾病如心力衰竭、糖尿病等慢性疾病。

二、体检及妇科检查重点

1. 外阴检查　注意外阴、大腿内侧及肛周部有无皮损、发红、水肿、湿疹或赘生物，观察前庭大腺开口处及尿道口有无充血、分泌物，挤压尿道旁腺时有无脓性分泌物外溢。

2. 阴道检查　观察白带是来源于外阴、阴道、宫颈抑或宫颈管内，注意白带的量、颜色和性状。检查阴道壁有无红肿、出血点、结节、溃疡或赘生物，宫颈有无充血、糜烂、肥大、撕裂、内膜外翻、息肉或赘生物以及颈管内有无块物突出。

3. 双合诊和三合诊检查　除阴道炎外，其他妇科疾病如子宫黏膜下肌瘤、子宫内膜癌、输卵管癌均可引起白带增多，故应常规进行双合诊和三合诊检查，了解子宫的位置与大小，特别是附件有无包块和压痛。

三、重要辅助检查

根据病史及检查所见白带特征和局部病变情况，可选用下述相应辅助诊断方法，以便作出确诊。

1. 悬滴法或培养法找阴道毛滴虫　用无菌棉签自阴道后穹部涂抹少许阴道分泌物，置入载玻片上预置的一小滴生理盐水中，立即在低倍显微镜下观察有无活动的滴虫；亦可将白带放入装有2～3ml生理盐水的小瓶中，混匀后取一小滴于玻片上进行观察。悬滴法未能找到滴虫者可采用培养法，但需时较长且操作繁复，一般极少采用。

2. 涂片法或培养法找念珠菌　取可疑白带作涂片，固定后用革兰染色，置油镜下观察，可见成群革兰阳性孢子和假菌丝。如涂片阴性，可用培养法找芽孢和菌丝。

3. 涂片法找线索细胞（clue cell）　取阴道分泌物置于涂片上，加数滴生理盐水均匀混合，通过革兰染色，在油镜下观察找寻线索细胞。所谓线索细胞即阴道复层扁平上皮脱落的表层细胞边缘黏附大量颗粒状物，以致细胞边缘原有棱角消失。此类颗粒状物即为阴道加德纳菌等厌氧菌，故在涂片找到线索细胞即为诊断细菌性阴道病的依据。

4. 氨试验　取阴道分泌物少许置玻片上，加入10%氢氧化钾溶液1～2滴，立即嗅到一种鱼腥味为氨试验阳性，多提示有细菌性阴道病存在。

5. 涂片法及培养法找淋球菌　淋球菌多藏匿于前庭大腺、尿道旁腺和宫颈腺体内，但以宫颈管内腺体的阳性率为最高。取材时先揩净宫颈表面分泌物，以小棉签置入颈管内1.0～1.5cm处，转动1～2周，并停留1min，然后取出棉签作涂片或培养。涂片经革兰染色后，油镜下检验如见中性粒细胞内有成对革兰阴性双球菌为阳性，但涂片法阳性率低，故目前均主张对女性淋病的诊断应采用培养法。

6. 沙眼衣原体的检测　可取颈管分泌物吉姆萨染色，在光镜下观察找包涵体，但阳性率不高。培养法确诊可靠，因技术条件要求高，目前临床很少采用。以单克隆抗体荧光标记或用酶来直接检查标本中的沙眼衣原体抗原是一种快速诊断法，已有试剂盒。此外，亦可用间接血凝试验、荧光抗体试验或ELISA法检查血清中的抗体。

7. 支原体培养　可取颈管分泌物培养，检测支原体。但目前多认为支原体阳性诊断价值不大。

8. 宫颈刮片细胞学或TCT细胞学检查　应常规进行，可发现宫颈癌前病变或早期宫颈癌。TCT法检查可靠性高，但价格较昂贵。

9. 活体组织检查　对宫颈、阴道或外阴等部位赘生物或有恶变可疑者均应取活检以明确诊断。如能在阴道镜检下对宫颈或阴道可疑病变部位取活检则更为准确。

10. 分段诊断性刮宫　凡分泌物来自颈管内或其以上部位者，应行分段诊断性刮宫，先刮颈管，后刮宫腔，将刮出组织分别送检。

四、生理性白带的鉴别

在对病理性白带进行鉴别前，临床上应首先认识正常妇女的生理性白带。

生理性白带是女性生殖器在适量内源性或外源性雌激素作用下所形成的分泌物，包括：①外阴双侧前庭大腺分泌的少量无色透明黏液，用以保持前庭部黏膜潮润，性兴奋可促使黏液分泌有所增加。②外阴部汗腺、皮脂腺的极少量分泌物。③阴道黏膜分泌物混有脱落的阴道扁平上皮细胞及正常寄生在阴道内的多种需氧和厌氧菌，一般以阴道杆菌为主。由于阴道上皮细胞内含有丰富的糖原，阴道杆菌可将糖原转化为乳酸，因而阴道分泌物呈酸性（pH值≤4.5），其量可在性兴奋时显著增加。④宫颈管腺体分泌的碱性蛋清样高度黏性液体，其中混有极少量颈管柱状上皮细胞。⑤黄体晚期子宫内膜分泌的极少量碱性液。生理性白带呈白色糊状，高度黏稠，无腥臭味，量少，一般仅沉积于阴道后穹部，但其量和性状可随妇女的年龄及卵巢分泌激素的变化而有所改变。

1. 新生儿白带　胎儿的阴道和颈管黏膜受到胎盘分泌的雌激素影响而增生，出生前阴道内有较多分泌物积聚。出生后因其体内雌激素水平急剧下降，增生的上皮脱落并随阴道内积聚的分泌物排出体外，故新生儿在最初10d外阴有较多无色或白色黏稠分泌物；少数新生儿由于子宫内膜随雌激素水平下降而剥脱，还可出现撤退性出血，故其白带为粉红色或血性，甚至有少量鲜血流出。

2. 青春期白带　随着青春期的到来，卵巢的卵泡开始发育，在卵泡分泌的雌激素影响下，少女于初潮前1～2年开始常有少量黏液样白带，可持续至初潮后1～2年排卵性月经周期建立时为止。

3. 育龄期白带　育龄妇女在每次月经周期的排卵前2～3d内，由于体内雌激素水平逐渐上升达高峰，宫颈管腺体分泌的黏液增多，此时可出现稀薄透明的黏性白带；在月经来潮前2～3d，因盆腔充血，多有较黏稠的白带出现。

4. 妊娠期白带　在妊娠期，特别是从妊娠3～4个月开始，由于雌、孕激素水平显著上升，阴道壁的分泌物及宫颈腺体分泌的黏液均增加，往往有较多黏厚白带排出。

5. 产褥期白带　产后最初数天有较多血液排出，称血性恶露；继而排出物中有较多坏死内膜组织，内含少量血液，呈淡红色，称浆液性恶露；产后2～3周始排出的为退化蜕膜组织、宫颈黏液、阴道表皮细胞及细菌的混合物，色泽较白，称白色恶露，亦系产褥期白带，可持续至产后4～6周甚至更晚。

6. 外源性雌激素所致白带　使用己烯雌酚或雌激素制剂治疗闭经或功能失调性出血等妇科疾病可促使宫颈管和阴道分泌物增加而出现白带。

五、病理性白带的鉴别

（一）根据白带性状进行鉴别

1. 透明黏性白带　其性状与生理性白带相同，类似鸡蛋清，但量显著增多，远远超出正常生理范围，一般多见于慢性宫颈炎、颈管内膜外翻、卵巢功能失调、阴道腺病或宫颈高分化腺癌的患者。

2. 白色或灰黄色泡沫状白带　为滴虫性阴道炎的特征，可伴有外阴瘙痒。

3. 凝乳状白带　呈白色豆渣状或凝乳状，为念珠菌性阴道炎的特征。患者常伴有严重外阴瘙痒或灼痛。妊娠、糖尿病、长期使用抗生素、肾上腺皮质激素或免疫抑制剂为念珠菌感染的高危因素。

4. 脓性白带　色黄或黄绿、黏稠呈脓样，多有臭味，一般为化脓性细菌感染所致，常见于滴虫性阴道炎、急性或亚急性淋菌性宫颈炎和阴道炎、急性衣原体宫颈炎、萎缩性阴道炎，亦可见于子宫内膜炎、宫腔积脓或阴道内异物残留等情况。

5. 灰白色腥味白带　白带呈灰白色，稀薄，有腥臭味，特别是在性交后腥臭更剧。一般为细菌性阴道病所引起。

6. 血性白带　白带中混有血，应警惕子宫颈癌、子宫内膜腺癌等恶性肿瘤的可能性。但宫颈息肉、黏膜下肌瘤、萎缩性阴道炎亦可导致血性白带。放置宫内节育器引起者亦较多见。

7. 水样白带　持续流出淘米水样白带应考虑晚期宫颈癌、阴道癌或黏膜下肌瘤伴感染。阵发性排出淡黄色或淡红色水样液有输卵管癌的可能。输卵管积水患者偶有间歇性清澈的水样排液。

（二）引起白带增多的常见疾病

生殖系统不同部位的疾病均可引起白带增多，其中除因外阴疾病引起者诊断多无困难不予介绍外，其余将分别加以鉴别。

1. 滴虫性阴道炎　由阴道毛滴虫感染所致，为常见的阴道感染之一。除通过性交传播外，还可通过浴室、便器、共用浴巾、内衣裤间接传染。

（1）阴道分泌物异常增多，呈稀薄泡沫状或脓性。

（2）轻度外阴瘙痒。

（3）阴道壁充血，有时可见散在黏膜下红色出血点。

（4）阴道分泌物镜检可见活动毛滴虫。

2. 念珠菌性阴道炎　为目前我国最多见的阴道感染。正常妇女阴道内可寄生有白色念珠菌，当阴道内环境改变，如孕妇阴道内糖原增多、应用皮质激素或大量使用广谱抗生素等引起阴道内菌群失调后，念珠菌大量繁殖即可发病。

（1）阴道排出物为干酪或豆渣样、黏厚、无臭味。

（2）外阴、阴道严重瘙痒，外阴红肿，排尿时灼热感，性交可使症状加剧。

（3）检查时可见阴道内有豆渣样白色分泌物覆盖黏膜表面，擦净后见黏膜充血、水肿。

（4）阴道分泌物镜检找到念珠菌孢子和假菌丝。

3. 细菌性阴道病　是由阴道加德纳菌和其他厌氧菌及需氧菌混合感染引起的非特异性阴道炎。阴道分泌物增多、呈灰白色、稀薄、有腥臭味，性交后更明显，但亦可能无白带增多。检查可嗅到分泌物呈鱼腥味。分泌物稀薄，黏着于阴道壁，易擦去。阴道黏膜外观正常。阴道分泌物氨试验呈阳性，镜检下找到线索细胞。

以上 3 种常见阴道炎的鉴别方法，见表 2－1。

表 2－1 滴虫性阴道炎、念珠菌性阴道炎和细菌性阴道病的鉴别

项目	滴虫性阴道炎	念珠菌性阴道炎	细菌性阴道病
阴道分泌物性状	灰黄或黄绿色、大量、均质、黏度低，常呈泡沫状	白色、凝乳状、黏稠，黏附于阴道壁	灰白色、均质、黏度低，易揩净
阴道分泌物＋10% KOH	偶有鱼腥臭味	无臭味	鱼腥臭味
阴道黏膜	普遍发红，宫颈或阴道壁可见点状出血斑	普遍发红	正常
阴道 pH 值	5.5～5.8	4.0～5.0	5.0～5.5
外阴红肿	不一定	常见	无
外阴瘙痒	轻至重度	剧烈	无
阴道分泌物涂片	活动毛滴虫	念珠菌孢子和菌丝	线索细胞

4. 老年性阴道炎　又称萎缩性阴道炎，是由于雌激素水平过度低落和继发感染所致，常见于绝经后、卵巢切除后或盆腔放射治疗后的妇女。

（1）阴道有少量黄色或血性白带，伴阴部烧灼痛和性交痛。

（2）常伴有尿频、尿痛等不适。

（3）检查见阴道黏膜菲薄、充血、皱襞消失，有出血斑点，甚至表浅破损。

5. 阿米巴性阴道炎　常继发于肠道阿米巴病，原发于阴道者几乎没有。

（1）大量阴道分泌物，呈血性、浆液性或黄色脓性黏液，具有腥味。

（2）外阴、阴道因分泌物刺激而有疼痛、不适。

（3）患者曾有腹泻或痢疾史。

（4）检查可见外阴、阴道有溃疡，溃疡边缘隆起，基底有黄色坏死碎片，易出血。

（5）分泌物涂片检查或培养找到阿米巴滋养体，溃疡活检可找到原虫。

6. 阴道内异物残留　术后或产后阴道内残留纱布未取出或长期安放子宫托均可引起脓性白带，伴有奇臭。妇科检查时即能发现。

7. 阴道癌　原发性阴道癌少见，一般多继发于宫颈癌。因阴道无腺体，故大多为鳞状上皮细胞癌，极少数为腺癌。

（1）40 岁以上，特别是绝经后发病者为多。

（2）早期为无痛性阴道出血，晚期继发感染，有脓血性分泌物。

（3）检查病变多位于阴道上 1/3 的阴道壁，形态不一，表现为硬块、结节、溃疡或菜花状生长，接触性出血明显。

（4）取病变组织活检可证实，但必须排除宫颈癌的存在。

8. 急性宫颈炎　临床上淋球菌可引起急性宫颈炎和颈管内膜炎。此外，在产褥期内链球菌、葡萄球菌等化脓性细菌感染也可引起急性宫颈炎。

（1）阴道有大量脓性分泌物排出。

（2）宫颈充血、水肿，颈管内见大量黄绿色脓性分泌物。

（3）淋球菌感染时，常同时并发有阴道黏膜充血、水肿。

（4）若淋球菌由颈管上升，可引起急性淋球菌性输卵管炎。

9. 慢性宫颈炎（包括慢性宫颈管内膜炎）　宫颈阴道部黏膜为单层光滑呈鲜红色柱状上皮覆盖时仍为正常宫颈，一般无症状。但当其表面呈沙粒状甚至乳突状不平时则可导致白带增多，称慢性宫颈炎。但必须通过宫颈刮片、阴道镜检甚至宫颈活检除外宫颈上皮内瘤变和早期宫颈浸润癌的存在。

（1）宫颈阴道部黏膜部分呈沙粒状或乳突状鲜红色，表面有较多黏稠白色分泌物覆盖。白带常规有白细胞，但无致病微生物发现。

（2）宫颈管外口处乳白色或黄白色黏液分泌物增多，不易拭净，一般为慢性宫颈管内膜炎。白带常规检查有白细胞增多，若找到淋球菌或细胞内衣原体包涵颗粒时，应分别确诊为慢性淋球菌宫颈炎或慢性衣原体宫颈炎。

10. 宫颈结核　一般是继发于子宫内膜结核和输卵管结核，患者多有肺结核史。

（1）早期有接触性出血。

（2）阴道有脓血性分泌物。

（3）妇科检查：发现宫颈颗粒状糜烂或溃疡形成，亦可呈菜花状，接触性出血明显。但肉眼观察，难以与宫颈癌区分。

（4）宫颈活检：镜下找到结核结节即可证实，并可除外宫颈癌。

11. 宫颈癌　多发生于40岁左右的妇女，但近年此病有年轻化趋势。以鳞状上皮细胞癌为多，少数为腺癌。

（1）早期宫颈癌有接触性出血。

（2）中、晚期宫颈癌特别是晚期宫颈癌有大量脓血性白带，奇臭。

（3）晚期宫颈鳞状上皮细胞癌外观呈结节状、菜花状或火山口状溃疡，质脆易出血。

（4）宫颈腺癌可能仅有宫颈呈桶状增大、质硬，表面光滑或轻度糜烂。

（5）宫颈黏液腺癌可分泌大量稀薄透明黏液性白带，需长期用卫生垫。

（6）宫颈组织活检是最后确诊方法。

12. 急性子宫内膜炎　一般多发生于产后、自然流产、人工流产或宫腔内安放节育器后。宫腔内有退化绒毛残留，更易诱发感染。

（1）有分娩或宫腔手术史，可能伴低热。

（2）宫腔分泌物多呈赭色。

（3）若无绒毛组织残留，一般在用抗生素治疗后分泌物会逐渐消失。

13. 子宫黏膜下肌瘤伴感染　一般见于脱出至颈管或阴道内的有蒂黏膜下肌瘤。

（1）患者月经量过多。

（2）阴道有大量脓性分泌物。

（3）妇科检查：在阴道内或宫颈管口处见到球状质实块物，表面为坏死组织覆盖。块物有蒂与宫颈管或宫腔相连。

14. 慢性子宫内膜炎　子宫内膜炎大多为急性，慢性子宫内膜炎极少见，仅绝经后老年性子宫内膜炎可能为慢性。若宫腔内分泌物排出不畅时，可导致宫腔积脓。

（1）老年妇女宫颈管内有少量水样液体流出。

（2）若宫颈管粘连，液体流出不畅时，则宫腔积脓，子宫增大，B超见宫腔内有液性暗区。给予雌激素治疗和扩张宫颈管后，脓液排净，症状可消失。

（3）一般均应作分段诊断性刮宫排除子宫内膜癌。

15. 子宫内膜癌　近年发病率显著上升，多见于绝经前后妇女。

（1）早期有不规则阴道出血。

（2）晚期并发有血性白带。

（3）检查子宫增大。

（4）分段诊断性刮宫可明确诊断。

16. 输卵管积水　输卵管慢性炎症引起积水，但其远端完全阻塞。当积液较多时，经宫腔排出体外。

（1）患者有不育史。

（2）偶有阵发性阴道排液，排出液体多为水样。

（3）B 超检查：在排液前可见到子宫附件处有液性暗区，排液后暗区消失。

17. 原发性输卵管癌　是罕见的疾病，一般好发于 40～60 岁妇女，多为单侧发病。

（1）间歇性腹痛和阴道排液，一般是每次腹痛后立即有阴道排液。

（2）排出的液体为淡黄色水样或为血性水液。

（3）妇科检查：可扪及一侧附件有包块，一般为 3～6cm 直径不等。

（4）盆腔 B 超：在子宫一侧附件处见到回声不均的液性包块。

（5）在排出的水液中偶可找到癌细胞。

（王国宁）

第二节　下腹痛

下腹痛是妇科最常见的症状之一，其病因复杂，既可是妇科疾病所致，也可由内、外科及泌尿科疾病引起。因此，要全面考虑，详细询问病史，仔细进行腹部及盆腔检查，并进行必要的辅助检查。首先应排除妇科以外的疾病，如急性阑尾炎、肾结石绞痛、泌尿道感染、结肠炎等。临床上根据起病缓急，可分为急性下腹痛和慢性下腹痛。

一、病史要点

（1）腹痛起病的缓急，有无诱因。

（2）应了解腹痛的部位，最早出现或疼痛最明显的部位常提示为病变部位。注意疼痛的性质、程度及发展过程。剧烈绞痛提示可能有脏器缺血或扭转；持续性疼痛多为炎症。

（3）注意腹痛与月经的关系及婚姻、生育状况。

（4）注意腹痛的伴随症状及放射部位，如剧烈绞痛伴恶心、呕吐多为卵巢肿瘤蒂扭转；伴畏寒、发热提示有炎症；伴肛门坠胀、晕厥和休克提示腹腔内出血。

（5）既往有无盆腔手术史、类似腹痛发作史及治疗情况。

二、体检及妇科检查重点

1. 一般检查　首先应注意观察患者面部表情是否痛苦，面色是否苍白，同时检测患者的血压、脉搏、呼吸、体温、心肺等全身情况。如患者病情危重，有休克表现，提示有盆腔内出血的可能。

2. 腹部检查　观察腹部是否隆起、对称，有无手术瘢痕及腹壁疝；触诊应轻柔，从疼痛的远处开始，逐渐向疼痛的中心移动，注意有无肌紧张及反跳痛，有无腹部包块，压痛的程度及范围，压痛最明显处可能是病变所在，还应注意肝脾是否肿大；叩诊如有浊音或移动性浊音，提示腹腔内积液或积血可能，注意叩诊时肠曲鼓音所在位置，如有腹部包块则鼓音偏向一侧，如有腹腔积液或积血则鼓音位于腹中部；听诊注意肠鸣音有无增强或减弱。

3. 妇科检查　未婚女性注意处女膜是否完整，有无裂孔，无裂孔者是否呈紫蓝色膨出；阴道是否充血，有无异常分泌物，阴道后穹有无饱满感或触痛；宫颈有无举痛、颈管内是否有组织物；子宫位置、大小、形态、压痛、活动度及有无漂浮感；双附件有无增厚、压痛、肿块，如有肿块则注意其大小、形状、质地、压痛及活动度。

三、重要辅助检查

1. 血常规　红细胞及血红蛋白明显下降提示有腹腔内出血的可能，白细胞及中性粒细胞明显升高提示有炎症存在。

2. 血、尿 HCG　尿 HCG 阳性或血 HCG 升高提示腹痛与妊娠有关，如异位妊娠伴腹腔内出血。

3. 尿常规　脓尿提示为泌尿系统感染。

4. 阴道后穹穿刺或腹腔穿刺　如疑有腹腔内出血或盆腔感染伴盆腔积脓者，应作阴道后穹穿刺或腹腔穿刺，抽出不凝血者提示有腹腔内出血，抽出脓性液体应考虑化脓性炎症，必要时应将穿刺液涂片检查和细菌培养。

5. 盆腔B超检查　应常规行B超检查，了解子宫大小、形态及附件情况。B超可以区分宫内、外妊娠，有无盆腔包块及包块性质。

6. 腹腔镜检查　根据诊断需要可行腹腔镜检查，在直视下诊断输卵管妊娠、输卵管炎症、脓肿或肿瘤。

7. 其他检查　根据需要可行血CA125、AFP测定、诊断性刮宫、CT或MRI等检查。

四、急性下腹痛的鉴别诊断

急性下腹痛是妇科常见症状，起病急，发展快，病情重，病情变化迅速，延误诊断可能对患者造成严重后果。对急性下腹痛严重伴休克者，在重点询问病史和体检后，应迅速作出诊断，并行抢救。

（一）异位妊娠

是妇科常见急腹症，95%为输卵管妊娠。下腹痛是其主要症状，腹痛轻重不等，重者可伴失血性休克，抢救不及时可导致死亡。

（1）大多有停经史，停经时间在12周以内，以6～8周为多见。

（2）停经后有不规则阴道流血，出血量一般少于月经量。

（3）输卵管妊娠早期可有下腹隐痛，发生流产或破裂时，可出现急性下腹痛，常伴肛门坠胀。

（4）检查患者可有面色苍白，血压下降，脉搏快而弱，四肢冰冷等失血体征。

（5）腹部检查：下腹压痛，反跳痛，但肌紧张不明显，出血多时可有腹部膨隆，移动性浊音阳性。

（6）妇科检查：宫颈举痛，阴道后穹饱满，子宫饱满，可能有漂浮感，附件区可触及包块，压痛，界限不清，质软。

（7）血、尿HCG阳性。

（8）B超检查：见宫内无胚囊，子宫外可见胚囊或不均质回声包块，盆腹腔内有液性暗区。

（9）如有腹腔内出血可疑时，阴道后穹穿刺抽出不凝固血液即可确诊。

（二）急性盆腔炎

急性盆腔炎是妇女内生殖器官炎症的总称，包括急性子宫内膜炎及子宫肌炎、急性输卵管炎、输卵管卵巢炎、急性盆腔腹膜炎、盆腔脓肿等。腹痛是其主要症状之一。

（1）常于宫腔手术后、产后、流产后或经期及月经后发病。

（2）急性持续性下腹疼痛，伴畏寒、发热。阴道充血，分泌物增多，可呈脓性。

（3）妇科检查：宫颈举痛明显，阴道后穹触痛，子宫及双侧附件区压痛，可能扪及盆腔压痛包块。

（4）血白细胞及中性粒细胞增高，部分可出现中毒颗粒，血细菌培养可能为阳性。

（5）B超检查：盆腔内可能有不规则包块。

（6）阴道后穹穿刺：可抽出脓液，涂片见大量白细胞，培养可为阳性。

（三）卵巢肿瘤蒂扭转

卵巢肿瘤蒂扭转是妇科常见急腹症。多见于瘤蒂较长、瘤体中等大小、活动度大的卵巢肿瘤，如成熟型畸胎瘤。可见于任何年龄，但好发于生育期。

（1）以往可有类似下腹痛史。

（2）突然出现一侧下腹持续性剧烈疼痛，常在体位改变后发生，伴恶心、呕吐，疼痛可放射至同侧腰部、下肢及会阴部。若发病时间长，肿瘤坏死继发感染，患者可出现发热。

（3）检查发现患侧下腹压痛，有肌紧张及反跳痛，肿瘤大者下腹可扪及包块。

（4）妇科检查：在子宫旁可触及包块，张力较大，边界清楚，压痛剧烈，肿瘤蒂部压痛最明显。

（5）辅助检查：可有血白细胞升高。盆腔B超见子宫一侧有肿块，形态规则，边界清楚。

（四）原发性痛经

一般见于青年女性，初潮时无痛经，多在月经来潮数次后出现。

（1）月经来潮第1～2d下腹阵发性痉挛痛或坠痛。剧痛时多难以耐受。

（2）盆腔检查：无器质性疾病。

（3）盆腔B超：无异常发现。

（五）卵巢子宫内膜异位囊肿破裂

卵巢子宫内膜异位囊肿破裂为卵巢内膜异位囊肿内压力增高，使囊壁破裂，囊内容物流入腹腔，刺激腹膜所引起的急性下腹痛，多在经期或月经前后发病。

（1）性成熟期妇女，有痛经、不孕史。发病前曾诊断盆腔子宫内膜异位症。

（2）检查可有发热，全腹压痛、反跳痛、肌紧张。

（3）盆腔检查：子宫大小正常或稍增大，多固定后倾。双侧附件区增厚，压痛，可扪及不活动囊性包块。

（4）辅助检查：血白细胞及中性粒细胞升高。血、尿HCG阴性。B超检查可见盆腹腔积液，盆腔内囊块。阴道后穹穿刺可抽出巧克力样液。

（六）卵泡囊肿或黄体囊肿破裂

成熟卵泡或黄体破裂时可有出血，出血多时可发生急性腹痛甚至伴休克，以黄体囊肿破裂为多见，常在经前（黄体期）或月经第1～2d发病；少数为卵泡破裂，一般在月经周期的中间（排卵期）发生。

（1）生育年龄妇女多见。

（2）突然出现一侧下腹痛：检查腹部有压痛、反跳痛，患侧明显，出血多时可有移动性浊音。

（3）妇科检查：阴道后穹饱满，宫颈举痛，子宫正常大小，附件区压痛，患侧明显。

（4）血、尿HCG阴性，B超检查可见盆腹腔内有积液，阴道后穹穿刺可抽出不凝血。

（七）子宫穿孔

在人工流产、诊刮、清宫术、放环或取环术时，因器械损伤子宫，造成子宫甚至其他内脏穿孔，引起急性腹痛。

（1）在宫腔手术时发生急性下腹痛。

（2）术中器械进入子宫腔有无底感或超过原测子宫长度时，即应考虑为穿孔。

（3）穿孔时一般内出血少。如穿孔后损伤肠管、大网膜，则出现发热、全腹疼痛，腹肌紧张等全腹膜炎症状。如不及时剖腹探查，可导致感染性休克。

（八）卵巢肿瘤破裂

恶性肿瘤可因瘤细胞浸润卵巢包膜发生破裂。破裂后肿瘤内容物流入盆腔引起急性下腹痛。少数卵巢良性囊肿可因挤压、性交发生破裂。

（1）原有卵巢肿瘤史。

（2）突发剧烈的腹痛，多伴恶心、呕吐。

（3）检查腹肌紧张，压痛、反跳痛，叩诊有移动性浊音。

（4）妇科检查：扪及盆腔包块，压痛明显。

（九）子宫肌瘤

肌瘤一般不引起腹痛，子宫肌瘤红色变性或有蒂浆膜下肌瘤扭转时可出现急性剧烈下腹痛。

（1）有肌瘤病史。

（2）突然出现急性下腹痛，可有恶心、呕吐、发热。

（3）妇科检查：扪及盆腔包块，有压痛，结合B超检查不难诊断。

（十）人流术后宫腔粘连

人工流产术后因搔刮过度和（或）伴宫腔感染可引起宫颈管粘连或宫腔粘连、狭窄。继后月经来潮时，可因经血不能排出甚至倒流至腹腔，引起急性下腹痛。

（1）人工流产术后无月经来潮，但有阵发性下腹疼痛，伴肛门坠胀。

（2）检查下腹有压痛及反跳痛。

（3）妇科检查可见宫颈举痛。子宫增大，压痛。附件区压痛。

（4）宫腔探针不能顺利进入宫腔，当用力探入宫腔后即有暗红血液流出。

五、慢性下腹痛的鉴别诊断

慢性下腹痛又称盆腔疼痛，是妇女常见主诉之一。除生殖系统病变外，泌尿、肠胃系统病变，甚至单纯心理因素均可导致疼痛。因此，确诊下腹痛的病因有时是十分困难的，现仅列举妇科常见疾病所致下腹疼痛的有关鉴别方法。

（一）慢性盆腔炎

慢性盆腔炎是引起慢性下腹痛最常见的原因，常因急性盆腔炎未能彻底治愈，病程迁延所致，但也可无急性炎症的发病过程。慢性盆腔炎包括慢性输卵管炎、输卵管积水、输卵管卵巢囊肿、慢性盆腔结缔组织炎等。

（1）患者除长期腹部坠胀、疼痛及腰骶部酸痛不适外，还有不孕、白带增多及神经衰弱等表现。当抵抗力降低时，易有急性或亚急性盆腔炎发作。

（2）妇科检查：子宫多后倾、活动受限，宫旁组织增厚，部分患者可触及宫旁囊性包块，活动度差，轻压痛。

（3）已形成输卵管积水或输卵管卵巢囊肿时，B超检查可见一侧或双侧附件包块，多为囊性，部分为混合性。

（二）盆腔子宫内膜异位症

绝大多数异位病灶发生在卵巢、直肠子宫陷凹、子宫骶韧带、乙状结肠及直肠的浆膜面或直肠阴道隔等部位。见于生育年龄妇女。

（1）主要表现为继发性进行性痛经、性交痛、月经失调、不孕等。

（2）妇科检查：子宫正常或稍大，常后倾固定，直肠子宫陷凹或宫骶韧带或子宫后壁下段可扪及触痛性结节，一侧或双侧附件处可触及囊块，不活动，多有压痛。

（3）B超检查：可见附件区有囊性肿块，腹腔镜检查发现盆腔内有紫蓝色结节或卵巢巧克力囊肿。

（三）子宫腺肌病

多见于经产妇，约15%患者并发盆腔子宫内膜异位症。

（1）继发性进行性痛经，一般经量增多，经期延长。

（2）妇科检查：可见子宫增大，质硬，触痛，后壁体征明显。

（3）B超：提示子宫增大，但很少超过3个月妊娠大小。

（四）盆腔淤血综合征

由慢性盆腔静脉瘀血引起的一系列综合征。

（1）主要有下腹部坠痛、酸胀及骶臀部疼痛，伴有月经过多、经期延长、性交痛、白带增多等表现；亦可有尿频、尿痛及肛门坠胀、痔疮出血等膀胱、直肠刺激症状。久站、久坐后症状明显，平卧或抬高臀部后，症状减轻或消失。

（2）妇科检查：可扪及子宫稍大或正常，多为后位，附件区可有压痛。

（3）腹腔镜或阴道彩色B超检查：可明确诊断。

（五）结核性盆腔炎

（1）除腹痛外，多有长期发热、盗汗史。

（2）并发结核性腹膜炎时可扪及腹部柔韧感，压痛。腹腔积液征阳性。

（3）妇科检查：可在盆腔内触及与子宫粘连且形态不规则包块。

（4）血白细胞及中性粒细胞一般不升高。结核菌素实验阳性甚至强阳性。

（5）子宫内膜病理检查是诊断子宫内膜结核最可靠的依据。诊断困难时可行腹腔镜检查取活检证实。

（六）卵巢恶性肿瘤

卵巢恶性肿瘤是女性生殖器官3大恶性肿瘤之一，多见于绝经期前后的妇女，早期不易发现。

（1）早期一般无症状，一旦出现腹痛、下腹包块、食欲不振、消化不良、体重下降已属卵巢癌的晚期。

（2）腹部检查：可能触及肿块，腹腔积液征阳性。

（3）妇科检查：可扪及盆腔结节性实质包块，固定，不活动。

（4）血CA125：一般均>200ku/L。

（5）盆腔B超：见囊实不均、界限不清的包块。

（七）术后粘连

术后粘连是下腹疼痛的原因之一，20%～50%盆腔术后慢性下腹疼痛患者与盆腔粘连有关。

（1）持续性腹部钝痛，伴阵发性加剧。重者可有不全甚至完全性肠梗阻以致出现剧烈腹痛。

（2）盆腔检查：子宫活动度可能受限，宫旁组织增厚或扪及不规则包块。

（3）腹腔镜检查：是诊断术后粘连腹痛的可靠手段。

（八）残留卵巢综合征（residual ovarian syndrome）

全子宫或次全子宫切除后，保留一侧或双侧卵巢后出现的下腹疼痛。

（1）一般见于因子宫肌瘤、盆腔子宫内膜异位症、子宫腺肌病或功能失调性子宫出血而行全子宫或次全子宫切除术后。

（2）子宫切除后将卵巢固定于阴道残端或宫颈残端者发生率较高。

（3）常伴有深部性交痛。

（4）妇科检查：可能扪及有压痛的卵巢。

（5）B超检查：可发现卵巢增大。

（九）卵巢残余物综合征（ovarian remnant syndrome）

由于盆腔内粘连严重，解剖不清，在手术切除子宫及双侧附件后，仍残留有少许卵巢皮质未能切净所导致的术后下腹痛。

（1）一般见于慢性盆腔炎、广泛粘连的子宫内膜异位症手术后，特别是有多次盆腔手术史，最终将双侧附件切除者。

（2）术后出现持续性下腹痛，亦可能为周期性下腹痛，但无发热。

（3）盆腔B超检查及妇科盆腔检查：可能发现盆腔内有囊块。

（4）血雌激素水平>40pg/ml。

（5）有些患者周期服用避孕药可缓解疼痛。

（王国宁）

第三节　阴道出血

阴道出血是指除正常月经以外的生殖系统出血。它是妇科疾病中较常见的症状之一。出血的部位可在外阴、阴道、子宫颈、宫体和输卵管，但以子宫出血最为常见。

一、病史要点

（一）仔细询问阴道出血的表现特征

（1）出血的时间和病程。

（2）出血量的多少。

（3）出血有无规律，是否为周期性或持续性或不规则的间歇性出血。

（4）与月经的关系，是否为月经中期出血，或月经前后出血，或与月经不能分辨。

（5）出血前有无停经及停经时限。

（二）伴随症状

（1）有无腹痛，出现的时间、部位、性质、程度以及是否向他处放射。

（2）发热。

（3）白带增多，出血前或出血间期白带的性状，有无恶臭等。

（4）有无尿路刺激症状和消化道症状，如腹胀、腹泻、肛门坠胀、排便困难等。

（5）腹部包块，发现的时间，包块的部位、大小、质地等。

（6）有无贫血的症状。

（三）诱因

阴道出血前有无外伤（尤其是骑跨伤）、性交、宫颈上药或物理治疗，精神创伤、环境变迁、服用避孕药或抗凝药物等。

（四）治疗情况

是否接受过内分泌药物治疗（药品名称、剂量、用药时间及效果）、诊断性刮宫或病灶活检（何时、何地及病理检查结果）。

（五）月经史

出血前的月经情况，有无痛经。已绝经者，应询问绝经年龄。

（六）婚育史

婚姻状况（有无性生活），孕产次，末孕时间，有无葡萄胎病史，是否避孕及避孕方式。

（七）过去疾病史

有无甲状腺功能亢进症、甲状腺功能减退、高血压、糖尿病、血液病和慢性心、肝、肾疾病等。

（八）家族史

有无糖尿病、高血压和恶性肿瘤史。

二、体检及妇科检查重点

1. 一般情况　除测量患者的体温、脉搏、呼吸、血压外，尚需注意患者的精神与营养状况、皮肤黏膜有无瘀斑、全身浅表淋巴结有无肿大。

2. 头、颈部　有无突眼、眼睑水肿和甲状腺肿大。

3. 胸部　按常规检查心、肺体征。

4. 腹部　是否膨隆，肝脾大小，有无包块及包块的部位、大小、质地、活动度、压痛等，有无移动性浊音。

5. 妇科检查　如下所述。

（1）外阴：注意有无充血、水肿、外伤、血肿或赘生物。

（2）阴道：黏膜是否充血或出血，有无溃疡、肿块或损伤。性交后发生阴道大出血者，应注意观察阴道后穹有无撕裂伤。

（3）宫颈：表面是否光滑，有无糜烂、息肉或赘生物，质地是否坚硬、有无触血。宫口是否扩张等。

（4）宫体：位置、大小、形态是否规则，质地、活动度等。

（5）双侧附件：有无增厚、压痛或包块（位置、大小、质地、是否活动、有无压痛），直肠子宫陷凹及骶韧带有无结节及压痛。

三、重要辅助检查

1. 实验室检查　血、尿常规检查（有阴道出血时，应查清洁尿）。生育年龄患者常需行尿或血HCG检测，以排除妊娠或与妊娠有关的疾病。根据情况有的尚需行甲状腺功能、肝功、肾功、凝血功能及性激素和促性腺激素测定。

2. 宫颈细胞学检查　有性交出血或宫颈有糜烂、息肉和触血者，需行此项检查，可协助诊断早期宫颈癌。

3. 超声诊断　如下所述。

（1）B超（经腹或经阴道）：子宫出血者常需行盆腔B超检查，以了解子宫大小、形状、子宫内膜厚度、宫腔有无异常回声，附件有无包块及包块的性状，有无腹腔积液等。

（2）宫腔声学造影：当B超显示宫腔声像异常时，可行宫腔声学造影，即在B超下向宫腔注入无菌生理盐水5～30ml，以增加宫腔声像对比度，可清楚显示宫腔是否规则、光滑、有无黏膜下子宫肌瘤和子宫内膜息肉或癌肿。

（3）多普勒彩色血流显像：可协助诊断子宫及盆腔包块病变的性质。

4. 活组织检查　如下所述。

（1）外阴、阴道和宫颈的病灶，可直接取活检，以明确诊断。怀疑绒癌者，切忌活检，因可发生难以控制的病灶大出血。

（2）子宫出血者，为明确诊断或止血，常需行诊断性刮宫（一般限于已婚患者），刮出组织必须行病理检查。怀疑子宫内膜癌者，行分段诊刮，即先刮宫颈管，再探宫腔深度和刮取子宫内膜组织，然后分别标明标本来源后，送病理检查，以协助诊断子宫内膜癌的临床分期。

5. 内镜检查　如下所述。

（1）宫腔镜检查：当B超显示宫腔回声异常，或拟诊功血久治无效时，需行宫腔镜检查，以明确宫腔有无病变，如黏膜下肌瘤、内膜息肉、癌肿等。

（2）腹腔镜检查：妇科检查或B超发现盆腔包块，或拟诊多囊卵巢综合征、子宫内膜异位症者，行腹腔镜检查可明确诊断。

四、鉴别诊断

（一）幼儿期阴道出血

（1）生殖系统恶性肿瘤：如阴道或宫颈的葡萄状肉瘤、卵巢颗粒细胞瘤等。

（2）外阴、阴道炎。

（3）外伤（外生殖器）。

（4）性早熟。

（5）阴道异物。

（二）青春期阴道出血

（1）无排卵性功血：最常见。

（2）血液病。

（3）甲状腺功能亢进症。

（4）生殖系统恶性肿瘤。

(5) 外阴、阴道损伤。

(三) 生育期阴道出血

(1) 与妊娠有关的疾病：如流产、宫外孕、葡萄胎等。

(2) 炎症：急性阴道炎、宫颈炎和子宫内膜炎，宫颈糜烂、息肉，慢性盆腔炎，子宫内膜结核等。

(3) 肿瘤：子宫肌瘤、子宫颈癌、子宫内膜癌、滋养细胞瘤、子宫肉瘤、卵巢颗粒细胞瘤、卵泡膜细胞瘤和阴道恶性肿瘤等。

(4) 子宫内膜异位症和子宫腺肌症。

(5) 生殖器官损伤。

(6) 功能失调性子宫出血。

(7) 多囊卵巢综合征。

(8) IUD 出血：放置宫内节育器引起的子宫出血。

(四) 围绝经期和绝经后的阴道出血

(1) 功能失调性子宫出血。

(2) 肿瘤：子宫颈癌、子宫内膜癌、生殖系统肉瘤、卵巢颗粒细胞瘤和卵泡膜细胞瘤、外阴癌、阴道癌、绒癌和输卵管癌等。

(3) 炎症：老年性阴道炎、萎缩性子宫内膜炎、尿道肉阜等。

五、常见疾病的诊断要点

(一) 流产

(1) 通常为已婚育龄妇女。

(2) 出血前先有停经，且停经时间多在 3 个月以内。

(3) 出血量初始较少，随流产过程发展而增多。

(4) 伴不同程度的下腹痛。

(5) 子宫颈着色，子宫增大变软。

(6) 尿和血 HCG 增高。

(7) B 超示宫腔内有妊娠囊。

(8) 各类型流产的鉴别，见表 2-2。

表 2-2 各种类型流产的鉴别诊断

临床表现	先兆流产	难免流产	不全流产	完全流产
阴道出血量	少	增多	大量	减少，渐停止
下腹胀痛	无或轻微	加剧	减轻	消失
组织物排出	无	无	有（部分）	有（全部）
宫颈口	闭	扩张	扩张或有组织物堵塞	闭
子宫大小	与孕周相符	相符或稍小	小于孕周	接近正常
B 超	宫腔内见孕囊和胚胎心管搏动	有或无心管搏动	宫腔异常回声	宫腔无异常回声

(二) 输卵管妊娠

(1) 常有慢性盆腔炎或不孕史。

(2) 出血量少，但持续不净。

(3) 多数病例出血前先有 6 周左右的停经史，部分患者可无停经。

(4) 伴一侧下腹痛：有内出血时可出现肛门坠胀。

(5) 如内出血多时，可有血压下降，脉搏增快等休克的表现，体检时下腹压痛，肌紧张不明显，移动性浊音阳性。

（6）妇科检查：宫颈常有举痛，子宫大小正常或稍增大变软，一侧附件可扪及包块或压痛。

（7）血 HCG 增高。

（8）B 超：宫腔内无妊娠囊，宫旁可见低回声区，若其中见胚芽和心管搏动可确诊。

（9）诊断性刮宫：刮出组织病理检查多为蜕膜或呈 A－S 反应的子宫内膜，未见绒毛组织。

（10）阴道后穹穿刺：若抽出暗红色不凝血或少许陈旧血块可协助诊断。

（三）葡萄胎

（1）出血前已停经 3 个月左右。

（2）表现为不规则的间歇性出血，出血量时多时少，大量出血时常有水泡样组织排出。

（3）一般无明显腹痛。

（4）子宫明显增大变软，大多数较停经月份大。

（5）血 HCG 增高，明显高于相应妊娠月份的正常值范围。

（6）B 超：显示扩大的宫腔内充满弥漫光点和小囊状液性暗区。宫旁的一侧或两侧有时可见中等大小多房囊肿（卵巢黄素囊肿）。

（四）子宫肌瘤

（1）多为中年妇女。

（2）主要表现为经期延长和经量增多，月经周期正常。

（3）病程长，患者常有不同程度的贫血。

（4）子宫增大，形状多不规则，质中等，包块较大时可在下腹部扪及。妇科检查时若向上推动包块，宫颈可随之上升。

（5）子宫黏膜下肌瘤从宫颈脱出后，窥视阴道可见一鲜红色包块，表面光滑，质中等。包块蒂部周围可扪及一圈扩张的宫颈，宫体轮廓清楚可及，此点可与子宫内翻鉴别。

（6）B 超可协助诊断：诊断小的黏膜下肌瘤常需行宫腔声学造影或宫腔镜检查。

（五）子宫腺肌病

（1）多为中年妇女。

（2）继发性痛经，疼痛程度多呈进行性加剧。

（3）经量增多伴经期延长。

（4）子宫增大，一般不超过 3 个月妊娠大小，质硬。

（5）B 超子宫增大，肌壁增厚，常以后壁为甚，回声不均，有的在增厚的肌壁内可见小的无回声区。

（六）子宫肉瘤

（1）多为 50 岁左右的围绝经期妇女。

（2）不规则阴道出血，量可多可少。

（3）子宫增大、质软，宫口常扩张，有的可见息肉样或葡萄样赘生物从宫口脱入阴道。由于病程发展迅速，不久可在下腹部扪及增大的子宫包块，常伴有压痛。

（4）B 超：显示子宫包块内回声不均，常因肿瘤局部坏死出血，而出现不规则的液性暗区，包块与子宫肌壁界限不清。彩超显示包块血流较丰富，子宫动脉血流阻力指数（RI）与脉冲指数（PI）均明显降低。

（5）诊断性刮宫或取宫颈口脱出组织病理检查可确诊。若肿瘤局限于肌壁内，尚未累及子宫内膜层，则诊刮取不到肿瘤组织，对诊断无意义。

（七）滋养细胞肿瘤（侵蚀性葡萄胎和绒毛膜癌）

（1）曾有葡萄胎、流产或分娩史。

（2）不规则阴道出血，量时多时少。

（3）常伴下腹胀痛。

（4）伴肺转移者，可出现咳嗽、咯血、胸痛，甚至呼吸困难。

（5）妇科检查子宫增大、质硬，表面可有结节或包块突出。当肿瘤浸润子宫浆膜时，局部常有压痛。并发阴道转移者，常于阴道侧壁和下段前壁见紫蓝色或紫红色结节突起，由于病灶内常有出血和坏死，故质地偏硬。当结节破溃后可发生阴道大出血。

（6）血 HCG 明显增高：通常葡萄胎清宫后 9 周下降至正常，少数在 14 周转阴，如果超过上述时限，就可能为侵蚀性葡萄胎。分娩、流产或异位妊娠后 1 个月，HCG 维持在较高水平，或一度下降后又上升，已排除妊娠物残留、再次妊娠、持续性异位妊娠后，可能为绒癌。

（7）肺转移者，胸部 X 线平片可见多个棉球状阴影，少数可为单个孤立的病灶影。

（8）B 超和彩超检查：子宫增大。若为侵蚀性葡萄胎，肌壁间可见蜂窝状无回声区和弥散光点。绒癌的包块可位于子宫肌壁间，为高回声团块，边界清但无包膜；彩超显示有丰富的血液信号和低阻力型血液频谱。

（9）葡萄胎清除后半年内发病者，多为侵蚀性葡萄胎，1 年后发病者多为绒癌。无葡萄胎病史者应诊断为绒癌。

（八）宫颈癌

（1）多为 35～50 岁的妇女。

（2）出血表现，初为性交出血，继而发展为不规则阴道出血，晚期当肿瘤坏死、脱落，可发生大量出血。

（3）白带增多：肿瘤继发感染后，白带呈淘米水样，有恶臭。

（4）妇科检查：早期宫颈病灶如糜烂，有触血，以后可见菜花样赘生物突出；有的宫颈增大如桶状，质硬。癌肿组织坏死、脱落后，局部形成溃疡或空洞。

（5）早期诊断靠宫颈细胞学检查、阴道镜检查和宫颈活检。宫颈有赘生物者，直接取组织病理检查可确诊。

（九）子宫内膜癌

（1）患者多为 50～60 岁。

（2）主要为绝经后不规则阴道出血，未绝经者表现为经期延长，经量增多。

（3）子宫增大，一般不超出 2 个月妊娠大小，质稍软。

（4）B 超示宫腔回声异常。绝经者子宫内膜厚度常达到或超出 5mm。

（5）分段诊刮病理检查可确诊。

（十）原发性输卵管癌

（1）多为已绝经妇女。

（2）常有慢性输卵管炎和不孕史。

（3）阴道血性排液或少量出血。

（4）常有一侧下腹胀痛。

（5）妇科检查：于一侧宫旁扪及包块，表面较光滑。包块增大后可在腹部扪及。

（6）收集阴道排液行细胞学检查，可发现腺癌细胞。

（7）B 超显示子宫一侧有包块，其内回声不均，可见液性暗区（输卵管管腔积液）。

（8）腹腔镜检查：可见输卵管增粗，有时伞部可见菜花样赘生物。

（十一）卵巢颗粒细胞瘤

（1）可见于任何年龄的妇女，但以 45～55 岁患者为多。

（2）表现为月经紊乱或不规则阴道出血。

（3）幼儿患者伴性早熟。

（4）妇科检查：已绝经者阴道仍较红润，无明显萎缩。子宫稍增大，宫旁一侧可扪及实性包块，形状较规则，边界清楚，表面光滑，多数可活动。

（5）B超：显示子宫外包块为较均质的低密度回声，间有无回声的液性暗区。

（6）内分泌测定：E_2 明显增高，FSH、LH、T均正常，P在卵泡期水平。

（十二）子宫内膜异位症

（1）生育年龄的妇女。

（2）表现为月经前后少量出血，或经期延长、经量增多。

（3）常伴痛经、不孕及性交痛。

（4）妇科检查：子宫多后倾，活动受限，宫旁可扪及囊性包块，多为双侧，壁较厚，且因粘连而固定。骶韧带可扪及结节并有压痛。异位病灶位于直肠阴道隔者，常于阴道后穹处扪及瘢痕样小结节突出，质硬且有压痛，月经期结节表面的阴道壁黏膜可呈紫蓝色或有出血点。

（5）B超：卵巢子宫内膜囊肿的典型图像为子宫的后上方一侧或双侧有囊性包块，囊内为均匀分布的细小弱回声光点，多为单房。若囊内有新鲜出血时，也可出现液性暗区。

（6）腹腔镜检查可明确诊断。

（十三）老年性阴道炎

（1）均为绝经多年的老年妇女。

（2）表现为脓血性白带或少量出血。

（3）常伴外阴灼热或微痒。

（4）妇科检查：阴道黏膜萎缩充血，常伴点状或片状出血，宫颈及宫体萎缩。

（5）取阴道分泌物检查：未发现念珠菌、滴虫及淋球菌。

（十四）IUD出血

（1）放置IUD的患者阴道出血，在除外其他疾病时，可能为IUD所致。

（2）多数表现为月经前后点滴出血或不规则出血。

（3）可伴腰酸乏力，下腹胀痛。

（十五）无排卵型功血

（1）多为青春期和绝经前期妇女。

（2）表现为月经周期紊乱，经期延长，量多少不定。常先停经数周，继而阴道持续出血，量较多。

（3）除继发贫血外，无其他症状。

（4）妇科检查：子宫大小正常或稍大。

（5）B超：盆腔无异常发现。少数于一侧卵巢上有一壁薄的单房囊肿，一般小于5cm直径（卵泡囊肿）。

（6）诊刮：已婚患者经前或出血6h内诊刮，子宫内膜为增生期、单纯性增生或复杂性增生。

（7）宫腔镜检查：可排除宫腔内器质性疾病。

（十六）排卵型功血

（1）多发生于生育期妇女。

（2）患者有排卵，但黄体功能异常。

（3）常见有两种类型，黄体功能不足者表现为月经周期缩短，不孕。

（4）妇科检查：子宫大小正常。

（5）B超：盆腔无异常发现。

（6）诊刮：黄体功能不足者表现为分泌期腺体呈分泌不良。

（7）反应落后2d，子宫内膜不规则脱落者表现为月经第5～6d。

（8）诊刮：可见到呈分泌反应的内膜。

(9) 或早孕时流产：子宫内膜不规则脱落者表现为月经周期正常。

(10) 经期延长，经量增多。

(11) 宫腔镜检查可排除宫腔内器质性疾病。

(王国宁)

第四节　下腹包块

盆腔包块是妇科常见症状之一，更是妇科盆腔检查常见的重要体征。盆腔位于腹腔的下部，为腹腔的组成部分，故盆腔包块亦属腹块的范畴。但盆腔包块多源自女性内生殖器，且当其直径在 10cm 以内时多未超出盆腔范围，不但患者本人无法触知，即使就诊时腹部扪诊也难扪及，只有经妇科盆腔检查或盆腔 B 超检查方可发现。本章主要介绍女性盆腔包块的鉴别诊断方法。

一、病史要点

患者年龄、月经史、婚育史、既往史以及包块发生发展过程和伴随的症状均有助于盆腔包块的确诊。

1. 年龄　幼女及绝经后妇女出现盆腔包块多为卵巢恶性肿瘤；青春期少女的包块可能系先天性生殖系统畸形，或为畸形阻塞月经血外流所致的阴道和宫腔积血；20～30 岁育龄期妇女应首先考虑妊娠子宫、异位妊娠或盆腔炎块；30～40 岁妇女以子宫肌瘤、卵巢子宫内膜异位囊肿为多见。此外，任何年龄的妇女均可发生卵巢肿瘤。

2. 月经史　育龄妇女出现盆腔包块伴停经者，应考虑为妊娠并发卵巢黄体囊肿或为异位妊娠包块；伴月经量过多者，可能为子宫肌瘤；有继发痛经史，特别是痛经逐年加剧者，多为盆腔子宫内膜异位症或子宫腺肌病；伴月经量少、月经稀发或长期闭经者，多为附件结核性包块；幼女出现周期性阴道流血、育龄妇女月经不规则或绝经后妇女阴道流血并发盆腔包块时，应考虑其为卵巢性索间质肿瘤。

3. 婚育史　未婚妇女有盆腔包块需考虑畸形子宫、卵巢肿瘤或结核性盆腔炎块的可能；丈夫有冶游史或患者本人有多个性伴侣出现盆腔包块时多为附件炎块；采用宫内节育器避孕或有继发不育史者亦有炎块可能，有反复流产史如扪及盆腔内有包块时，应考虑子宫畸形或肌瘤的可能。

4. 既往史　近期有盆腔手术史，出现盆腔包块应想到血肿、炎块或异物残留的可能；以往有盆腔手术史者，多系术后粘连包块或慢性附件炎块；有胃肠道癌肿、乳腺癌史或其他器官癌肿史者，出现盆腔包块，特别是双侧包块时，应首先想到转移性卵巢癌。

5. 家族史　患者直系亲属中有子宫肌瘤、子宫内膜癌或卵巢癌史者，应警惕患者本人亦有该类癌瘤的可能。

6. 包块增长情况　以往有盆腔包块，长期无变化或增长极缓慢者，为良性肿瘤或其他良性病变；短期内块物增长迅速者，多系卵巢恶性肿瘤；以往无盆腔包块，在短期内迅速出现者，有畸形子宫并发妊娠、异位妊娠、卵巢黄体囊肿出血或卵巢子宫内膜异位囊肿可能；包块能缩小甚至消失者，为卵巢生理性包块或炎性块物。

7. 伴随症状　盆腔包块患者出现急性腹痛时，应考虑为卵巢肿瘤蒂扭转或破裂，停经后流血伴腹痛、肛门坠胀且可扪及包块者，多为异位妊娠；伴有胃肠道症状如恶心、呕吐、食欲减退、上腹部胀满不适、腹泻、便秘或肛门坠胀者，一般应考虑为晚期盆腔恶性肿瘤，特别是卵巢癌的可能。

二、体检及妇科检查重点

全面的体格检查是必要的，特别是怀疑盆腔包块为恶性肿瘤时。盆腔检查是体格检查的重要组成部分，一般包括腹部检查、外阴检查、阴道窥器检查、双合诊和三合诊检查。未婚者以肛腹联合检查替代常规双合诊和三合诊检查，并禁用窥器检查。盆腔检查应在排尿后进行，便秘者先行排便。当进行下腹部扪诊时，应自上而下方有可能扪及超出盆腔的块物上缘。对任何盆腔包块的检查应包括下述各项内容。

1. 部位　包块的部位有助于了解其来源。一般位于盆腔中部者为子宫、膀胱、肠道包块或后陷凹脓肿、异物等。位于盆腔单侧者为卵巢、输卵管、肠道、异位肾或腹膜后来源的包块。盆腔两侧同时有包块者多为附件炎块、卵巢子宫内膜异位囊肿或卵巢癌瘤等。

2. 大小　应以厘米为直径单位描述其体积大小。如包块为增大的子宫，可用相当于几周或几个月妊娠子宫说明其大小。在瘦削型妇女中，有时可扪及正常卵巢，为 3cm×2cm×1cm 可活动的块物。正常输卵管不能扪到。

3. 形状　包块呈卵圆形者一般为卵巢肿瘤、卵巢子宫内膜异位囊肿或输卵管卵巢囊肿，腊肠状者常为输卵管积液，形状不规则或表面结节不平者多为炎块或卵巢恶性肿瘤。

4. 质地　囊性包块多为良性病变，囊性偏实者可能为成熟畸胎瘤或卵巢内膜异位囊肿，实性包块多为卵巢恶性肿瘤，质硬的块物多考虑浆膜下肌瘤或卵巢纤维瘤的可能，囊实相间者以卵巢恶性肿瘤为多见。

5. 界限　包块四周界限清晰分明者多属良性病变，界限模糊不清者多为炎块或恶性肿瘤。

6. 活动度及其与其他器官关系　活动度大、与其他器官无粘连者，多为卵巢良性肿瘤或为卵巢生理性囊肿；与子宫或盆壁间粘连，因而活动受限者，可能为附件炎块、卵巢子宫内膜异位囊肿或卵巢恶性肿瘤所致。

7. 压痛　卵巢肿瘤一般无压痛，但并发蒂扭转时亦可出现压痛。此外，附件炎块、子宫内膜异位症或异位妊娠块物均有压痛。

三、重要辅助检查

1. 实验室检查　血、尿常规及必要时宫颈管分泌物涂片和培养找淋病双球菌以及沙眼衣原体培养法等有助于诊断生殖系统感染。尿液 HCG 特别是血 HCG 酶联免疫法测定是诊断正常妊娠、异位妊娠和妊娠滋养细胞疾病的可靠方法。常规血清甲胎蛋白、癌胚抗原和 CA125 单克隆抗原测定有助于诊断各种不同类型卵巢癌。

2. 超声检查　盆腔 B 超检查可明确盆腔块物的部位、大小、形状、质地、与子宫的关系以及有无腹腔积液，还可观察有无孕囊或胚胎以及其所在部位。超声检查在判断包块为囊性或实性方面较盆腔检查更为准确。一般认为对诊断子宫肌瘤、卵巢肿瘤、宫内妊娠、异位妊娠和葡萄胎等，黑白超声检查是极有价值的辅助诊断方法。彩色 B 超则有助于鉴别良、恶性肿瘤。

3. 阴道后穹穿刺　经阴道后穹穿刺抽出腹腔内液体有助于了解盆腔包块的来源和性质。抽出新鲜血液放置后不凝或抽出的血液中有小血凝块为异位妊娠破裂出血或卵巢黄体囊肿破裂出血；抽出咖啡色液者，一般为卵巢内膜异位囊肿破裂；有脓液吸出时，多可确定为盆腔炎块；仅少量透明淡黄色液体或无液体吸出时则无诊断价值。

4. 细胞学及染色体检查　凡盆腔包块并发腹腔积液者，可经腹或经阴道后穹穿刺抽吸腹腔积液找癌细胞，并作染色体检查，有多倍体和非整倍体等畸变染色体时为恶性肿瘤引起的腹腔积液。无腹腔积液者，可直接用细针穿刺至实性包块内抽吸少量细胞作涂片检查，以鉴别包块的性质。

5. 腹腔镜检查　对来源和性质不明而无广泛粘连的盆腔内包块可行腹腔镜检查，必要时行活检进一步确诊。

四、鉴别诊断

根据盆腔包块发生的组织和器官不同，可分为生殖系统、泌尿系统、肠道和其他部位来源的包块，其中以源自生殖系统者最为多见。

（一）生殖系统包块

1. 妊娠子宫　如下所述。

（1）育龄妇女有停经史，盆腔检查子宫均匀增大、变软，且与停经月份相符。

（2）对少女、围绝经期妇女或月经周期不规则而受孕的妇女，以及早孕期仍有周期性子宫出血者，均有可能将妊娠子宫误诊为子宫肌瘤。

（3）6～8 周早孕时，子宫下段变软，检查时子宫体与子宫颈似不相连，可误将宫体认为是卵巢肿瘤或将宫颈认为是整个子宫。

（4）对后屈、后倾的妊娠子宫亦有将其宫体误认为是卵巢肿瘤的可能。

（5）凡不能肯定为妊娠子宫者应作尿或血清 HCG 测定，以及盆腔 B 超检查予以确诊。

2. 妊娠滋养细胞疾病　葡萄胎、侵蚀性葡萄胎、子宫绒毛膜癌、胎盘部位滋养细胞肿瘤均为妊娠滋养细胞疾病，其共同特点为子宫均可增大而形成盆腔包块；前三者还可因滋养细胞分泌大量的 HCG，刺激卵巢中多个滤泡黄素囊肿，以致单侧或双侧卵巢显著增大，表现为盆腔包块。

（1）葡萄胎：①停经 3 个月左右出现阴道流血。②子宫大多超过相应停经月份的妊娠子宫，质软，甚至呈囊性感。③一般无痰中带血或咯血。④盆腔 B 超检查宫腔内有散在雪花状图像，无胚囊或胚胎。

（2）侵蚀性葡萄胎：为葡萄胎组织侵入子宫肌层或转移至子宫以外，多数发生在葡萄胎清除后 6 个月内。临床表现为：①葡萄胎清除干净后 8 周血 HCG 水平仍未下降至正常或正常后再度升高。②子宫不规则出血，月经未恢复正常。③痰中带血或咯血。④B 超：子宫仍增大，宫壁内可能有不均质回声。

（3）子宫绒毛膜癌：大多发生在葡萄胎清除 6 个月后，亦可在产后或流产后任何时期发生。主要表现为：①除长期阴道不规则流血和子宫增大外，肺部 X 线摄片和阴道壁往往见到绒癌转移灶。②血 HCG 水平显著增高。

（4）胎盘部位滋养细胞肿瘤：极罕见，表现为：①流产、分娩或葡萄胎后出现闭经，继以不规则子宫出血。②子宫往往增大至 2 个多月妊娠大小。③血 HCG 测定可为正常或稍升高，而 HPL 显著增高。④部分患者可并发肾病综合征。⑤诊断性刮宫可能见到中间型滋养细胞，无绒毛结构或其退变影。

3. 子宫畸形　双角子宫或双子宫畸形一般无任何症状，临床上不易发现。

（1）当双角子宫或双子宫畸形并发妊娠时，妊娠侧子宫迅速增大，盆腔检查时易将未孕侧子宫角或子宫误认为肌瘤或卵巢肿瘤。

（2）上述两种畸形子宫特别是双角子宫患者往往有多次流产或早产史，双子宫则多同时有双宫颈、双阴道或并发有阴道纵隔，故不难确诊。

（3）残角子宫畸形较少见，其宫腔与正常宫腔多不相通，如残角宫腔内膜有周期性功能变化时，少女初潮时即可出现经血潴留在残角子宫内以致发生痛经，故凡初潮始即有痛经，且在子宫旁扪及包块者，应首先考虑残角子宫的可能。

4. 子宫肌瘤　多发生在 30～40 岁的妇女，为女性生殖系统最常见的肿瘤。

（1）子宫肌瘤的典型症状为月经量过多，但大多数患者无任何自觉不适。

（2）在盆腔检查时发现子宫均匀增大，甚至子宫表面有多个球状物隆起，且肌瘤所在部位的子宫质地较子宫本身肌层更坚实。

（3）B 超检查：多可确诊。

（4）如患者有停经，而子宫远超过停经月份相应的妊娠子宫大小，应考虑肌瘤并发妊娠的可能，血、尿 HCG 测定和 B 超检查可协助确诊。

5. 子宫腺肌病　子宫内膜侵入子宫肌层为子宫腺肌病，多见于 30～50 岁经产妇。

（1）主要症状为痛经和经量增多。

（2）检查子宫多系均匀增大，可达正常子宫的 2 倍，子宫多为后壁增厚，质硬且有压痛。

（3）剧烈痛经和子宫压痛为此病有别于子宫肌瘤的主要区别点。

（4）B 超：可见子宫增大，肌壁间有不均质回声。

6. 子宫肉瘤　一般为平滑肌肉瘤，多发生在围绝经期妇女。

（1）临床表现为不规则子宫出血或绝经后出现阴道流血伴有腹痛。

（2）子宫多系均匀增大，但很少超过 3 个月妊娠子宫大小。

（3）分段诊断性刮宫是确诊本病的可靠方法，但诊断性刮宫阴性不能完全排除肉瘤。

7. 子宫内膜腺癌　多见于围绝经期，特别是绝经后妇女。

（1）临床表现为不规则子宫出血或绝经后出现阴道流血。

（2）子宫多系均匀增大，但最大不超过 3 个月妊娠子宫大小。

（3）分段诊断性刮宫是确诊本病的唯一方法。

8. 异位妊娠　以输卵管妊娠为最常见。

（1）患者典型症状为停经、流血和腹痛：如输卵管妊娠破裂或流产导致腹腔内出血时，多有肛门坠胀感，出血过多时，可并发休克。

（2）腹部检查：腹部有压痛、反跳痛，但无肌痉挛；腹部转移性浊音多为阳性。

（3）盆腔检查：宫颈举痛明显，且在子宫的一侧扪及边界不清楚、触痛显著的包块。包块多系输卵管妊娠破裂后，胚胎组织及血凝块附着于破口处所形成。

（4）尿或血 HCG 为阳性：阴道后穹穿刺抽出的血液不凝或抽出的血液中有小血凝块即可确诊。

9. 输卵管癌　多发生在绝经后妇女。

（1）阴道阵发性排液、腹痛和盆腔包块为本病典型表现。

（2）包块位于子宫的一侧或两侧，外形呈腊肠样或形状不规则。偶尔可见包块在排液后缩小，液体积聚后又复增大。

（3）阴道排液细胞学检查：找到癌细胞可协助诊断，但阴性不能除外此病。

（4）一般需经腹腔镜检查或剖腹探查方能最后确诊。

10. 盆腔炎　为妇科常见病之一。临床上可分为急性和慢性盆腔炎两种。

1）急性盆腔炎的主要表现为

（1）双侧下腹痛、高热、白带增多。

（2）腹部检查：下腹有压痛、反跳痛和腹肌紧张。

（3）盆腔检查：宫颈充血、水肿，举痛明显，子宫有压痛。

（4）如炎症主要波及输卵管，可扪及增粗、肿胀且有明显压痛的双侧输卵管。病变继续发展时，可在子宫两侧形成输卵管脓肿，甚至累及卵巢，形成输卵管卵巢炎块或输卵管卵巢脓肿。

（5）如脓液排入腹腔，可积聚在后陷凹形成后陷凹脓肿，此时可扪及包块向阴道后穹突出且有波动感。

（6）如炎症主要波及宫旁结缔组织，则可扪及一侧或双侧宫旁组织增厚，且有剧烈压痛；如病变继续发展，组织化脓则形成腹膜后（或阔韧带内）脓肿。

2）慢性盆腔炎：常为急性盆腔炎未能彻底治疗，病程迁延所致。

（1）多有盆腔包块形成或表现为两侧宫旁组织增厚。常见的盆腔包块有输卵管积水、输卵管卵巢囊肿或输卵管卵巢炎性包块，均位于子宫两侧，与子宫紧密相连，大多固定不活动，直径可从几厘米至 20 厘米大小不等。

（2）输卵管积水和输卵管卵巢囊肿均呈囊性，但形状不同，前者似腊肠，后者为卵圆形包块，慢性输卵管卵巢炎性包块则形状多不规则，质实且有轻压痛。

（3）慢性盆腔炎患者均有多年不育史，如同时伴有闭经或经量过少，应考虑盆腔炎性包块为结核性的可能，诊断性刮宫可协助诊断。

11. 卵巢滤泡囊肿和黄体囊肿　两者均系生理性卵巢囊肿，大多是在盆腔检查时偶然发现的。

（1）直径一般不超过 5 ~ 6cm，且可在 2 ~ 3 个月内自行缩小或者消失。

（2）由于囊壁薄，检查时如用力挤压可发生破裂，亦可自发破裂。囊肿破裂时患者突感下腹剧痛，但多可迅速缓解，24h 内疼痛可消失。

（3）如囊肿破裂时并发有血管破裂，则可引起腹腔内出血。

（4）患者一般无停经史和阴道流血，血、尿 HCG 值正常，故可与输卵管妊娠破裂导致的腹腔内出血相鉴别。

12. 卵巢肿瘤　约占女性生殖器官肿瘤的30%以上，可发生于任何年龄，但多见于育龄妇女。临床上卵巢肿瘤可分为良性和恶性两大类。

（1）良性卵巢肿瘤：生长极缓慢，除因肿瘤蒂扭转引起剧烈腹痛，或肿瘤体积过大引起压迫症状外，患者多无任何不适。妇科检查在子宫的一侧或双侧扪及表面光滑、能活动的球状包块，多呈囊性。

（2）恶性卵巢肿瘤：早期亦无症状，但生长迅速，转移较快，当出现腹胀、腹部增大、厌食、恶心、呕吐或大便困难等症状时，往往已属病变晚期，除妇科检查在子宫的一侧或双侧，甚至后陷凹等处扪及固定的实性包块和结节外，腹部检查亦多能扪及包块并有转移性浊音。有关卵巢良、恶性肿瘤的鉴别方法，详见表2－3。

表2－3　卵巢良、恶性肿瘤的鉴别

项目	良性	恶性
症状	生长缓慢，病程长，除肿瘤蒂扭转或过大时出现压迫症状外，大多无症状	生长迅速，病程短，晚期腹胀痛，恶心、呕吐，大便困难
体征	多为单侧，活动，囊性，表面光滑，无腹腔积液，无转移结节	多为双侧，固定，实性，表面高低不平，常有腹腔积液和转移结节
一般情况	良好	消瘦，恶病质
实验室检查	红细胞沉降率多正常，血清甲胎蛋白、癌胚抗原及CA125均在正常范围	红细胞沉降率加快，血清甲胎蛋白、癌胚抗原或CA125可升高
B超	为液性暗区，可有间隔光带，边缘清晰	在液性暗区内有杂乱光团、光点，包块周界不清

13. 盆腔子宫内膜异位症　多发生在30～40岁的妇女，约80%的子宫内膜异位症侵犯卵巢，形成卵巢子宫内膜异位囊肿。

（1）典型症状为继发性痛经、性交痛和不育。

（2）卵巢子宫内膜异位囊肿直径多在7cm以下，最大者可达25cm。囊壁均较厚，囊肿与子宫及阔韧带紧密相连，不活动，有轻压痛。

（3）异位的子宫内膜还可侵犯盆腔其他部位如子宫骶骨韧带、后陷凹处腹膜或直肠阴道隔等处，形成大小不等的痛性结节或实性包块。

（4）有些卵巢内膜异位囊肿患者无痛经，此时应注意将本病与输卵管卵巢囊肿相鉴别。

14. 多囊卵巢综合征　多见于17～30岁的妇女，是由于内分泌功能失调所引起的一种疾病。

（1）主要症状为月经不调、多毛、肥胖和不孕。

（2）盆腔检查：双侧卵巢比正常大1～3倍，包膜增厚呈坚实感。

（3）血清FSH水平降低而LH水平升高，LH/FSH＞3为本病特征。

（4）血清睾酮，主要是游离睾酮可能增加。

（5）腹腔镜检查及卵巢活检：可明确诊断。

15. 卵巢过度刺激综合征　用人绝经期促性腺激素（HMG）和HCG超排卵治疗不孕时，可引起卵巢分泌亢进，称卵巢过度刺激综合征。

（1）卵巢过度刺激综合征中约30%的患者卵巢肿大，直径超过5cm，6%超过10cm，往往伴有轻度腹腔积液与体重增加。

（2）卵巢过度刺激综合征严重者卵巢极度肿大以致腹部检查时即可触及，伴有腹痛、恶心、呕吐与腹腔积液、胸腔积液，同时出现全身电解质紊乱。

16. 卵巢残留物综合征　指在双侧卵巢切除后，仍残留有少量有功能的卵巢组织而导致的综合征。

（1）多发生在因盆腔子宫内膜异位症或慢性盆腔炎行全子宫及双侧附件切除术后的患者。

（2）由于盆腔内组织广泛粘连，部分卵巢皮质仍残留未能切除，术后数年患者出现腹痛、腰痛和性交痛。

（3）盆腔检查：在阴道顶端上方盆腔的一侧扪及表面光滑、固定不活动的囊性包块，直径一般在

5cm 以下。

（4）切除囊肿送病理检查见到卵巢组织方能确诊。

17. 卵巢冠囊肿　系中肾管残余囊肿，位于阔韧带两叶之间。

（1）一般极小，但亦可增大达 10cm 直径大小。囊肿呈圆形，表面光滑，无压痛，活动受限。

（2）患者一般无症状，术前多误诊为卵巢囊肿。

（3）手术时见到囊肿上方有被拉长、伸展的输卵管，下方另有完整不相连的卵巢时即可确诊。

18. 卵巢重度水肿　由于液体潴留在卵巢间质内致使卵巢明显增大，其原因可能是由于卵巢系膜扭曲或扭转，导致淋巴液和静脉血回流受阻所致。

（1）患者多为年轻未育妇女，可能有月经不规律和下腹部特别是右侧下腹部疼痛。

（2）卵巢直径可达 10 ~ 20cm，表面光滑，无粘连，质实，切面见卵巢组织苍白，有水样液体溢出。

（3）术前一般多误诊为卵巢肿瘤。

19. 阴道积血　先天性处女膜无孔或阴道横隔（闭锁）可引起阴道积血，甚至宫腔积血。

（1）患者为青春期少女，出现周期性腹痛，但无月经来潮。

（2）妇科检查：为无孔处女膜或阴道下段闭锁。肛门检查扪及直肠前方有球形隆起包块。积血过多时，下腹部即可扪及有压痛的包块。

（二）泌尿系统包块

1. 充盈的膀胱或尿潴留可能被误诊为盆腔包块　如下所述。

（1）盆腔检查：在盆腔正中、子宫的前方扪及形状似卵巢囊肿，但两侧边界不清楚、活动受限的囊性包块时，应考虑尿潴留的可能。

（2）嘱患者排空膀胱或导尿后，囊块消失可避免误诊。

2. 先天性盆腔异位肾可位于下段腰部、髂窝部或盆腔内　如下所述。

（1）患者除偶有腰背部疼痛外，一般无症状。

（2）如盆腔检查发现盆腔一侧有形如肾脏、质实且较固定的包块时，应排除异位肾的可能。

（3）X 线静脉尿路造影：可确诊。

（三）胃肠道包块

1. 肠管、大网膜粘连块　可继发于盆腔手术或炎症后。

（1）患者常有腹部胀痛不适，排气或排便后疼痛缓解。

（2）包块界限不清，边缘不规则。

2. 乙状结肠内　干结粪便易与卵巢肿瘤混淆，如不能肯定时，应在灌肠或服泻药排便后再次复查。

3. 阑尾脓肿表现　为右下腹包块，在形成包块前有阑尾炎史。

4. 结肠癌患者　多有便秘、腹泻史。大便隐血（+），乙状结肠镜检查可确诊。

（四）其他罕见包块

1. 淋巴囊肿　宫颈癌患者行腹膜后淋巴结清扫术后，如淋巴管断端未结扎或术后引流不畅时，淋巴液积聚在腹膜后可形成淋巴囊肿，表现为单侧或双侧界限不清的固定囊肿，结合患者有上述手术史即应考虑本病。

2. 盆腔血肿　盆腔手术后如盆腔检查扪及质软且边界不清的包块伴有低热时，应考虑盆腔血肿的可能，必要时行包块穿刺，抽出血液即可确诊。

3. 腹膜囊肿　妇女盆腔手术后如腹腔内有轻度炎症，术后数月可因腹膜渗出液潴留而形成腹膜囊肿。囊肿固定，囊壁极薄，渗液多时囊肿直径可达 20cm 以上。手术切开囊壁时往往在囊腔底部发现输卵管卵巢。

4. 盆腔异物　手术后盆腔内异物残留虽罕见，但残留纱布仍偶有发生，如患者术后有腹痛、发热，盆腔检查扪到质地较实、界限清楚且有压痛的块物，应排除异物的存在，X 线检查或 B 超检查可协助确诊。

5. 腹膜后肿瘤　腹膜后肿瘤如纤维瘤、肉瘤、畸胎瘤等均可表现为盆腔肿块，它们均位于盆腔腹膜后方，固定不活动。

（蒲雯婕）

第五节　更年期综合征

妇女由有生殖能力的性成熟期过渡到丧失生殖能力的老年期的过程称更年期或围绝经期。围绝经期包括绝经前期（一般在绝经前 2～5 年开始）、绝经期（停经 1 年者）和绝经后期（一般在绝经后持续 6～8 年）。

更年期时，卵巢性激素分泌逐渐减少，全身器官，特别是女性生殖器官相应衰退，并可产生一系列生理和心理症状，其表现多样，故又称更年期综合征。

一、更年期综合征的临床表现

更年期综合征的症状极多，且因人而异，常见的症状如下。

1. 月经变化　可有多种不同表现形式。

（1）月经周期不规则：月经周期提前或延迟，持续时间短，经量逐渐减少至完全停止行经。

（2）停经一段时间后，子宫长期出血，血量多且持续时间长，反复多次停经流血，直至最后月经完全停止。

（3）月经周期正常，突然月经终止，不复再来月经。

2. 血管舒缩调节失衡　为最常见的更年期症状，妇女表现为阵发性潮红、发热和出汗。发作前可能有类似头痛的短暂头部压迫感，继而头颈部潮红、发热，迅速波及上段胸、背部，直至全身，随之全身出汗，潮热消失。每次发作持续时间不定，由极短暂至最长 30min。白天、夜晚均可发作，发作次数因人而异。发作时虽然皮肤温度稍增，但体温反略有下降，平均下降 0.2℃。

3. 精神、心理异常　患者可能出现抑郁、失眠、注意力不集中、情绪波动、易怒或心跳等不适，严重者有时自觉生不如死，甚至萌发自杀念头。

4. 其他生殖系统不适　表现为阴道干燥，性欲减退，性交痛或白带增多，外阴瘙痒等不适。

5. 泌尿系统症状　常有尿频、尿急、尿痛，严重者出现尿失禁。

6. 骨质疏松　表现为骨关节痛、腰背痛、肌肉痛、身材变矮、脊柱后突和行走困难。

7. 皮肤改变　皮肤干燥、弹性减退、皱纹增加。面部皮肤出现色素斑。头发及阴部毛发脱落。乳房下垂，失去弹性。

二、更年期综合征的诊断

（1）症状：凡妇女年龄在 40 岁以上，出现上述更年期综合征的一种以上症状，即使月经正常，亦应考虑有此病的可能。此外，40 岁以下出现长期闭经的卵巢早衰患者以及双侧卵巢切除后或盆腔放射治疗后的妇女出现上述症状时，几乎均系此病。

（2）妇科检查：外阴萎缩、阴道黏膜苍白、变薄或充血。子宫小于正常。

（3）血清 FSH、LH 水平高于正常值，血雌激素水平下降至 20ng/L 以下。

（4）双能 X 线骨密度检测仪（DEXA）测定：骨密度水平低于正常值。

（5）有心悸不适，但心电图检查正常。

（6）治疗试验：凡出现上述各种更年期症状，一般药物治疗无效时，可采用雌激素试验治疗 2 周，治疗后症状缓解者为更年期综合征。若给予雌激素后症状无改善时，应考虑其他器质性病变的存在。

（蒲雯婕）

第六节　外阴症状

一、外阴包块

外阴组织可由于各种原因形成不同性质的外阴肿块，一般均为患者自己首先发觉而就诊，仅极少数肿块隐藏于深部组织需妇科检查时才能被发现。

（一）病史要点

（1）肿块发生的时间、初发部位、发展速度。

（2）有无发热、疼痛、尿路刺激等伴随症状。

（3）肿块与月经周期、性生活的关系。

（二）体检及妇科检查重点

1. 一般情况　患者的生命体征、精神面貌、营养状态。

2. 妇科检查　①注意肿块的外观、数目、色泽、质地、活动度、有无溃烂压痛、腹股沟淋巴结有无肿大等。②肿块与尿道、阴道的关系。

（三）重要辅助检查

对实性肿块应做病理活组织检查以明确诊断。

（四）鉴别诊断

根据病因与发病机制的不同，外阴肿块可分为：①先天性：中肾管囊肿、圆韧带腹膜鞘突囊肿、异位乳腺组织囊肿等。②炎症性：前庭大腺囊肿或脓肿、皮脂腺囊肿、尖锐湿疣、性病性淋巴肉芽肿、传染性软疣等。③创伤性：外阴血肿、表皮包涵囊肿等。④血管、淋巴性：外阴静脉曲张、血管瘤等。⑤肿瘤性：良性的有纤维瘤、乳头状瘤、汗腺瘤、平滑肌瘤、脂肪瘤、神经纤维瘤、粒性肌母细胞瘤、外阴皮赘、外阴色素痣等；恶性的有外阴鳞状上皮细胞癌、基底细胞癌、前庭大腺癌、恶性色素痣、外阴湿疹样癌、外阴肉瘤等。⑥其他：外阴子宫内膜异位症等。

1. 外阴中肾管囊肿　在胚胎发育过程中，部分中肾管未闭锁，保留分泌功能而形成囊肿，多见于阴道，发生于外阴者极少。

（1）一般无明显临床症状：如果囊肿位于尿道旁，可使尿道移位而发生排尿困难。

（2）囊肿大小不随月经周期改变。

（3）外阴中肾管囊肿可见于处女膜、小阴唇邻近阴蒂或尿道周围，囊肿壁薄，无触痛，较固定。

（4）病理检查：囊上皮为单层立方细胞，囊肿内容物为橙黄色液体。

2. 外阴圆韧带腹膜鞘状突囊肿　子宫圆韧带经腹股沟穿出附着于大阴唇上端。外阴圆韧带腹膜鞘状突囊肿来源于腹膜，与圆韧带一起下行，在大阴唇内形成囊肿。

（1）一般无明显临床症状，少数患者有月经期疼痛，但囊肿无出血，体积亦无周期性变化。

（2）肿块位于阴阜及大阴唇皮下，一般无压痛，可活动。

（3）病理检查：囊内壁被覆扁平或立方上皮，囊内为澄清液体。

3. 外阴子宫内膜异位症　外阴子宫内膜异位症多发生于分娩时会阴切开或修补手术瘢痕处，少数见于前庭大腺囊肿切除或其他外阴手术后，可能术时正值月经来潮。

（1）患者为育龄期妇女。经期外阴肿块增大、疼痛，经后萎缩、变小，疼痛亦消失。

（2）肿块大多位于阴唇系带及其附近手术瘢痕处，呈半球或结节样隆起，有轻压痛，经期压痛更明显。

（3）病理检查：镜下可见正常的子宫内膜腺体及间质，有时间质中有陈旧的出血。

4. 外阴异位乳腺组织囊肿　在胚胎发育过程中，由于乳腺组织的始基延伸到外阴，因而在大阴唇可出现异位的乳腺组织，在内分泌的影响下增生，形成慢性囊性乳腺病的类似病变，但极少见。

（1）大多数患者是在分娩后哺乳期才出现明显症状，外阴肿块迅速增大伴胀痛，停止哺乳后肿块很快缩小。

（2）患者于青春期后外阴出现肿块，在月经前可能增大，伴胀痛，经后缩小，胀痛亦消失。

（3）囊肿多位于大阴唇，边界不清，可推动。

（4）病理检查：镜下可见乳腺组织。

5. 前庭大腺囊肿或脓肿　前庭大腺囊肿或脓肿是最常见的外阴部肿块。前庭大腺腺管上皮由于慢性炎症、增生、粘连，继而腺腔被堵塞，分泌物潴留而形成囊肿，囊肿伴发感染则形成脓肿。

（1）多发生于20～50岁的妇女：小的囊肿一般无明显症状，囊肿较大时，患者感到局部肿胀不适。囊肿伴感染而形成脓肿时，局部出现红肿热痛或跳痛，严重时可引起发热等全身症状。

（2）囊肿位于大阴唇下方，无明显触痛。囊肿伴感染时，肿块红肿压痛，有波动感，腺管开口明显充血并有脓性渗出液。

6. 外阴皮脂腺囊肿　大小阴唇皮脂腺丰富，其导管阻塞后分泌物潴留而形成皮脂腺囊肿。

（1）外阴皮脂腺囊肿生长缓慢，其质地、大小及症状不随月经周期而变化。囊肿一般仅1.0～2.5cm直径，无疼痛等不适。

（2）肿块常位于大阴唇内侧，质地柔软，无波动感，表面偶可见腺管口，有皮脂溢出。

（3）病理检查：囊壁由较薄的复层扁平上皮细胞组成，在上皮外可见分散的皮脂腺细胞，囊腔内充满不定型的皮脂样物质。

7. 外阴静脉曲张　外阴静脉曲张多由于妊娠或盆腔巨大肿瘤压迫引起盆腔内静脉血管压力增高所致，也可由髂内静脉瓣膜缺损引起。

（1）患者站立时由于外阴血液回流障碍引起静脉扩张而感坠胀不适，平卧后消失。一般无疼痛。

（2）肿块好发于大阴唇，见迂曲扩张的血管在皮下形成蓝紫色突起，质软，无明显压痛。严重静脉曲张可破溃出血，引起血肿。

8. 外阴血管瘤　外阴血管瘤是先天性疾病，起源于中胚叶，由无数毛细血管或海绵状血管构成。其类型有两种：毛细血管瘤（血管痣）和海绵状血管瘤。

（1）多见于新生儿，亦可见于其他任何年龄，一般无明显不适。肿块较大时，阴部有肿胀感。

（2）在大阴唇或阴阜处可见小红血管痣或蓝紫色海绵状肿物，质地柔软，指压时蓝紫色可褪去，放松后恢复原形。

9. 外阴淋巴管瘤　极少见，由淋巴管扩张增生而成。有两种类型，较常见的一种为单纯性淋巴管瘤或局限性淋巴管瘤，较少见的一种为海绵状淋巴管瘤。

（1）一般无明显不适。

（2）在大小阴唇或阴阜处可见肿瘤呈灰红色或灰白色囊泡状肿物，大小不等，直径由数毫米到数厘米，破裂后有淋巴液流出，可伴有皮肤弥漫性肥厚突起。

（3）病理检查：镜下可见在真皮或皮下组织内有囊性扩张的淋巴管，囊腔内有淋巴液及淋巴细胞。

10. 外阴纤维瘤　外阴纤维瘤是来源于外阴结缔组织的良性实性肿瘤。

（1）多见于生育期妇女，一般无自觉症状，生长速度缓慢。肿瘤体积过大时可影响行动，压迫尿道时可能出现排尿及性交障碍，部分患者感坠胀及疼痛。

（2）肿瘤多位于大阴唇，少数见于小阴唇、阴阜，常为单发、质硬、带蒂，肿瘤表面有溃疡时，可继发感染。较大的肿瘤出现囊性变时，质地较软。

（3）病理检查：可确诊。

11. 外阴乳头状瘤　外阴乳头状瘤是以上皮增生为主的良性上皮性肿瘤。肿瘤表面有很多乳头状小突起，为外阴最多见的良性肿瘤。

（1）多见于中老年妇女，一般无症状，偶感外阴瘙痒及疼痛，肿瘤生长缓慢。

（2）病变多位于阴唇及阴阜、阴蒂，通常单发，体积不大，质地韧，外观呈蕈状或菜花状。

（3）病理检查：可确诊。

12. 外阴汗腺瘤（hidradenomas） 外阴汗腺瘤是由汗腺上皮增生而形成的一种外阴肿瘤，一般为良性。

（1）多见于中老年妇女，一般无明显不适，部分患者感瘙痒。

（2）于大阴唇皮下触及圆形小结节，边界较清楚，色淡红，有时肿块表皮可向下凹陷或溃破。

（3）病理检查：镜下可见乳头状结构的腺体和腺管。

13. 外阴平滑肌瘤 外阴平滑肌瘤是由平滑肌细胞构成的良性肿瘤，可发生于外阴的平滑肌、毛囊的立毛肌或血管的平滑肌组织中。

（1）多发生于育龄妇女：肿瘤较小时无明显临床症状，肿瘤长大后可产生外阴坠胀感，行动不便。

（2）于大阴唇处可触及实性、活动、边界清楚、质韧的肿块。一般无压痛。

（3）病理检查：可确诊。

14. 外阴脂肪瘤 正常大阴唇、阴阜等部位有较丰富的脂肪组织，在这些部位可发生脂肪瘤。脂肪瘤是由成熟脂肪细胞构成，属良性肿瘤。

（1）肿瘤较小时一般无不适；若肿瘤体积较大，则有局部坠胀感，甚至影响活动。肿块生长缓慢，若生长迅速，需通过病理检查与脂肪肉瘤鉴别。

（2）在大阴唇或阴阜皮下触及肿块，质软，圆形，有时呈分叶状，边界清楚，活动，质较软。

（3）病理检查：镜下见肿瘤由成熟的脂肪细胞构成。

15. 外阴神经纤维瘤 外阴神经纤维瘤由外胚层的施万细胞所发生，较少见；极少恶变，常是全身性多发性神经纤维瘤病的局部表现。

（1）临床多无不适。

（2）外阴出现多发性皮下小结节，质软，表面呈褐色色素沉着。有时可并发皮肤咖啡色斑、纤维囊性骨炎或全身多发性神经纤维瘤。

（3）病理检查：可确诊。

16. 外阴粒性肌母细胞瘤 外阴粒性肌母细胞瘤是一种起源于神经鞘施万细胞的良性肿瘤，占全身粒性细胞瘤的7%。

（1）患者多无不适。

（2）于外阴部皮下组织中扪及单个硬性较小结节，无压痛，边界清楚，表皮色素减退，常和身体其他部位的同类肿瘤同时存在。

（3）病理检查：可确诊。50%的病例覆盖瘤体的上皮组织呈“假上皮瘤样增生”。

17. 外阴色素痣 外阴色素痣是一种含有痣细胞的肿瘤，为皮肤色素细胞生长过度形成。按生长部位分为交界痣（痣细胞团位于表皮基底层和真皮乳头层交界处）、皮内痣（痣细胞完全进入真皮内）和复合痣（交界痣的一部分进入真皮内）。

（1）早期无症状，如长期受刺激或摩擦，局部可感疼痛或瘙痒。当患者自觉疼痛、瘙痒、出血或痣突然增大时，应警惕恶变的可能。

（2）大小阴唇处见褐色斑块，表面平坦或略隆起，有的长毛。

（3）病理检查：可在镜下见痣细胞呈立方形或卵圆形，胞质内含多少不等的黑棕色细颗粒。

18. 外阴皮赘 又称外阴垂疣或外阴软纤维瘤，为息肉样纤维上皮增生病变。

（1）无自觉不适，偶可影响行动。

（2）可见外阴软袋状悬垂肿块，带蒂，质软，无压痛，外观为正常的皮肤组织。

（3）病理检查：可确诊。

19. 外阴鳞状上皮癌 外阴鳞状上皮癌是外阴癌中最常见的一种，约占外阴恶性肿瘤的90%，占妇科恶性肿瘤的3%～4%。其病因可能与外阴白色病损、人乳头瘤病毒感染或外阴部慢性炎症的长期刺激等有关。

（1）好发于绝经后老年妇女：外阴瘙痒为其常见症状。早期出现外阴结节或肿块，进行性增大，随后癌块表面组织坏死、脱落，形成溃疡，出现外阴疼痛、流液、出血。

（2）病灶多位于大阴唇，其次为阴蒂、小阴唇、后联合等。早期病灶为局部硬性结节或肿块，晚期常表现为溃疡型或菜花样肿块，表面溃破后继发感染。有时可扪及腹股沟淋巴结肿大。

（3）在可疑癌变的非坏死区取活检，一般不难诊断。在甲苯胺蓝染色、醋酸脱色后的不脱色区取活检，更有助于获得准确结果。

20. 外阴湿疹样癌 外阴湿疹样癌又称外阴佩吉特病（Paget disease），也可发生在腋下、脐部、肛门等部位，约1/3的患者并发有汗腺癌，且可与其他原发癌如宫颈癌、膀胱癌、胆囊癌或乳腺癌等并存。

（1）多发生于绝经后的老年妇女，病程发展缓慢，常见症状为顽固性的外阴瘙痒、疼痛或烧灼感。部分患者无症状。

（2）病灶多位于大阴唇及会阴，边界清楚，局部发红，在发红的基底上有表浅而散在的斑块，表面粗糙，常有渗出，呈湿疹样改变。

（3）病理检查：确诊，在外阴表皮内及皮肤附件中有Paget细胞浸润。

21. 前庭大腺癌 前庭大腺癌少见。其病理类型有腺癌、鳞癌及移行细胞癌，腺癌约占50%。

（1）多发生于老年妇女：早期在小阴唇内侧深部出现肿块，增大后伴溃疡形成，患者感觉疼痛，分泌物增多。

（2）在大阴唇下内侧深部可触及坚实的硬结或肿块，固定，表面可有溃疡形成，晚期肿瘤发展到整个阴道，与骨膜固定，腹股沟淋巴结肿大。

（3）病理检查：确诊，在癌周围组织中可找到正常的前庭大腺组织。

22. 外阴恶性黑色素瘤 较常见，病变多由色素痣恶变而来，恶性程度高。

（1）多发生于老年妇女，有外阴色素痣病史，常见症状为外阴瘙痒，癌肿破溃后伴疼痛及出血。

（2）病灶常位于小阴唇、阴蒂或大阴唇及尿道口。病灶呈结节状或融合成肿块，表面有色素沉着，周围常有大小不等的转移灶。晚期腹股沟淋巴结肿大。

（3）病理检查：确诊，镜下可见黑色素瘤细胞，呈极度多形性改变，排列紊乱，常有核分裂。

23. 外阴基底细胞癌 外阴基底细胞癌较少见，低度恶性，易复发，但一般不转移。

（1）好发于绝经后老年妇女：部分患者无症状，部分患者感觉外阴瘙痒，烧灼感，肿瘤溃破后疼痛、出血。

（2）病灶常位于大阴唇，质硬，较小，表皮菲薄，外观可呈溃疡型、结节型、扁平型或息肉型。

（3）病理检查：确诊，镜下主要特征是癌组织边缘部的一层细胞呈柱形，其长轴呈栅栏状排列，相当于皮肤之基底细胞。在中央部分的细胞核呈圆形，有的含较多色素。

24. 外阴肉瘤 外阴肉瘤来源于中胚叶，少见。

（1）多发生于30～50岁的妇女，偶见于幼女。早期无症状，但肿块增大迅速，肿块溃破并发感染后，出现疼痛、出血、分泌物增多等症状。

（2）病灶多位于大阴唇、阴蒂及尿道口周围，圆形或椭圆形，大小不一，表面灰白或呈红色肉样，质地软硬不一。

（3）病理检查：切面呈鱼肉状，灰白色或红色，质较脆；镜下依病变的组织学来源不同有不同的表现。病理类型有平滑肌肉瘤、横纹肌肉瘤、脂肪肉瘤、淋巴肉瘤、纤维肉瘤、血管肉瘤、表皮样肉瘤或神经元性肉瘤。

二、外阴疼痛

女性外生殖器有丰富的神经、脂肪和血管，且皮下组织疏松，轻微受伤即可出血。外阴的损伤、出血或炎症均可引起外阴疼痛。

（一）病史要点

（1）有无外阴损伤、粗暴或不当性交或药物接触等病史。

（2）疼痛的部位、性质、持续时间、加重或缓解因素等。

（3）有无外阴瘙痒、包块、溃疡、阴道分泌物增多、排尿异常、阴道出血等伴随症状。

（二）体检及妇科检查重点

1. 外阴检查　外阴是否红肿，有无肿块、出血、皮肤损伤或溃疡。肿块是否有压痛及波动感，挤压尿道旁腺或前庭大腺是否溢出脓液。腹股沟淋巴结有无肿大及压痛等。

2. 全身检查　注意生命体征，有无因失血或疼痛而致的脉搏细弱，血压下降等休克表现。

（三）重要辅助检查

1. 活组织检查　外阴局部有溃疡或肿块，可取病变部位组织进行病理检查。

2. 盆腔 X 线摄片　了解有无并发骨盆骨折。

（四）鉴别诊断

1. 外阴损伤　如下所述。

1）外阴血肿：外阴皮下及黏膜下组织疏松，血管丰富，一旦有暴力撞击，血管破裂极易形成皮下血肿，以致外阴疼痛。

（1）有外阴直接损伤史，外阴疼痛出现在外伤后。

（2）皮下瘀斑是血肿的警告征象。血肿小而局限时，疼痛多不严重，一般可能仅有局部压痛；大的血肿表现为外阴皮肤及黏膜呈紫色，局部组织明显肿胀，疼痛和压痛均剧烈。

（3）若出血由外阴皮下经疏松组织间隙向内渗透至直肠阴道隔，甚至腹膜后，可形成腹膜后巨大血肿，以致发生休克。

2）处女膜裂伤：多因第一次性交造成。

（1）轻度少量出血时感轻度外阴疼痛，裂伤多自愈，疼痛亦可迅速缓解。

（2）裂伤常发生于处女膜后半部，边缘呈暗红色。

（3）处女膜裂伤严重时，出血不止，伴持续疼痛。

2. 外阴炎症　如下所述。

1）前庭大腺炎和前庭大腺脓肿：病原菌侵入前庭大腺腺管，使黏膜充血肿胀，腺管上皮破坏使管口阻塞粘连，分泌物不能排出，因而前庭大腺肿胀，引起外阴疼痛。其临床表现如下。

（1）患者外阴疼痛局限在病灶侧。

（2）外阴检查：见大阴唇下 1/3 处红肿、发热，触痛明显。

（3）脓肿形成后疼痛更加剧烈，甚至可伴有发热、寒战。

（4）病侧腹股沟淋巴结常肿大，伴疼痛。

（5）脓肿破裂或引流后，疼痛迅速缓解。

2）生殖器疱疹：生殖器疱疹是由单纯疱疹病毒（herpes simplex virus，HSV）感染所致，90% 由 HSV－Ⅱ型引起，以外阴疼痛为主要症状，多通过性接触传播。

（1）配偶有病毒感染史或婚外性交史。

（2）潜伏期 1～45d，平均 6d。外阴刺痛、灼热感，常伴有发热、头痛、乏力、肌痛等全身症状。

（3）外阴检查：两侧大小阴唇皮肤及黏膜见散在的、针尖至火柴头大小的簇状水疱，溃破后可有透明浆液流出。水疱糜烂或形成溃疡后，疼痛更加剧烈。持续 1～2 周后溃疡结痂愈合，黏膜不留瘢痕。

（4）严重者病变扩散至尿道、阴道、肛周、股部皮肤，可引起大小便困难等症状。常伴有腹股沟淋巴结肿大及触痛。

（5）病毒以潜伏状态长期存在于宿主体内。生殖器疱疹容易复发，感冒、月经来潮、日晒或其他病毒感染等均为复发诱因。

（6）应与带状疱疹相鉴别，后者通常由水痘—带状疱疹病毒引起，神经痛为其典型症状。集簇的水疱多沿一侧皮神经分布区呈带状排列，一般不超过体表正中线，好发于肋间神经、三叉神经、颈部神经的分布区。外阴部发病者极少。

（7）血清 HSV 抗体测定为阳性，组织病理检查镜下可见表皮细胞水肿，有气球状细胞。

3）外阴毛囊炎：外阴皮肤因摩擦或手术备皮而损伤时，继发葡萄球菌等细菌感染而发生毛囊炎。

（1）患者感外阴疼痛，严重者可伴有发热、全身不适等症状。

（2）外阴检查：见阴阜、大阴唇等毛囊周围皮肤发红、肿胀，有触痛。形成小脓疱时呈圆锥形，中心为一根穿出的毛发。

（3）若为多处小脓疱，可互相融合形成大脓疱。感染向深层发展，则形成疖肿。

4）外阴疖、痈：外阴疖多由毛囊炎发展而来，是毛囊深部及周围组织的急性化脓性感染性炎症。多个相邻的外阴疖发生融合形成痈。其临床特点如下：

（1）患者外阴局部红、肿、热、痛，可伴有头痛、畏寒、发热等全身不适。

（2）外阴检查：见大阴唇外侧脓肿呈圆形，高出皮肤表面，表面皮肤紧张，发红，触痛显著，脓肿形成后有波动感。常并发局部淋巴结炎，腹股沟淋巴结肿大，触痛。

（3）疖或痈的脓肿溃破愈合后多遗留有瘢痕。

（4）脓性分泌物培养可培养出葡萄球菌等致病菌。

5）外阴急性蜂窝组织炎：外阴皮下组织疏松，致病菌侵入筋膜下疏松间隙或深部组织，导致急性弥漫性炎症，引起外阴疼痛。

（1）近期外阴皮肤或软组织有直接损伤史。

（2）外阴疼痛范围广，高热、寒战、头痛、乏力等全身症状明显。

（3）表浅的急性蜂窝组织炎局部红肿明显，并向四周扩大，与正常组织无明显界限；深部的急性蜂窝组织炎局部红肿不明显，只有局部水肿和深部压痛，外阴疼痛较表浅者轻，红肿皮肤扪之有捻发音。

（4）若蜂窝组织或筋膜有坏死，可引起进行性皮肤坏死。

6）丹毒：是一种由乙型溶血性链球菌侵入外阴皮肤，释放毒素而引起的炎症病变，可迅速蔓延至整个外阴部，引起剧烈疼痛。

（1）外阴皮肤有擦伤、抓伤或创伤的病史。

（2）潜伏期短，约数小时，少数3～5d，发病急骤，常有畏寒、发热等前驱症状。

（3）外阴剧烈疼痛，同时出现大面积红斑为典型症状。

（4）外阴检查：见外阴部猩红色红斑，面积随病程进展而扩大，表面发红、发亮，边界明显，压痛剧烈，可发生大水疱，甚至坏疽。

（5）腹股沟淋巴结肿大、疼痛，白细胞检查以中性粒细胞增多为主。

3. 外阴溃疡性疾病　如下所述。

1）外阴贝赫切特综合征（白塞病）：又称眼－口－生殖器综合征，是原因不明的细小血管炎为病理基础的慢性进行性复发性多组织系统损害疾病。若患者具有眼、口、生殖器三个主要病症中的两个，并有其他系统中的一个损害即可诊断为此病。外阴损害引起的外阴疼痛是该病的临床表现之一。其临床特点简介如下：

（1）外阴溃疡：溃疡可发生于外阴任何部位，如大小阴唇内侧、阴道口周围、会阴或肛门等。溃疡数目及大小不定，呈圆形或椭圆形，反复发作。若为坏疽型溃疡，则数目较少而浸润深，边缘不齐并内陷，周围组织水肿显著。患者局部疼痛，若继发感染则症状加重，常伴有发热、乏力等全身不适。

（2）口腔溃疡：常为最早出现的临床症状，与外阴溃疡同时存在，可发生于口腔黏膜任何部位，包括舌及扁桃体，易反复发作。

（3）眼部损害：可发生虹膜睫状体炎、前房积脓、结膜炎等疾患，严重者可导致失明。

（4）皮肤损害：多表现为脓疱、毛囊炎、疖肿、痤疮等。

（5）心血管损害：主要有血栓性静脉炎和微血管周围炎。

（6）结缔组织损害：主要是关节疼痛和关节炎。

（7）中枢神经系统损害：脑干、脑膜炎症引起器质性神经错乱综合征。

（8）消化系统损害：表现为胃肠黏膜的溃疡。

(9) 急性发作期红细胞沉降率显著增快。

2) 急性外阴溃疡病：是一种由于机体抵抗力低下，正常粗大杆菌致病而产生的外阴良性溃疡。其特点如下。

(1) 有免疫抑制药物服用史或急性感染性疾病病史。

(2) 起病急，外阴灼热、瘙痒，出现剧痛性溃疡，可伴有高热、乏力或阴道分泌物增多等症状。

(3) 外阴检查：见溃疡广泛分布于小阴唇外侧、阴道前庭、尿道周围或后联合处。溃疡表浅，表面无膜状物覆盖，触痛剧烈，周围组织水肿、发红。

(4) 活组织病理检查：排除恶性溃疡。

4. 尿道肉阜　尿道肉阜是女性尿道口出现的一种息肉赘生样组织，可能与雌激素严重降低致使尿道黏膜外翻、暴露，受刺激而形成有关，又称尿道肉芽肿或血管性息肉。好发于绝经后妇女。

(1) 排尿时有烧灼疼痛感，性交时接触肉阜亦感疼痛，有时可少量出血。

(2) 外阴检查：见尿道口下方正中6点钟处0.5～1.0cm大小突起，表面光滑，呈淡红或深红色，触之柔软而疼痛。带蒂或基底部宽，大者可呈环状，环绕尿道口。

(3) 服用雌激素制剂后，肉阜可萎缩以致完全消失。

(4) 必要时行组织病理活检，排除尿道癌。

5. 外阴前庭炎综合征　是一种多因素所致的、具体病因不明确的局限于女性外阴的综合征，多见于性生活活跃的育龄期妇女。

(1) 性交时或外阴触诊时前庭、阴道口疼痛，或长期阴道口灼热感，不能进行正常性生活。也可伴有尿痛、尿频等症状，持续数月至数年不缓解。

(2) 外阴检查：除可见外阴前庭黏膜发红外，并未发现明确病灶。

(3) 排除念珠菌、滴虫性阴道炎等炎症引起的继发性前庭炎，以及雌激素水平低下所致的外阴阴道炎等器质性病变后方可诊断。

6. 外阴子宫内膜异位症　因有活性的子宫内膜种植于外阴创面所引起。

(1) 有人工流产、会阴修补、会阴侧切等手术史。

(2) 外阴局部疼痛，月经来潮时出现或加重，当月经干净后疼痛消失或减轻。

(3) 外阴检查：可扪及无定形结节，呈紫色，靠近阴唇系带或会阴原切口，可有触痛。

(4) 局部活组织病理检查：可确诊。

三、外阴瘙痒

外阴瘙痒（pruritus vulvae）是多种外阴不同病变所引起的一种症状，也可发生于外阴完全正常者。它是妇女较常见的一种主诉。

(一) 病史要点

外阴瘙痒可能是外阴阴道疾病的一种常见症状，也可能是全身疾病的局部表现，因而进行较全面的病史询问是诊断的关键。对外阴瘙痒患者应主要询问以下几个方面。

(1) 瘙痒的范围、程度和性质、发病诱因、加重或缓解因素等。瘙痒是间歇性或持续性，是偶然发病或反复出现。轻者尚可忍耐，重者则剧痒难忍，坐卧不安，常猛烈搔抓，直至抓破皮肤，引起出血、疼痛为止。

(2) 伴随症状：有无阴道分泌物增多。

(3) 有无糖尿病、贫血、尿毒症，是否妊娠期发病。

(4) 了解外阴清洁卫生情况，是否使用药皂、肥皂过勤，或喷洒各类除臭剂等；是否长期穿着紧密不透气的合成纤维紧身内裤；有无粪、尿失禁等长期慢性刺激等情况。

(二) 体检及妇科检查重点

1. 全身体格检查　注意体表有无皮肤病患，以排除外阴瘙痒是全身皮肤病的局部症状。

2. 盆腔检查　如下所述。

（1）首先观察外阴清洁情况，了解瘙痒的部位。

（2）了解皮肤色泽和厚度变化，有无抓痕、破损、丘疹、血痂及溃疡或赘生物。

（3）检查阴阜、大阴唇时分开阴毛，观察下面皮肤情况，并仔细查找有无阴虱或虫卵。

（4）审视肛门周围有无赘生物或寄生虫感染，有无粪瘘、尿瘘。

（5）观察阴道黏膜有无充血或点状出血，及阴道分泌物量、色泽、性质及气味；宫颈有无糜烂、肥大、息肉、腺囊肿或溃疡。

（三）重要辅助检查

（1）血、尿常规，尿糖定性，粪及白带虫卵检查，血糖及糖耐量试验。

（2）白带涂片或培养查病原微生物。

（3）必要时做外阴活组织检查。

（四）鉴别诊断

下列各种疾病均可引起外阴瘙痒。

1. 外阴阴道念珠菌病　正常人外阴皮肤、阴道黏膜可能寄生有念珠菌，但不致病，当机体免疫功能低下或妊娠、糖尿病或使用大量抗生素导致阴道内菌群失调时，念珠菌可迅速增殖引起外阴阴道炎症。

（1）外阴部瘙痒，有时奇痒导致坐卧不安。

（2）白带增多，呈凝乳状或豆渣状。

（3）检查可见小阴唇内侧及阴道黏膜附着白色膜状物，擦净后见黏膜充血、水肿，甚至有点状出血、糜烂。

（4）外阴阴道分泌物涂片镜检：见典型孢子及假菌丝即可确诊；若症状典型而阴道分泌物未找到孢子及假菌丝时，可行真菌培养法确诊。

2. 滴虫性外阴阴道炎　由阴道毛滴虫在阴道内生长繁殖而致病，可由性交直接传播，也可由浴池、厕所坐垫间接交叉感染。

（1）外阴瘙痒如虫爬感或灼热感。

（2）白带增多，呈泡沫样，可有臭味；并发其他细菌感染可出现脓性白带。

（3）检查见外阴阴道黏膜充血，散在的红色斑点。

（4）阴道分泌物悬滴法镜下检查：见阴道毛滴虫可确诊。

3. 婴幼儿外阴阴道炎（infantile vulvovaginitis）　常因婴幼儿卫生不良、外阴不洁、大便污染、阴道异物或蛲虫感染时引起。

（1）外阴痒痛不适，患儿手抓外阴，哭闹不安。

（2）阴道有异物或生殖系统有肿瘤时，可见脓性、浆液脓性或血性分泌物自阴道流出，外阴、大小阴唇、阴蒂、尿道口及阴道前庭黏膜红肿。

（3）皮肤可有抓痕或溃破，严重者可见小阴唇粘连。

（4）分泌物检查：寻找病原体，必要时做分泌物培养。

（5）采用鼻镜、宫腔镜或B超等检查阴道，排除阴道内异物或赘生物。

4. 阴虱病　由阴虱寄生引起，通过性接触感染或寝具间接传播。

（1）不洁性接触史。

（2）阴毛部瘙痒。

（3）皮肤叮咬处出现皮疹，搔抓后皮肤损伤主要为抓痕、血痂或湿疹样变。在阴毛或局部皮肤处查见灰黄色阴虱，阴毛基部可见铁锈色或淡红色点状虱卵可确诊。

5. 外阴疥疮　由疥螨寄生引起，通过人群直接或间接接触传播。

（1）可发生于任何年龄，全身皮肤均有瘙痒，腹股沟、会阴部及股内侧处瘙痒剧烈，以夜间为甚。

（2）疥螨钻入皮肤角质层内形成隆起迂曲的疥疮隧道，呈灰白色或淡黑色。病损仅有丘疹及血痂时称干性疥疮；若有小水疱、湿疹、脓疱、痂皮及糜烂时则称湿性疥疮。继发细菌感染可呈脓疱病样，掩盖了疥疮所特有的皮肤损伤而易误诊。

（3）病灶处查到疥螨或虫卵即可明确诊断。

6. 股癣（tinea cruris） 是由皮肤真菌引起的浅部真菌病。病原体以表皮真菌较多见。

（1）自觉奇痒，热天病变加剧。

（2）病损首先出现在股上部内侧，两侧对称或一侧范围较大，逐渐向上下延伸，也可扩展至外阴、会阴、肛周及臀部。初起时为小片状圆形红色斑丘疹，向周围发展，但向下、向外发展较快，向上、向内发展较慢，因而形成半环形损害。皮肤损伤边缘清楚，高出正常皮肤，还可出现小水疱、小脓疱。皮肤损伤中心区有鳞屑。慢性期则局部皮肤有苔藓样变，表现为扁平上皮增生。

（3）刮取皮屑，加入20%氢氧化钾溶液将角质溶解后，镜检发现真菌菌丝即可确诊。

7. 外阴尖锐湿疣（condyloma acuminata） 为近年常见的性传播疾病，其发病率仅次于淋病。其病原体为人乳头瘤病毒（以6型和11型最常见）。

（1）多有不洁性交史。

（2）潜伏期3周至8个月（平均为3个月），早期可无症状，湿疣增大、溃破以及继发感染时出现瘙痒、烧灼感及性交后疼痛。

（3）检查见肛周、大小阴唇、处女膜、阴道或宫颈等部位出现单个或多个粉红色、灰白色丘疹状、乳头状、菜花状或鸡冠状湿润肉质赘生物，直径2~3mm，质软，表面粗糙角化。病变迁延日久时，散在的乳头状赘生物可融合成巨大肿块。

（4）对不典型损害，醋酸白试验可见感染部位出现有光泽、均匀一致、边缘清楚的变白区；阴道镜检查可单独使用和（或）醋酸白试验相结合，镜下常见扁平疣状、菜花状及穗状改变；组织病理学检查可见表皮中部有诊断意义的空泡细胞，并可排除恶性病变；HPV-DNA杂交或PCR检测可明确病毒感染。

8. 脂溢性皮炎（seborrheic dermatitis） 是一种与皮脂溢出有关的慢性皮肤炎症，多见于头皮，亦可出现于其他皮脂腺丰富的部位，外阴病变是其表现之一。

（1）多发生于皮脂腺分泌旺盛的青年及成年人：发病部位以头皮、乳房下、腋窝、外阴、大腿内侧、腹股沟等处多见，外阴发病者一般身体其他部位多同时发病。常仅出现局部皮肤瘙痒而无其他不适。

（2）可见皮肤轻重不等的黄红色或鲜红色斑片，上覆油腻性鳞屑或痂皮。病变时好时坏，低温潮湿时发作较频，常并发念珠菌感染。

9. 外阴湿疹 是由变态反应、神经功能障碍、先天性过敏体质等所致的非感染性炎性皮肤病。

（1）剧烈的外阴瘙痒。

（2）外阴充血、水肿，继之皮肤出现许多针尖大小的丘疹，多形性对称分布，边界不清。丘疹感染可形成脓疱样湿疹。水疱或脓疱破裂后即形成糜烂性湿疹，糜烂面上逐渐分泌浆液，干燥后形成结痂性湿疹。将要消退的湿疹出现许多白色鳞屑，形成鳞屑样湿疹。湿疹长久不愈或反复发作，向表皮和真皮内浸润，出现皮肤肥厚、色素改变等损害。

（3）对于皮肤糜烂、肥厚者病理组织检查可排除恶性肿瘤。

10. 外阴银屑病 银屑病又称牛皮癣，是一种良性非感染性急性或慢性炎症性皮肤病。分布于全身，多在伸侧，肘膝部尤多见，外阴仅为全身病变的一部分。

（1）外阴瘙痒、灼热或极度不适感。

（2）查体：见大阴唇、阴阜部及阴蒂部糜烂及湿疹样变化，表面增厚、潮红，被覆一层细小粟粒痂皮，痂皮下点状暗红色丘疹。

（3）病理检查：见外阴皮肤角化不全，常伴有角化过度，颗粒层变薄或缺如，表皮突呈规则性向下延伸，真皮乳头延长。

11. 外阴神经性皮炎 又称单纯性苔藓，是以外阴顽固性瘙痒及苔藓样硬化为主的外阴皮肤病。

（1）多见于老年妇女或绝经后妇女。

（2）外阴顽固性瘙痒，开始为间歇性，逐渐加重呈持续性发作，夜间尤甚，遇热后瘙痒更为显著，患者常因此而失眠。

（3）病变轻者仅累及大小阴唇、阴阜等；重者则可波及整个外阴。出现粟粒到米粒大的圆形、多角形扁平丘疹，皮肤淡褐色，质坚实而有光泽，表面干燥，微隆起，有糠状菲薄鳞屑，久之丘疹融合、扩大，色暗褐，皮嵴增高，皮纹加深、干燥肥厚似皮革样斑。

（4）阴道分泌物查找滴虫、念珠菌，粪便查找蛲虫等排除其他疾病所致继发性皮肤改变。组织活检镜下见表皮角化过度与轻度角化不全，颗粒层相应增厚，棘细胞层肥厚。真皮为慢性炎症细胞浸润，并可伴纤维细胞增生，甚至纤维化。

12. 外阴接触性皮炎（contact dermatitis） 是外阴部皮肤接触某种刺激性物质或过敏物质而发生的非感染性炎症。

（1）有接触较强的酸碱类消毒剂、阴道冲洗剂以及一些染色衣物，或青霉素及其他过敏性药物等病史。

（2）接触部位发痒、灼热感、疼痛，出现皮疹、水疱、水肿，甚至溃疡。

（3）分泌物未查：见病原微生物。

13. 外阴鳞状上皮细胞增生（squamous cell hyperplasia） 以外阴瘙痒为主要症状但病因不明的外阴疾病，以往称之为增生性营养不良。

（1）多见于50岁以前的中年妇女，也可发生在老年期。主要表现为难以忍受的外阴瘙痒，搔抓后可暂时缓解，但将触发新的瘙痒反应而致瘙痒更剧的恶性循环。

（2）病损主要累及大阴唇、阴唇间沟、阴蒂包皮、阴唇后联合等处，常呈对称性分布。早期皮肤颜色暗红或粉红，角化过度则呈白色。病变时间较长则皮肤增厚似皮革，色素增加，皮嵴隆起，出现苔藓样变，甚至因搔抓引起表皮抓破、皲裂、溃疡等。

（3）分泌物检查排除念珠菌、滴虫等病原微生物的感染；主要依靠病理检查确诊，于皲裂、溃疡、隆起、硬结或粗糙处多点活检，镜下可见表皮层角化过度和角化不全，棘细胞层不规则增厚，上皮脚之间的乳头明显，并有淋巴细胞和少量浆细胞浸润。

14. 外阴硬化性苔藓（lichen sclerosus of vulva） 是一种病因不明的以外阴及肛周皮肤萎缩变薄为主的皮肤病。

（1）可发生于包括幼女在内的任何年龄段妇女，以40岁左右发病率最高。表现为病损区皮肤发痒。

（2）病损常位于大阴唇、小阴唇、阴蒂包皮、阴唇后联合及肛周，多呈对称性。早期皮肤红肿及多角形小丘疹，进一步发展则皮肤和黏膜变白、变薄，失去弹性，干燥易皲裂，阴蒂萎缩，小阴唇缩小变薄。晚期皮肤菲薄皱缩，阴道口挛缩狭窄，仅能容指尖，以致性交困难。

（3）病理检查是唯一的确诊手段：镜下见病变早期真皮乳头层水肿，血管扩大充血。典型病理特征为表皮角化和毛囊角质栓塞，表皮棘层变薄伴基底细胞液化变性，黑色素细胞减少，上皮脚变钝或消失，真皮中层有淋巴细胞和浆细胞浸润带。

15. 外阴湿疹样癌（eczematoid carcinoma of vulva） 也称Paget病。是一种少见的具有特征性的、发展缓慢的外阴恶性肿瘤。

（1）多见于老年妇女：表现为长期顽固的外阴瘙痒、烧灼感。

（2）病灶多位于大阴唇，也见于小阴唇和阴蒂。皮肤增厚隆起，底部发红，常呈湿疹样变。有时表面有脱屑。

（3）局部组织病理检查：可确诊，镜下见上皮内有Paget细胞浸润。细胞内含黏多糖，用PAS、品红醛、黏蛋白卡红等染色均为阳性。

16. 外阴静脉曲张（vulvar varicosis） 多由于妊娠或盆腔巨大肿瘤引起盆腔内压增高，外阴部血液循环障碍所致，也可由髂内静脉瓣膜缺损引起。

（1）站立时出现外阴及下肢静脉扩张，患者感觉坠胀不适，平卧后消失。外阴因皮肤营养障碍出现瘙痒。

（2）常见于大阴唇，迂曲扩张的血管在皮下突起形成蓝紫色隆起，质软，无明显压痛。严重静脉曲张可破溃出血，引起血肿。

17. 妊娠期肝内胆汁淤积症（ICP）　属妊娠期并发症，表现为以下几点。

（1）常有家族史或口服避孕药史。

（2）妊娠28周左右出现轻度黄疸，全身瘙痒，外阴瘙痒是其局部表现，产后症状消失。

（3）全身皮肤除抓痕外无特殊病变。

（4）肝功能检测：血清直接胆红素轻度增高，ALT正常或轻度增高；血清甘胆酸明显增高。

18. 单纯外阴瘙痒症　为无明显病损的外阴瘙痒，可能与精神或心理因素有关。一般仅见于生育年龄或绝经前妇女。

（1）瘙痒多波及整个外阴部，但也可仅发生于一侧外阴或外阴局部。

（2）瘙痒极其严重，多难以忍受。

（3）检查外阴部皮肤和黏膜外观正常，偶可见抓痕和血痂。

（蒲雯婕）

第七节　阴道症状

一、阴道包块

阴道介于膀胱、尿道和直肠之间，是由黏膜及肌肉组织构成的富有弹性的管状器官。阴道组织由于炎症、肿瘤、子宫内膜异位症、先天性畸形和病变等均可形成阴道包块。此外，阴道壁膨出、子宫脱垂、子宫内翻也可表现为阴道包块。由于阴道包块种类繁多，故应予鉴别。

（一）病史要点

阴道包块较小时多无症状，常通过妇科检查发现。有些则为患者自己扪及阴道内包块而就诊，此时要询问以下几点。

（1）阴道包块的部位、大小、发现时间长短，是否逐渐增大。

（2）伴随症状：有无瘙痒、疼痛、性交痛、性交困难、行走不便，有无阴道分泌物增多及其性状，有无性交出血及不规则阴道流血，有无尿频、尿痛、大便坠胀不适等症状。

（3）有无不洁性交或外伤史。

（二）体检及妇科检查重点

1. 全身检查　注意全身一般情况，浅表淋巴结有无肿大，尤其是双侧腹股沟淋巴结，以及其数目、大小、硬度、活动度、压痛，下肢有无水肿。

2. 盆腔检查　仔细进行外阴、阴道视诊和触诊。首先观察外阴发育情况，有无畸形、水肿、溃疡、赘生物形成，还应让患者用力向下屏气，观察有无阴道壁膨出、子宫脱垂；用阴道窥器检查有无阴道隔，阴道包块所在部位、数量、大小、形状、色泽，观察阴道分泌物量、性质及气味，触摸阴道通畅度，有无先天畸形，扪清包块的质地、活动度，有无搏动、压痛、接触性出血，其边界情况和与邻近组织关系；宫颈硬度，有无糜烂、肥大、息肉、腺囊肿，有无接触性出血、举痛；宫体位置、大小、质地、活动度，有无压痛；两侧附件区有无肿块、增厚及压痛。

（三）重要辅助检查

1. 血常规　白细胞及中性粒细胞升高，提示可能为炎性肿块。

2. 阴道镜检查　利用阴道镜放大40倍直接观察肉眼看不到的阴道上皮病变。

3. 病理组织和细胞学检查　可行肿块穿刺涂片细胞学检查，或取部分病变部位组织进行病理检查。

4. 其他　包块与泌尿道有关时，应行泌尿道造影、尿道镜及膀胱镜检查等。

(四) 鉴别诊断

1. 阴道囊性包块的诊断　如下所述。

1) 阴道上皮包涵囊肿：又称植入性囊肿，为少量阴道黏膜被包埋在黏膜下继续增生、脱屑，最后液化形成囊肿。

(1) 有分娩时会阴阴道裂伤、会阴切开术，或经阴道子宫切除术和会阴修补术史。

(2) 多无临床症状，常于妇科检查时偶然发现。

(3) 一般囊肿较小，常单个存在，好发部位为阴道后壁下段正中或侧后方，类似息肉样突向阴道，呈蓝色透明。

(4) 病理检查：见囊内有干酪样角化内容物，囊壁覆以扁平上皮者，一般又称表皮囊肿。

2) 阴道中肾管囊肿：较常见，又称 Gartner 囊肿，来源于胚胎时期的中肾管遗迹，由于不完全退化，部分呈囊性扩张或分泌物潴留而形成囊肿。

(1) 囊肿较大时，可引起性交困难或性交痛，甚至阻碍分娩。亦可因囊肿延伸到膀胱宫颈或膀胱阴道之间，引起膀胱刺激症状。

(2) 多位于阴道前外侧壁，一般为单个，呈圆形或卵圆形，直径 2～5cm 不等，偶见囊肿突出于阴道口，类似膀胱膨出。

(3) 病理检查：可见囊壁衬以单层立方上皮或带纤毛的柱状上皮，囊内含水样、浆液性棕色液体，囊外有平滑肌围绕。

3) 阴道副中肾管囊肿：来源于残留的副中肾管组织，较多见。

(1) 囊肿一般较小而无症状，有时较大可影响性生活。

(2) 可发生于阴道的任何部位。

(3) 病理检查：示囊壁为具有分泌功能的柱状上皮，囊内充满透明黏液，上皮细胞组织化学染色 PAS 呈阳性反应。

4) 尿道上皮囊肿：很少见，阴道壁组织内有向尿道上皮分化的泌尿生殖窦上皮残留，继续增长可形成囊肿，囊壁为移行上皮。

5) 盲端输尿管：一侧输尿管通至囊肿中而形成盲端输尿管。膀胱镜检查患侧输尿管口缺如，静脉肾盂造影可确诊。

6) 阴道血肿

(1) 多见于产后数小时内，急产、胎儿过大或阴道手术助产时易发生。阴部骑跨伤时亦可出现。

(2) 血肿较小可无症状，血肿较大则有阴部疼痛，肛门坠胀。

(3) 出血多时可出现面色苍白，急性失血体征；腹部检查子宫收缩良好；肛门或阴道检查发现阴道一侧紫蓝色肿块，有触痛，张力大或有波动感。巨大血肿可延及阔韧带，在子宫一侧扪及肿块，与子宫紧连。

7) 阴道积脓：一般为阴道有严重粘连，引流不畅继发感染所致。

(1) 可有发热、阴部疼痛感，阴道分泌物增多。

(2) 包块表面发红、有灼热感，压痛明显，可有波动感。

(3) 血常规：示白细胞及中性粒细胞升高，肿块穿刺可抽出脓液。

8) 阴道子宫内膜异位症：多为盆腔子宫内膜异位症向阴道发展，也可由于脱落的子宫内膜直接种植在阴道壁局部创面引起。

(1) 常有痛经史，主要症状是经期里急后重感，多有性交痛。

(2) 好发部位在阴道后穹，局部形成紫蓝色隆起肿块，触痛明显。

(3) 局部活检：证实肿块壁见子宫内膜腺体与间质，病程长者可有吞噬大量含铁血黄素的巨噬细胞。

9）尿道憩室：常为先天性，系发生于胚胎中肾管下端的残留囊肿。

（1）可表现为反复排尿障碍，频发的膀胱炎和性交不适。

（2）检查发现阴道前壁下1/2处有一囊性肿物，经按摩可见尿道口有脓液溢出，肿物随即缩小。

（3）行尿道造影可清楚地看到憩室。

10）尿道旁腺囊肿：尿道旁腺腺管阻塞，分泌物积聚所致。

（1）囊肿呈圆形，位于尿道口后壁两侧，靠近阴道口处，压之有囊液流出，若继发感染可见脓性分泌物排出。

（2）病理检查：可见囊壁被覆移行上皮、立方或柱状上皮，囊内为透明或浑浊液体。

11）阴道前后壁膨出多与子宫脱垂并发存在，以前壁膨出多见。

（1）有分娩时会阴撕裂、产褥期过早参加重体力劳动的病史。

（2）患者自觉下坠感、腰酸，有块状物从阴道脱出，久站、劳动和腹压增加时加重。前壁膨出时可有尿潴留或张力性尿失禁，后壁膨出时可有排便困难。

（3）妇科检查：见阴道口松弛，前壁或后壁呈半球形隆起，触之柔软而无清楚边界，常伴陈旧性会阴撕裂。

（4）金属导尿管检查：可在前壁膨出的囊内触及导尿管；肛诊时手指可进入后壁膨出肿物之内。

12）阴道发育异常：如处女膜无孔、阴道闭锁、阴道斜隔，均可表现为青春期周期性腹痛和经血潴留，在阴道内形成巨大囊块。前两者检查无阴道开口，肛查扪及向直肠凸出的阴道积血包块；后者囊肿位于阴道一侧，张力大，向通畅侧阴道及直肠突出。局部穿刺均可抽出陈旧性黏稠血液。此外，处女膜无孔在青春期前可因阴道积液形成阴道囊肿，穿刺为黏稠的白带。

2. 阴道实性包块的诊断　如下所述。

1）阴道壁息肉

（1）多见于全子宫切除术后，为阴道顶端缝合处肉芽组织增生所致。

（2）临床表现：为少量阴道出血或接触性出血。

（3）妇科检查：在阴道切口缝合处见米粒大小的红色肿物，质软而脆，触之易出血。

（4）病理检查：为肉芽组织，含有较多毛细血管和成纤维细胞。

2）阴道腺病：正常阴道壁为扁平上皮，无腺体结构。阴道腺病指阴道壁内出现腺上皮，替代了正常的扁平上皮。

（1）患者母亲在妊娠期有服用己烯雌酚（DES）史。

（2）临床症状：主要有白带增多，阴道血性分泌物，性交痛，阴道灼热感，部分患者无任何症状。

（3）阴道检查：多在阴道前壁上1/3或阴道穹见散在小结节，0.5～5.0mm直径大小，阴道黏膜可见红色斑点、糜烂，甚至形成溃疡。

（4）阴道镜检查：是诊断本病的可靠方法，可见到腺体开口和与宫颈表面极为相似的转换区，病变部位碘试验不着色。

（5）病理检查：在阴道黏膜下有类似宫颈内膜、子宫内膜或输卵管内膜的腺体，为单层柱状上皮，细胞内含有黏液。

3）阴道黏膜脱垂：多为分娩损伤愈合不整齐所致，突出于阴道口或其内外，呈细长条状，表面光滑。

4）阴道纤维瘤：来源于阴道壁的结缔组织，常单个生长，好发于阴道前壁，质硬。肿瘤增大时可出现下坠感，性交障碍，以及膀胱、直肠压迫症状。病理检查肿瘤组织由成纤维细胞和胶原纤维构成。

5）阴道平滑肌瘤：由阴道壁内肌组织或血管壁肌组织的平滑肌细胞增生形成。临床症状与肿瘤大小及部位有关，小者无症状，大者有下坠感、性交困难，可产生压迫症状，并发感染时可有阴道流血及白带增多。阴道检查发现肿瘤多位于阴道前壁，直径一般在1～5cm不等，质硬，表面光滑，边界清楚，无压痛。活检可确诊。

6）阴道脂肪瘤：肿块一般很小，故无症状。可位于阴道的任何部位，多数呈息肉状，基底宽大，质地柔软。病理检查：近似脂肪组织。

7）阴道神经纤维瘤：非常少见，多无症状。病变常为多发，呈大小不等的结节状，质软而有弹性，边界不清楚。确诊依赖于病理检查，主要成分为神经鞘细胞和胶原纤维束。

8）阴道血管瘤：罕见，为血管构成的良性肿瘤。可分为毛细血管扩张性血管瘤和海绵状血管瘤，多为先天性、多发性。临床症状主要为阴道流血和下坠感，当血管瘤破裂时可出现大出血，甚至休克。检查见突出于阴道黏膜的暗紫色结节，质软，其特点为按压后可变小，松开后恢复原状。病理检查见肿瘤由无数毛细血管组成，管壁被覆内皮细胞，或有无数血腔，状似海绵。

9）子宫黏膜下肌瘤：有月经量过多或不规则阴道流血史，检查见阴道内球形实性肿块自宫颈口脱出，有蒂与颈管内黏膜或宫腔内黏膜相连，表面光滑，呈红色，如继发感染，则表面为脓性坏死组织覆盖。

10）子宫脱垂：子宫从正常位置沿阴道下降，宫颈外口达坐骨棘水平以下，甚至子宫全部脱出于阴道口外。

（1）多见于50～70岁妇女，有多次分娩、分娩损伤及产后过早参加体力劳动史，有些患者有长期慢性咳嗽、习惯性便秘史。

（2）主要症状：为阴道脱出一肿物，咳嗽、行走等腹压增加时加重，伴下坠感、腰骶部疼痛，脱出时间长，继发感染者可出现分泌物增多，若并发阴道前后壁膨出，常伴有排尿、排便困难。

（3）妇科检查：阴道口松弛，常有陈旧性会阴撕裂，嘱患者用力屏气时见宫颈外口距处女膜缘＜4cm，或在阴道口见到宫颈，甚至宫颈及宫体全部脱出至阴道口外。

11）慢性子宫内翻：很少见，即宫底部翻向宫腔，子宫内膜向外翻出。常有间歇发作的下腹剧痛，伴不规则阴道出血史。子宫内翻至阴道内时可形成包块，表面为红色黏膜，易出血，其上部可触到宫颈周缘，牵拉肿块时宫颈不下降反而上移，肿块上找不到子宫颈口，但可见到左右各一输卵管开口。肛门指诊盆腔内空虚，触不到宫体，将肛门内示指勾向前方，可触到一漏斗形凹陷。

3. 阴道不规则包块的诊断　如下所述。

1）阴道癌：原发性阴道癌少见，多为继发性，病理类型以阴道鳞状上皮细胞癌最常见。

（1）好发于绝经后老年妇女。

（2）常有无痛性阴道出血，表现为血性分泌物、阴道不规则流血或性交出血，继发感染后可出现恶臭脓血性白带。晚期肿瘤侵犯神经引起下腹和腰腿部疼痛。

（3）肿块多位于阴道上1/3的后壁，呈结节、乳头或菜花状，质脆，易出血、坏死，并见大量恶臭分泌物排出。有时可扪及肿大质硬的腹股沟淋巴结。

（4）阴道细胞学检查：可找到癌细胞，活组织病理检查是确诊的依据，并可明确病理类型。

2）阴道乳头状瘤：是良性的阴道黏膜病变，可发生于任何年龄，以年轻妇女多见。肿瘤可发生于阴道任何部位，呈菜花状、乳头状突起，单发或多发。肿瘤生长缓慢，一般无症状。组织学检查肿块表面覆盖扁平上皮，主要是棘层细胞增生，间质内含纤维结缔组织。

3）阴道肉瘤：罕见，包括平滑肌肉瘤、纤维肉瘤和葡萄状肉瘤。幼女和成人皆可发生，幼儿以葡萄状肉瘤最常见。

（1）可表现为阴道出血和浆液性、血性白带，部分患者出现疼痛，阴道下坠感。

（2）阴道检查：见结节状或半球状肿物，质硬，表面溃疡，阴道壁变硬、狭窄。葡萄状肉瘤者外观为粉红色，呈带蒂葡萄状或息肉样，质软、脆，易出血，可充满整个阴道，甚至突出于阴道口外。

（3）确诊必须通过活组织检查。

4）阴道尖锐湿疣：由HPV感染引起的性传播疾病，常与外阴尖锐湿疣并存。

（1）主要表现：为阴道分泌物增多伴外阴瘙痒。

（2）阴道检查：见阴道壁上散在细小的疣状物，病灶增多时可相互融合成鸡冠状或菜花状，质脆，触之易出血，表面可形成溃疡。

（3）阴道镜检查：有助于对不典型病变的诊断，病理组织学可见棘细胞高度增生，出现挖空细胞为 HPV 感染的特征性改变。

5）阴道恶性黑色素瘤：为恶性程度很高的肿瘤，罕见。

（1）发病年龄多在 40～60 岁之间。

（2）临床表现为不规则阴道出血，阴道分泌物增多，有时可排出黑水样液。

（3）肿瘤发生于阴道的任何部位，呈蓝黑色或棕黑色突起，形状不规则，表面凹凸不平。

（4）活检是必不可少的确诊手段，在恶性细胞内见到黑色素颗粒即可明确诊断。

6）阴道恶性滋养细胞肿瘤：由侵蚀性葡萄胎或绒癌转移而来。有葡萄胎清除、流产或分娩后阴道不规则流血史，可同时出现其他部位转移灶症状，如咳嗽、咯血等。阴道结节呈紫蓝色，质脆，易出血，如肿瘤破溃可发生大出血。血 HCG 明显升高，影像学检查可发现盆腔原发灶以及肺部或脑部转移灶。

7）阴道异物：一般是婴幼儿误将异物塞入阴道所致。主要症状为阴道分泌物增多，呈脓性，有臭味。必要时阴道窥器可见异物及阴道壁充血，甚至溃疡形成。若异物于阴道内滞留时间较久，陷入炎症引起的肉芽组织中，埋藏于阴道壁较深层，此时阴道窥器不易发现异物，但可通过阴道扪诊或肛诊检查时触及。

二、阴道排粪

阴道排粪是指人体肠道与生殖道之间有异常沟通，致使粪便由阴道排出。主要见于会阴Ⅲ度撕裂、生殖器官瘘和先天性外阴阴道发育异常。

（一）病史要点

注意询问有无手术损伤，分娩过程中有无第二产程延长及严重会阴撕裂，是否因肿瘤进行过放疗，有无放置子宫托的病史。

（二）体检重点

首先观察外阴、阴道口有无粪便污染，有无充血、溃疡等慢性炎症表现，肛门是否闭锁；仔细进行阴道窥器检查并配合肛门指诊了解阴道后壁有无缺损、瘘孔或局部鲜红色肉芽组织。瘘孔极小时，有时仅在后壁见到少量粪便样黄色分泌物。

（三）重要辅助检查

1. 亚甲蓝试验　在阴道内放置棉球，向直肠注入亚甲蓝溶液，观察阴道内棉球是否被染上蓝色，并可根据棉球上染色部位推测瘘管所在位置。

2. 探针检查　适用于小的瘘孔。从阴道后壁颜色鲜红的小肉芽样组织处用探针向直肠方向探测，同时另一只手指伸入直肠，了解能否直接接触到探针。

3. 钡剂灌肠　一般适用于小肠、结肠阴道瘘或子宫瘘。

（四）鉴别诊断

1. 直肠阴道瘘　如下所述。

（1）有较明显的病因，如分娩时胎头长时间停滞在阴道内；Ⅲ度会阴撕裂未及时修补或缝线穿透直肠黏膜未被发现；长期放置子宫托不取出以及生殖系统晚期癌肿破溃或放疗不当。

（2）直肠阴道瘘瘘孔较小者排干便时可控制，稀便则由阴道流出，且阴道内有阵发性排气；瘘孔较大者，粪便持续经阴道排出，外阴恶臭，患者因此备感痛苦。

（3）暴露阴道后壁可见到瘘孔部位，周围常有肉芽组织，小的瘘孔可用探针探查，若伸入肛门的手指与探针相遇即可明确诊断。

（4）直肠内注入亚甲蓝后，可见阴道内填塞棉球上染有蓝色。

2. 小肠、结肠阴道瘘或小肠、结肠子宫瘘　如下所述。

（1）较少见，多由手术损伤或术后粘连所致。

（2）阴道排出粪便的性状取决于瘘孔大小和累及肠道的部位，小肠阴道瘘或小肠子宫瘘较结肠阴道瘘或结肠子宫瘘排粪量多，且稀薄，近端小肠瘘可引起大量液体丧失和电解质紊乱。

（3）需经钡剂灌肠方能确诊，且能辨别出瘘孔的准确位置。

3. 尿道直肠隔发育不全　如下所述。

（1）胚胎期泄殖腔分隔前发育异常，尿道直肠隔发育受阻，尿道、阴道、直肠开口于一个腔，或尿道阴道隔正常，而直肠开口于阴道，称阴道肛门，为先天性肛门畸形。

（2）临床表现：成形或未成形粪便皆经阴道口排出，并有不能控制的排气症状，大便稀时则溢粪。阴道及外阴因受粪便或带有粪便的分泌物长期刺激，可发生阴道炎、慢性外阴皮炎、湿疹。

（3）检查时在阴道内见到肛门开口，有粪便排出，而在相当于正常肛门处仅有一微微向内凹陷的痕迹。

三、阴道排气

阴道排气指妇女感有气体从阴道排出。分为生理性阴道排气和病理性阴道排气。

（一）病史要点

询问主诉症状的发生时间、诱因，有无伴随症状，如阴道排粪、阴道排尿等，询问其白带情况，有无腹痛等。

（二）体检及妇科检查重点

（1）一般全身检查：包括头颅五官、心肺、腹部检查，了解腹部有无包块、压痛。

（2）仔细的妇科检查：观察阴道分泌物的颜色、气味，阴道内若见粪渣或尿液，则示粪瘘或尿瘘的存在；双合诊和三合诊检查盆腔情况。

（三）重要辅助检查

（1）白带检查：可发现常见的阴道炎如细菌性阴道病、滴虫性阴道炎等。

（2）若为瘘孔极小的结肠阴道瘘或直肠子宫瘘，必要时钡剂灌肠了解瘘孔位置。

（四）鉴别诊断

1. 生理性阴道排气　如下所述。

（1）指阴道内正常菌群产生的气体，或性交、阴道操作等导致进入阴道内的气体，在改变体位、运动或腹压增加时出现气体自阴道排出。

（2）检查时阴道黏膜正常，无瘘孔或黄色粪便样分泌物。

2. 粪瘘　如下所述。

（1）常有不能控制的阴道排气症状，大便稀时排气更明显；当瘘孔小、大便较干燥，则可无粪便自阴道排出，仅有不能控制的排气。

（2）在阴道窥器暴露下可看到或指诊时触及瘘孔，瘘孔小者可用子宫探针经阴道凹陷处探入，同时另一手指伸入肛门，手指与探针直接相遇则可明确诊断。

3. 气体性阴道炎　如下所述。

（1）该病的阴道及宫颈阴道部黏膜上有充满气体的气泡，当性交气泡破裂时，可有特殊响声及气体排出。

（2）因常与滴虫性阴道炎及细菌性阴道病并存，可伴阴道分泌物增多及外阴瘙痒的症状。

（3）检查时见阴道壁或宫颈黏膜上有大小不等稍微隆起的泡状物，囊壁透明，很薄，表面光滑，破后无液体流出。阴道感染控制后，排气多可消失。

（罗　辉）

第三章

妇科急腹症

第一节 异位妊娠

正常妊娠时受精卵着床于子宫体腔内膜生长发育，若受精卵在子宫体腔以外着床称异位妊娠（ectopic pregnancy），也称宫外孕（extrauterine pregnancy）。异位妊娠根据受精卵种植的部位不同，分为：输卵管妊娠、宫颈妊娠、卵巢妊娠、腹腔妊娠、阔韧带妊娠等，其中以输卵管妊娠最常见，占异位妊娠的90%～95%。异位妊娠是妇产科常见的急腹症之一，发生率约为1%，并有逐年增高的趋势，是孕产妇主要死亡原因之一，一直被视为是具有高度危险的妊娠早期并发症。

一、输卵管妊娠

（一）概述

输卵管妊娠（Fallopian pregnancy）是指受精卵在输卵管的某一部分着床并发育，其中壶腹部最多见，占50%～70%，其次为峡部，占25%～30%，伞部、间质部妊娠较少见。

（二）病因

在正常情况下卵子在输卵管壶腹部受精，然后受精卵在输卵管内缓慢移动，经历3～4天的时间进入宫腔。任何因素促使受精卵运行延迟，干扰受精卵的发育、阻碍受精卵及时进入宫腔都可以导致输卵管妊娠。

1. 输卵管异常　输卵管异常包括结构和功能上的异常，是引起异位妊娠的主要原因。

（1）慢性输卵管炎：输卵管管腔狭窄，呈通而不畅的状态，影响受精卵的正常运行。

（2）输卵管发育异常：影响受精卵运送过程及着床。

（3）输卵管手术：输卵管妊娠保守性治疗、输卵管整形术、输卵管吻合术等以后，均可引起输卵管妊娠。

（4）输卵管周围疾病：不仅引起输卵管周围粘连，而且引起相关的内分泌异常、免疫异常以及盆腔局部前列腺水平、巨噬细胞数量异常使输卵管痉挛、蠕动异常。

2. 受精卵游走　卵子在一侧输卵管受精，经宫腔进入对侧输卵管后着床（受精卵内游走）；或游走于腹腔内，被对侧输卵管捡拾（受精卵外游走），由于游走时间较长，受精卵发育增大，故着床于对侧输卵管而形成输卵管妊娠。

3. 避孕失败　如下所述。

（1）宫内节育器：一旦带器妊娠则输卵管妊娠的可能性增加。

（2）口服避孕药：低剂量的纯孕激素不能有效地抑制排卵，却能影响输卵管的蠕动，可能引起输卵管妊娠。应用大剂量雌激素的事后避孕，如果避孕失败，输卵管妊娠的可能性增加。

4. 辅助生育技术　辅助生育技术如人工授精、促排卵药物的应用、体外受精－胚胎移植、配子输卵管移植等应用后，输卵管妊娠的危险性增加。有报道施行辅助生育技术后输卵管妊娠的发生率约为5%。

5. 其他　内分泌异常、精神紧张、吸烟等也可导致输卵管蠕动异常或痉挛而发生输卵管妊娠。

（三）病理

1. 输卵管妊娠流产　多见于妊娠8～12周输卵管壶腹部妊娠。受精卵逐渐长大向管腔膨出，以发育不良的蜕膜组织为主形成的包膜难以承受胚胎的膨胀张力，胚胎及绒毛自管壁附着处分离，落入管腔。由于比较接近伞端，通过逆蠕动挤入腹腔，则为输卵管完全流产，流血往往不多。如受精卵仅有部分剥离排出，部分绒毛仍残留管腔内，形成输卵管不全流产。

2. 输卵管妊娠破裂　多见于输卵管峡部妊娠，少数发生于输卵管间质部妊娠。输卵管峡部管腔狭窄，故发病时间较早，多在妊娠6周左右。绒毛侵蚀输卵管后穿破管壁，胚胎由裂口流出。输卵管肌层血管丰富。因此输卵管妊娠破裂的内出血较输卵管妊娠流产者严重，可致休克。亦可反复出血在阔韧带、盆腔和腹腔内形成较大的血肿。输卵管间质部局部肌肉组织较厚，妊娠可达12～16周才发生输卵管破裂，此处血管丰富，一旦破裂出血极为严重，可危及生命。

输卵管妊娠流产或破裂患者中，部分患者未能及时治疗，由于反复腹腔内出血，形成血肿，以后胚胎死亡，内出血停止，血肿机化变硬，与周围组织粘连，临床上称陈旧性宫外孕。

（四）临床表现

输卵管妊娠的临床表现与病变部位、有无流产或破裂、发病缓急以及病程长短有关。典型临床表现包括停经、腹痛及阴道流血。

1. 症状　如下所述。

（1）停经：除输卵管间质部妊娠停经时间较长外，多数停经6～8周。少数仅月经延迟数日，20%～30%的患者无明显停经史，将异位妊娠时出现的不规则阴道流血误认为月经，或由于月经过期仅数日而不认为是停经。

（2）腹痛：95%以上患者以腹痛为主诉就诊。输卵管妊娠未发生流产或破裂前由于胚胎生长使输卵管膨胀而产生一侧下腹部隐痛或胀痛。当发生输卵管妊娠流产或破裂时，突感一侧下腹部撕裂样疼痛，常伴有恶心、呕吐。内出血积聚在子宫直肠陷凹，刺激直肠产生肛门坠胀感，进行性加重。随着病情的发展，疼痛可扩展至整个下腹部，甚至引起胃部疼痛或肩部放射性疼痛。血液刺激横膈，可出现肩胛部放射痛。

（3）阴道流血：多为不规则点滴状流血，量较月经少，色暗红，5%患者阴道流血量较多。流血可发生在腹痛出现前，也可发生在其后。阴道流血表明胚胎受损或已死亡，导致hCG下降，卵巢黄体分泌的激素难以维持蜕膜生长而发生剥离出血。一般常在异位妊娠病灶去除后才能停止。也有无阴道流血者。

（4）晕厥与休克：其发生与内出血的速度和量有关。出血越多越快症状出现越迅速越严重。由于骤然内出血及剧烈腹痛，患者常感头晕眼花，恶心呕吐，心慌，并出现面色苍白，四肢发冷乃至晕厥，诊治不及时将死亡。

2. 体征　如下所述。

（1）一般情况：内出血较多者呈贫血貌。大量出血时脉搏细速，血压下降。体温一般正常，休克患者体温略低。病程长、腹腔内血液吸收时可有低热。如并发感染，则体温可升高。

（2）腹部检查：一旦发生内出血，腹部多有明显压痛及反跳痛，尤以下腹患侧最为显著，但腹肌紧张较轻。腹部叩诊可有移动性浊音，内出血多时腹部丰满膨隆。

（3）盆腔检查：阴道内可有来自宫腔的少许血液，子宫颈着色可有可无，停经时间较长未发生内出血的患者子宫变软，但增大不明显，部分患者可触及膨胀的输卵管，伴有轻压痛。一旦发生内出血宫颈有明显的举痛或摇摆痛，此为输卵管妊娠的主要体征之一，是因加重对腹膜的刺激所致。内出血多时后穹隆饱满触痛，子宫有漂浮感。血肿多位于子宫后侧方或子宫直肠陷凹处，其大小、形状、质地常有变化，边界可不清楚。病程较长时血肿与周围组织粘连形成包块，机化变硬，边界逐渐清楚，当包块较大、位置较高时可在下腹部摸到压痛的肿块。

(五) 诊断要点

根据上述临床表现，有典型破裂症状和体征的患者诊断并不困难，无内出血或症状不典型者则容易被忽略或误诊。当诊断困难时，可采用以下辅助诊断方法。

1. 妊娠试验　β－hCG 测定是早期诊断异位妊娠的重要方法，动态监测血 hCG 的变化，对诊断或鉴别宫内或宫外妊娠价值较大。由于异位妊娠时，患者体内的 β－hCG 水平较宫内妊娠低，正常妊娠时血 β－hCG 的倍增在 48h 上升 60% 以上，而异位妊娠 48h 上升不超过 50%。采用灵敏度较高的放射免疫法测定血 β－hCG，该实验可进行定量测定，对保守治疗的效果评价具有重要意义。

2. 超声诊断　已成为诊断输卵管妊娠的重要方法之一。输卵管妊娠的声像特点：①子宫内不见妊娠囊，内膜增厚。②宫旁一侧可见边界不清、回声不均匀的混合性包块，有时可见宫旁包块内有妊娠囊、胚芽及原始血管搏动，为输卵管妊娠的直接证据。③子宫直肠陷凹处有积液。由于子宫内有时可见假妊娠囊，易误诊为宫内妊娠。

3. 阴道后穹隆穿刺术或腹腔穿刺术　是简单可靠的诊断方法，适用于疑有腹腔内出血的患者。由于子宫直肠陷凹是盆腔的最低点，少量出血即可积聚于此，当疑有内出血时，可用穿刺针经阴道后穹隆抽吸子宫直肠陷凹，若抽出物为陈旧性血液或暗红色血液放置 10min 左右仍不凝固，则内出血诊断较肯定。内出血量少，血肿位置较高，子宫直肠陷凹有粘连时，可能抽不出血，故穿刺阴性不能否定输卵管妊娠的存在。如有移动性浊音，亦可行腹腔穿刺术。

4. 腹腔镜检查　适用于早期病例及诊断困难者。大量内出血或休克患者禁用。近年来，腹腔镜在异位妊娠中的应用日益普及，不仅可用于诊断，而且可用于治疗。

5. 子宫内膜病理检查　目前很少依靠诊断性刮宫协助诊断，只是对阴道流血较多的患者用于止血并借此排除宫内妊娠。病理切片中见到绒毛，可诊断为宫内妊娠，仅见蜕膜未见绒毛有助于诊断异位妊娠。

(六) 治疗纵观

1. 超声、血清 β－hCG、孕酮测定在异位妊娠诊治的进展　如下所述。

(1) 研究发现彩超监测附件区包块血流信号对异位妊娠早期诊断和治疗的准确性更高，并对治疗方法的选择及其预后具有重要参考意义。彩色多普勒超声血流图 (color doppler flow imaging, CDFI) 不但提供血流空间信息，有直观性，直接显示病变的性质，并能作精确定量估价。

宫腔内无孕囊是诊断异位妊娠的重要超声征象。超声见到宫内孕囊是可靠的妊娠征象，但必须与异位妊娠时因蜕膜反应引起宫腔积血形成的假孕囊鉴别：①假孕囊内无胚胎，无卵黄囊，更无胎心搏动。②假孕囊位于宫腔中央，似宫腔回声，真孕囊居于偏中央的位置，圆形或扁圆形。③假孕囊回声低且为单环；真孕囊回声偏高且为双环。④CDFI 示假孕囊内无血流信号；周边无环形滋养动脉血流信号。

Mahony 认为当宫内无孕囊而在附件区发现包块时，宫外孕发生的危险性高于 90%。大部分异位妊娠患者可在附件区发现包块，根据其症状的轻重、妊娠的转归可分为 4 种类型，且各有其不同的声像图表现。①未破裂型：附件区可见类妊娠囊的环状高回声结构，内为小液性暗区，有时可见不均质的低回声包块，包块中心为囊性无回声区 (孕囊)。②流产型：宫旁见边界不清的不规则小肿块，肿块内部呈不均质高回声和液性暗区，盆腔内可见少量液性暗区。③破裂型：宫旁肿块较大，边界不清晰，内部回声杂乱，不规则肿块内散在点状血流信号，有时可见类滋养层周围有血流频谱，盆腹腔内大量液性暗区。④陈旧型：宫旁见边界不清的不规则实性肿块，肿块内部呈不均质中等或高回声，血流信号不丰富，子宫往往与包块分界不清，可有少量盆腔积液。

盆腔积液是常见的异位妊娠超声表现。表现为子宫直肠陷凹内不规则液性暗区，为出血所致，积液量可多可少，液体透声可好可差。若盆腔粘连严重，血液很少流入子宫直肠陷凹或被阻，可在髂窝三角内探及液性暗区，三角底部有肠管，随呼吸上下移动。

(2) 正常妊娠时 hCG 和 β－hCG 的表达，约在受精第 6 日受精卵滋养层形成时合体滋养细胞开始分泌微量hCG，在妊娠早期分泌量增加很快，1.7～2.0d增长一倍，妊娠9～13d hCG水平明显上升，妊娠8～10周时达高峰，持续1～2周后迅速下降，妊娠中、晚期以峰值10%的水平维持至足月，产后即明显降低，2周内下降至正常水平。

异位妊娠时，增高幅度不如正常早孕大，且倍增时间延长，可长达3～8d。经连续2次或2次以上测血β－hCG，根据其滴度上升幅度，可鉴别宫内妊娠和异位妊娠。众多研究认为，如果间隔48h血β－hCG升高≤66%者，应结合临床表现高度怀疑异位妊娠。由于水平变异范围较大，正常妊娠与异常妊娠血清水平有很大程度的交叉，所以血清β－hCG用于诊断异位妊娠是观察其倍增时间而不是其绝对值，单次测定所得到的绝对值意义不大。β－hCG水平反映滋养细胞活跃的程度，其下降速度及包块变化反映药物作用的效果。

（3）β－hCG可反映滋养细胞存活，而孕酮可以反映滋养细胞功能是否正常。孕酮在血液循环中的半衰期<10min，而β－hCG为37h。孕酮水平于孕5～10周相对稳定，异位妊娠时血孕酮值偏低，且与血β－hCG水平无相关性，所以在异位妊娠的诊断上只需单次测定，无需动态观察，将其作为一项异位妊娠早期诊断和治疗检测的实验指标具有特异性强、敏感性高的优点。尤其在末次月经不详的情况下，测定其值更有意义。

研究发现，血孕酮水平是影响药物治疗成功率的主要因素之一。异位妊娠药物治疗有效者血孕酮值明显降低，下降至正常水平的速度比血β－hCG快，当孕酮值<1.5ng/ml时不再需要进一步的药物或手术治疗。Dart等以孕酮<5ng/ml作为诊断异位妊娠的标准，其诊断敏感性与特异性分别为88%与44%，虽然诊断特异性较低，但对异常宫内妊娠的诊断敏感性和特异性高达84%与97%。在异位妊娠患者选择药物治疗前监测血清孕酮水平，有助于选择合适的患者，提高药物治疗的成功率。

2. 无症状的早期输卵管妊娠处理　美国妇产科医师协会（ACOG，2004年）根据妊娠试验和B型超声检查结果，判断无症状的早期输卵管妊娠，提出临床决策。

（1）血清β－hCG值≥1 500IU/L：结合阴道B型超声结果分析。①子宫外见妊娠囊、胚芽或原始心管搏动，可以诊断输卵管妊娠。②子宫内未见妊娠囊等、附件处见肿块，可以诊断输卵管妊娠。③子宫内未见妊娠囊等、附件处无肿块，可考虑2日后复查血清β－hCG及阴道B型超声，若子宫内仍未见妊娠囊，血清β－hCG增加或不变，也可考虑诊断输卵管妊娠。

（2）血清β－hCG值<1 500IU/L：阴道B型超声未见子宫内与子宫旁妊娠囊等、未见附件肿块，可考虑3d后复查血清β－hCG及阴道B型超声。①若β－hCG值未倍增或下降，阴道B型超声仍未见子宫内妊娠囊等，可考虑即使宫内妊娠，也无继续存活可能（如囊胚停止发育、枯萎卵等），可按输卵管妊娠处理。②若β－hCG值倍增，则可等待阴道B型超声检查见子宫内妊娠囊或子宫旁妊娠囊等。

3. 超声引导下局部注射药物治疗异位妊娠的进展　1987年，Feichtinger首先报道了超声引导下局部注射甲氨蝶呤（MTX）成功治疗异位妊娠。超声引导下局部注射药物治疗异位妊娠的目的是抑制或杀死滋养细胞，终止异位胚胎发育，并尽可能减小对正常输卵管组织结构的损伤。与手术相比患者痛苦小，费用少，对组织的损伤小；缺点是完全缓解时间较长，并且需要较长时间随访。与全身用药相比，不良反应小，适应证范围更广，可使用的药物种类更多，如氯化钾、高渗糖，如对肝肾功能不好者及宫内外同时妊娠想保留宫内胚胎者。

（1）适应证范围：应用超声引导下局部注射药物治疗异位妊娠的必须条件包括异位妊娠包块超声显示清晰，包块内可见孕囊或孕囊样回声，异位妊娠包块未破裂及无活动性出血，除此之外并无绝对禁忌。但有些因素对治疗的成功率有影响：①β－hCG值：β－hCG值范围波动很大，从数百到数十万单位，但认为小于5 000IU/L时成功率较高。②异位妊娠包块大小：一般<4cm，以3cm以下多见。③卵黄囊及胎心的存在与否：有待进一步研究。总体来讲，文献对这些因素的影响报道不太一致，可能与操作者的经验及病例的选择有关。

（2）治疗方法：一般在经阴道或经腹部超声引导下穿刺针进入孕囊，抽吸其内液体，再注入适量药物即可，抽出的囊液需送病理检测是否有绒毛结构。有存活胚胎者可直接刺入胎心。局部注射的药物文献报道过的有MTX、氯化钾、高渗糖等，目前最常用的药物是MTX及氯化钾。药物剂量的应用原则是最低而有效，研究认为1mg/kg的MTX安全有效，而0.5mg/kg成功率只有50%。将MTX溶解在生理盐水中，浓度25mg/ml，氯化钾浓度为20%。疗效的判定是根据β-hCG的下降情况。β-hCG在几天内持续下降并逐渐至正常者为治疗成功。如下降缓慢、未下降或升高表明治疗无效，需要再次局部注射或全身用药或采取手术治疗。

(3) 并发症及不良反应：大多数研究认为目前没有明显的并发症及不良反应，治疗后一小部分患者有腹部不适、腹痛，数天后缓解。少数患者因腹腔出血或治疗无效需外科手术治疗。但有认为15%的患者治疗后出现卵巢的多发囊肿，可能与注射MTX有关。

4. 药物保守治疗异位妊娠的进展　药物保守治疗异位妊娠作为一种非创伤性治疗方法，尽可能地保留了输卵管，为要求生育者提供了更多的受孕可能，且因不需开腹，易被患者接受。MTX是目前应用最广泛、疗效肯定的药物，用于治疗输卵管以外部位的异位妊娠，如宫颈、卵巢、腹腔、阔韧带妊娠。对于这些复杂的异位妊娠，因为手术切除的困难和风险，MTX通常被认为是第一线的药物。

由于米非司酮拮抗孕酮的作用，靶组织主要是含有高浓度孕酮受体的蜕膜组织，对其他组织细胞作用较弱，不会引起子宫、输卵管平滑肌的强烈收缩而导致妊娠的输卵管破裂，临床将其应用于异位妊娠的保守治疗。

药物治疗失败主要表现为腹痛持续存在、无缓解甚至有加重，妊娠囊增大、输卵管破裂、腹腔内出血量继续增多等，最终需要手术治疗。治疗失败的原因主要与β-hCG水平、是否有胎心搏动等有关。治疗前的水平越低或治疗后下降快者，成功率越高。Potter等用MTX治疗81例异位妊娠患者，治疗前β-hCG<1 000IU/L者成功率>98%，治疗前β-hCG为1 000~4 999IU/L者成功率为80%，而β-hCG>5 000IU/L成功率仅为38%。有报道血清孕酮水平35nmol/L作为MTX治疗成功与否的临界值，大于此值者不宜行MTX治疗。

5. 腹腔镜治疗异位妊娠的进展　近期的前瞻性、随机性比较研究表明，腹腔镜手术比单次MTX注射更有效。腹腔镜手术优点为及时、准确、安全、易行、术后恢复快、盆腔粘连少，融诊断与治疗为一体。术后输卵管复通率及妊娠率，是输卵管妊娠保守治疗的关键问题，腹腔镜手术治疗明显高于剖腹手术及药物治疗。对于输卵管间质部妊娠，以往认为腹腔镜下治疗应慎重考虑，因易于出血，导致中转开腹。但近年来，国外不断有成功治疗的报道，以套圈套住妊娠部位边收紧边切开清除及妊娠部位底部缝扎后切开，这两种方法手术时间短、出血少。

因此建议有条件的医院将腹腔镜手术作为治疗异位妊娠的首选手术方法。只有并发腹腔内出血导致失血性休克，或严重盆腔粘连的患者，或医务人员无腹腔镜手术经验者，才采用剖腹手术。

6. 持续性异位妊娠（persistent ectopic pregnancy，PEP）　PEP多见于异位妊娠经保守性手术治疗时未将滋养细胞组织完全去除，使得其继续生长，血β-hCG水平下降缓慢或升高，再次出现腹痛、腹腔内出血等，约半数患者需进一步治疗。保守性手术后血β-hCG升高、术后3d β-hCG下降<20%或术后2周β-hCG下降<10%，即可诊断。持续性异位妊娠的发生率报道不一，在4%~10%，腹腔镜手术略高于开腹手术，与选择病例条件及术者手术经验有关。据报道发生率在经腹腔镜手术为5%~20%，而经腹手术为3%~5%。不同的研究提出相同的结论：输卵管妊娠手术患者与并发PEP者，术前血清β-hCG水平并无太大差异。

保守性手术时异位妊娠部位注射MTX 15mg，或保守性手术后24h内预防性单次MTX（1mg/kg）给药，可大大减少PEP的发生。对于保守性手术后第3d血β-hCG水平下降<50%者，术后第7d仍未下降或上升，不管出现症状与否，应加以MTX治疗，避免再次手术。

保守性手术治疗后是否会发生PEP与孕龄、盆腔粘连、术前hCG、孕酮水平、滋养细胞活性及手术方式有关。为减少PEP：①术前详细询问病史，术前术后监测hCG水平，至少一周一次直至正常。②权衡早期异位妊娠保守性手术的利弊。③权衡行输卵管切除术或切开术的利弊。④尽可能避免将胚囊从输卵管伞端挤出。⑤预防性应用MTX或米非司酮：米非司酮竞争性的与早孕蜕膜组织孕激素受体结合抑制孕酮活性，使绒毛蜕变，蜕膜萎缩坏死，还能直接抑制滋养细胞增殖，诱导和促进其凋亡发生，对侵入输卵管深肌层、浆膜层及穿破肌层进入腹腔或术中散落入腹腔的滋养叶组织细胞仍有杀死作用。

7. 辅助生育技术后异位妊娠的治疗策略　随着生殖医学辅助生育技术的开展，从最早的人工授精到体外受精－胚胎移植（IVF－ET）或配子输卵管内移植（GIFT）等，均有异位妊娠发生，且发生率为5%左右，比一般原因所致异位妊娠发生率为高。辅助生育技术后异位妊娠发生的部位包括输卵管、宫颈、卵巢、腹腔，临床以输卵管部位为多见。其相关易患因素有：①输卵管炎症或异位妊娠史。②前次盆腔手术及输卵管整形。③子宫内膜异位症。④移植胚胎的技术因素。⑤胚胎移植后的子宫收缩引发。⑥置入胚胎的数量，移植2～6个胚胎后易发生异位妊娠，但移植数量与发生异位妊娠的确切关系尚不明了。⑦胚胎的质量，冷冻胚胎有一定比例遭损害的裂殖细胞，倾向于种植在输卵管。⑧激素环境影响。

IVF早期妊娠需要经验丰富的B超医师经阴道超声检查以排除异位妊娠并早期治疗。及早诊断和治疗IVF－ET术后的异位妊娠，尤其是宫内宫外同时妊娠（heterotopicpregnancy）显得尤为重要。宫内宫外同时妊娠已成为一个新问题越来越被临床医师所重视。手术切除输卵管是主要治疗方式。对于移植胚胎数目多，结合B超及术中探查可疑双侧输卵管同时妊娠者，可适当选择双侧输卵管切除术以免漏诊。由于IVF－ET术后宫内宫外同时妊娠及双侧输卵管同时妊娠概率增加，术中应仔细检查整个盆腔脏器，术后严密追踪血β－hCG水平。手术需由技术熟练者施术，动作轻柔，尽量减少触碰子宫，避免过多刺激宫缩引起流产，术后安胎措施亦非常重要。此外，超声引导下局部注射药物治疗，如氯化钾，对宫内外同时妊娠想保留宫内胚胎者，亦是可选择的治疗方法。

（七）治疗方案

输卵管妊娠的治疗方法有：手术治疗和非手术治疗。根据病情缓急，采取相应处理。内出血多，出现休克时，应快速备血、建立静脉通道、输血、吸氧等休克治疗，并立即进行手术。快速开腹后，迅速以卵圆钳钳夹患侧输卵管病灶，暂时控制出血，同时快速输血输液，纠正休克，清除腹腔积血后，视病变情况采取根治性或保守性手术方式。对于无内出血或仅有少量内出血、无休克、病情较轻的患者，可采用药物治疗或手术治疗。近年来，由于阴道超声检查、血β－hCG水平测定的广泛应用，80%的异位妊娠可以在未破裂前得到诊断，早期诊断给保守治疗创造了条件。因此，目前处理更多地趋向于保守性治疗，腹腔镜微创技术和药物治疗已成为输卵管妊娠治疗的主流。

1. 手术治疗　是输卵管妊娠的主要治疗方法。如有休克，应在抗休克治疗的同时尽快手术，手术方式可开腹进行，也可在腹腔镜下进行。

1）根治性手术：对无生育要求的输卵管妊娠破裂者，可行患侧输卵管切除。开腹后迅速找到出血点，立刻钳夹止血，再进行患侧输卵管切除术，尽可能保留卵巢。腹腔镜下可以使用双极电凝、单极电凝及超声刀等切除输卵管。输卵管间质部妊娠手术应作子宫角部楔形切除及患侧输卵管切除，必要时切除子宫。

休克患者应尽量缩短手术时间。腹腔游离血多者可回收进行自体输血，但要求此类患者①停经不超过12周，胎膜未破。②内出血不超过24h。③血液未受污染。④镜检红细胞破坏率小于30%。回收血操作时应严格遵守无菌原则，如无自体输血设备，每100ml血液加3.8%枸橼酸钠10ml（或肝素600U）抗凝，经8层纱布过滤后回输。为防止枸橼酸中毒，每回输400ml血液，应补充10%葡萄糖酸钙10ml。

2）保守性手术：主要用于未产妇，以及生育能力较低但又需保留其生育能力的妇女。包括：①年龄小于35岁，无健康子女存活，或一侧输卵管已被切除。②患者病情稳定，出血不急剧，休克已纠正。③输卵管无明显炎症、粘连，无大范围输卵管损伤者。

手术仅清除妊娠物而保留输卵管。一般根据病变累及部位及其损伤程度选择术式，包括输卵管伞端妊娠物挤出、输卵管切开妊娠物清除、输卵管造口（开窗）妊娠物清除及输卵管节段切除端－端吻合。

（1）输卵管伞端妊娠物挤出术：伞部妊娠可挤压妊娠物自伞端排出，易导致持续性异位妊娠，应加以注意。

（2）输卵管线形切开术（开窗造口术）：切开输卵管取出胚胎后缝合管壁，是一种最适合输卵管妊娠的保守性手术。适应证为：患者有生育要求，生命体征平稳；输卵管的妊娠囊直径＜6cm；输卵管壶腹部妊娠者更适宜。禁忌证为：输卵管妊娠破裂大出血，患者明显呈休克状态者。

腹腔镜下可于局部注射稀释的垂体后叶素盐水或肾上腺素盐水，电凝切开的膨大部位，然后用电针切开输卵管1cm左右，取出妊娠物，检查输卵管切开部位有无渗血，用双极电凝止血，切口可不缝合或仅缝合一针。

（3）节段切除端端吻合输卵管成形术：峡部妊娠则可切除病灶后再吻合输卵管，操作复杂，效果不明确，临床很少用。

对于输卵管妊娠行保守性手术，若术中未完全清除囊胚，或残留有存活的滋养细胞而继续生长，导致术后发生持续性异位妊娠风险增加。术后需β－hCG严密随访，可结合B型超声检查。治疗以及时给予MTX化疗效果较好，如有腹腔大量内出血，需行手术探查。

2. 药物治疗　一些药物抑制滋养细胞，促使妊娠物最后吸收，避免手术及术后的并发症。

适应证如下：

输卵管妊娠：①无药物治疗禁忌证。②患者生命体征平稳无明显内出血情况。③输卵管妊娠包块直径≤4cm。④血β－hCG＜2 000IU/L。

输卵管妊娠保守性手术失败：输卵管开窗术等保守性手术后4%～10%患者可能残留绒毛组织，异位妊娠持续存在，药物治疗可避免再次手术。

禁忌证：患者如出现明显的腹痛已非早期病例，腹痛与异位包块的张力及出血对腹膜的刺激以及输卵管排异时的痉挛性收缩有关，常是输卵管妊娠破裂或流产的先兆；如B型超声已观察到有胎心，不宜药物治疗；有认为血β－hCG＜5 000IU/L均可选择药物治疗，但β－hCG的水平反映了滋养细胞增殖的活跃程度，随其滴度升高，药物治疗失败率增加；严重肝肾疾患或凝血机制障碍为禁忌证。

目前用于药物治疗异位妊娠主要适用于早期输卵管妊娠，要求保留生育能力的年轻患者。

1）甲氨蝶呤（MTX）治疗：MTX为药物治疗首选。

（1）MTX口服：0.4mg/kg，1次/d，5天为一疗程。目前仅用于保守性手术治疗失败后持续性输卵管妊娠的辅助治疗。

（2）MTX肌内注射：①单次给药：剂量为50mg/m^2，肌内注射一次，可不加用四氢叶酸，成功率达87%以上。②分次给药：MTX 0.4mg/kg，肌内注射，1次/d，共5次。

（3）MTX－CF方案：见表3－1。

表3－1　MIX－CF方案

治疗日	1	2	3	4	5	6	7	8
用药方法	MTX 1mg/kg iv或im	CF 0.1mg/kg im	MTX 1mg/kg iv或im	CF 0.1mg/kg im	MTX 1mg/kg iv或im	CF 0.1mg/kg im	MTX 1mg/kg iv或im	CF 0.1mg/kg im

（4）局部用药：局部注射具有用量小、疗效高、可提高局部组织的MTX浓度，有利于杀胚和促进胚体吸收等优点。①可采用在B型超声引导下穿刺，将MTX直接注入输卵管的妊娠囊内。②可在腹腔镜直视下穿刺输卵管妊娠囊，吸出部分囊液后，将MTX10～50mg注入其中，适用于未破裂输卵管，血肿直径≤3cm，血β－hCG≤2 000IU/ml者。③宫腔镜直视下，经输卵管开口向间质部内注射MTX，MTX10～30mg稀释于生理盐水2ml中，经导管注入输卵管内。

监测指标：①用药后2周内，宜每隔3d复查β－hCG及B型超声。②β－hCG呈下降趋势并三次阴性，症状缓解或消失，包块缩小为有效。③若用药后一周β－hCG下降＞15%～≤25%、B型超声检查无变化，可考虑再次用药（方案同前）。④β－hCG下降＜15%，症状不缓解或反而加重，或有内出血，应考虑手术治疗。⑤用药后5周，β－hCG也可为低值，也有到用药15周以上者血β－hCG才降至正常，故用药2周后应每周复查β－hCG，直至降至正常范围。

MTX治疗注意事项如下。

A. MTX的药物效应：①反应性血β－hCG升高：用药后1～3d半数患者血β－hCG升高，4～7d时下降。②反应性腹痛：用药后1周左右，约半数患者出现一过性腹痛，多于4～12h内缓解，可能系输卵管妊娠流产所致，应仔细鉴别，不要误认为是治疗失败；③附件包块增大：约50%患者存在。④异位妊娠破裂：与血β-hCG水平无明显关系，应及时发现，及时手术。

B. MTX的药物不良反应：MTX全身用药不良反应发生率在10%～50%。主要表现在消化系统和造血系统，有胃炎、口腔炎、转氨酶升高、骨髓抑制等。多次给药不良反应高于单次给药，局部用药则极少出现上述反应。MTX对输卵管组织无伤害，治疗后输卵管通畅率达75%。Tulandi和Sammour从循证医学角度分析，认为和手术治疗相比，药物治疗恢复时间长，对患者健康和生活质量有不良影响。

2）氟尿嘧啶（5-FU）治疗：5-FU是对滋养细胞极为敏感的化疗药物。在体内转变成氟尿嘧啶脱氧核苷酸，抑制脱氧胸苷酸合成酶，阻止脱氧尿苷酸甲基化转变为脱氧胸苷酸，从而干扰DNA的生物合成，致使滋养细胞死亡。

局部注射给药途径同MTX，可经宫腔镜、腹腔镜或阴道超声引导注射，剂量为全身用药量的1/4或1/5，一次注射5-FU 250mg。宫腔镜下行输卵管插管，注入5-FU可使药物与滋养细胞直接接触，最大限度地发挥其杀胚胎作用。此外由于液压的机械作用，药液能有效地渗入输卵管壁和滋养层之间，促进滋养层的剥离，细胞坏死和胚胎死亡。5-FU虽可杀死胚胎，但对输卵管的正常组织却无破坏作用，病灶吸收后可保持输卵管通畅。

3）其他药物治疗：①米非司酮为黄体期孕酮拮抗剂，可抑制滋养层发育，用法不一，口服25～100mg/d，共3～8d或25mg/次，2次/d，总量150mg或200～600mg一次服用。②局部注射前列腺素，尤其是$PGF_{2\alpha}$，能增加输卵管的蠕动及输卵管动脉痉挛，是一种溶黄体剂，使黄体产生的孕酮减少，可在腹腔镜下将$PGF_{2\alpha}$ 0.5～1.5mg注入输卵管妊娠部位和卵巢黄体部位治疗输卵管妊娠，如用量大或全身用药，易产生心血管不良反应。③氯化钾相对无不良反应，主要作用于心脏，可引起心脏收缩不全和胎儿死亡，可用于有胎心搏动的异位妊娠的治疗及宫内宫外同时妊娠，保留宫内胎儿。④高渗葡萄糖局部注射，引起局部组织脱水和滋养细胞坏死，进而使妊娠产物吸收。

此外，中医采用活血化瘀，消症杀胚药物，也有一定疗效。

3. 期待疗法　少数输卵管妊娠可能发生自然流产或溶解吸收自然消退，症状较轻无需手术或药物治疗。适应证：①无临床症状或症状轻微。②随诊可靠。③输卵管妊娠包块直径<3cm。④血β-hCG<1 000IU/L，且持续下降。⑤无腹腔内出血。

无论药物治疗还是期待疗法，必须严格掌握指征，治疗期间密切注意临床表现、生命征，连续测定血β-hCG、B型超声、血红蛋白和红细胞计数。如连续2次血β-hCG不下降或升高，不宜观察等待，应积极处理。个别病例血β-hCG很低时仍可能破裂，需警惕。

输卵管间质部妊娠、严重腹腔内出血、保守治疗效果不佳均应及早手术。手术治疗和非手术治疗均应注意合理使用抗生素。

4. 输卵管妊娠治疗后的生殖状态　如下所述。

（1）生育史：既往有生育力低下或不育史者，输卵管妊娠治疗后宫内妊娠率为37%～42%，再次异位妊娠率增加8%～18%。

（2）对侧输卵管情况：对侧输卵管健康者，术后宫内妊娠率和再次异位妊娠率分别为75%和9%左右，对侧输卵管有粘连或损伤者为41%～56%和13%～20%。

（3）开腹手术和腹腔镜手术：近年大量研究表明，两者对异位妊娠的生殖状态没有影响。

（4）输卵管切除与输卵管保留手术：输卵管保守性手术（线形切开、造口、开窗术、妊娠物挤除），存在持续性异位妊娠发生率为5%～10%。

二、其他部位异位妊娠

（一）宫颈妊娠

1. 概述　宫颈妊娠（cervical pregnancy）指受精卵在宫颈管内着床和发育的妊娠。罕见而危险。临床上易误诊为难免流产。探查、搔刮子宫时可出现难以控制的大出血。

2. 病因　宫颈妊娠发病可能与以下因素有关：①孕卵游走速度过快或发育迟缓，子宫内膜纤毛运动亢进或子宫肌肉异常收缩。②宫腔炎症、刮宫、引产或剖宫产引起子宫内膜病变、缺损、瘢痕形成、粘连。③子宫发育不良、畸形、子宫肌瘤引起宫腔形状改变。④近年来助孕技术的应用，特别是 IVF－ET 的广泛应用，使宫颈妊娠的发病率有上升趋势。

3. 临床表现　如下所述。

（1）症状：患者停经后流血时间较早，阴道流血量逐渐增多或间歇性阴道大出血，不伴腹痛是其特点。由于胚胎种植部位不良，流产时胚胎附着部位胎盘绒毛分离，而颈管组织收缩功能差，宫颈组织却无力将妊娠物迅速排出，血窦开放，血液外流，造成无痛性大出血。此时应用宫缩剂无效，可造成休克或死亡。

（2）体征：宫颈改变的特点为：宫颈膨大、着色、变软变薄，外口扩张，内口紧闭。

4. 诊断要点　如下所述。

（1）宫颈妊娠的临床诊断标准：①妇科检查发现膨大的宫颈上方子宫大小正常；②妊娠组织完全在宫颈管内。③分段诊刮宫腔内未发现妊娠产物。

（2）B 型超声显示宫颈妊娠的特点：①子宫体正常或略大，内含较厚蜕膜。②宫颈膨大如球，与宫体相连呈沙漏状，宫颈明显大于宫体。③宫颈管内可见变形的胚囊。如胚胎已死亡则结构紊乱，光团及小暗区相间但以实性为主。④子宫内口关闭，胎物不超过内口。

（3）血 β－hCG 的检查：血值的高低与孕龄及胚胎的存活有关，β－hCG 水平增高说明胚胎活性好，胚床血运丰富，易有活动出血，所以定期复查血 β－hCG 值对诊断非常重要。

5. 治疗纵观　以往宫颈妊娠多以子宫切除告终，近年来治疗方法逐渐由子宫切除术向保守治疗过渡。

（1）药物治疗：MTX 用于治疗宫颈妊娠，方法已相对成熟。MTX 用于治疗宫颈妊娠的适应证：①血β－hCG＜10 000IU/L。②孕龄＜9 周。③无明显胎心搏动。④胎体长（CRL）＜10mm。但 MTX 宜早期应用，否则有可能因大出血而切除子宫。

用药方法有：①静脉注射：0.5～1.0mg/kg，隔日 1 次，连用 4 次，每次用药后 24h 内用四氢叶酸 0.1mg/kg，减轻 MTX 的不良反应。②肌内注射：每次给药 $50mg/m^2$，如给药 4～7d 后，血 β－hCG 下降＜15%可重复给药。③局部用药：超声引导下羊膜囊内注射。

（2）微创技术：有条件者可选用在宫腔镜下去除胚胎组织，创面以电凝止血。宫腔镜切除胚胎可用宫腔镜直视胚胎着床部位，能较完整切除胚胎，视野清晰，电凝止血准确。尽管宫腔镜的诊断及治疗有其明显的优越性，但它并不适用于所有的宫颈妊娠，过大的妊娠囊可能伴有宫颈的明显胀大、扭曲，有较丰富的血供，宫腔镜的治疗及操作易导致危及生命的大出血。

（3）子宫动脉栓塞：同时应用栓塞剂和 MTX。动脉栓塞术作为一种新的有效控制出血的方法，在 20 世纪 70 年代开始应用。近 20 余年逐步应用于治疗妇科和产科的急性出血、妇科肿瘤及血管畸形等疾病。经导管动脉栓塞术治疗宫颈妊娠，可以观察到活动性出血的血管，栓塞剂选择中效可吸收的新鲜明胶海绵颗粒，直接阻断宫颈病灶的血供，具有创伤小、止血快、不良反应小等特点，并且保留生育功能。但是由于动脉栓塞术尚无法直接去除病灶，而且费用较高，对技术设备有一定要求。

6. 治疗方案　宫颈妊娠虽然发病率低，但病情凶险，正确的治疗策略对患者的预后至关重要。对不需保留生育功能的年长者，可直接行全宫切除；对需保留生育功能者，若阴道出血不多，采用 MTX 全身或局部化疗；若 MTX 治疗无效或阴道大出血者可行子宫动脉栓塞并加 MTX 化疗，化疗的成功率取决于血 β－hCG 值、孕囊大小及有无胎心搏动；若无介入治疗条件，可采用髂内动脉结扎术、宫颈环扎术、子宫动脉下行支结扎及颈管填塞术进行止血，并行钳刮术，无效者切除子宫。

处理原则是在有效的止血措施的保障下终止妊娠。根据阴道流血量的多少采用不同的方法。

1）根治治疗：对已有子女无生育要求的患者为避免失血性休克和感染可行全子宫切除术。

2）保守治疗

（1）流血量多或大出血的处理：手术医师应具有全子宫切除术的经验；作好输血准备；预备填塞宫颈管止血纱布条，刮宫时常需使用纱布条压迫填塞止血，必要时行双侧髂内动脉结扎。或直视下切开宫颈剥除胚胎，褥式缝合管壁，继而修复宫颈管。如发生失血性休克，应先抢救休克，再采用上述方法，若出血不止则及时切除子宫以挽救患者生命。

（2）流血量少或无流血：病情允许时首选 MTX 用药，MTX 每日肌内注射 20mg，共 5d，或 MTX 单次肌内注射 $50mg/m^2$，或将 MTX 50mg 直接注入妊娠囊内。应用 MTX 治疗后，宜待血β－hCG 值明显下降后再行刮宫术，否则仍有刮宫时大出血的可能。

（二）卵巢妊娠

卵巢妊娠（ovarian pregnancy）极为少见，系受精卵在卵巢内着床和发育形成。卵巢妊娠的诊断标准必须包括以下几点：①双侧输卵管完整。②囊胚位于卵巢组织内。③卵巢与囊胚是以卵巢固有韧带与子宫相连。④囊胚壁上有卵巢组织。卵巢妊娠的临床表现与输卵管妊娠相似，术前很难明确诊断卵巢妊娠，手术探查时也有误诊为卵巢黄体破裂，常规病理检查才能确诊卵巢妊娠。多数卵巢妊娠有内出血和休克，手术时应根据病灶范围行卵巢部分切除术或患侧附件切除术，原则上尽量保留正常的卵巢组织和输卵管。

（三）腹腔妊娠

腹腔妊娠（abdominal pregnancy）指位于输卵管、卵巢、阔韧带以外的腹腔内妊娠。发生率 1 ：15 000次正常妊娠。母体死亡率约为 5%，胎儿存活率仅为 1‰。腹腔妊娠分为原发性和继发性两类。继发性腹腔妊娠是极少数输卵管妊娠破裂或流产后，胚胎被排入腹腔，但绒毛组织大部分附着在原着床处，胚胎继续生长；或胚胎及全部绒毛组织排入腹腔后，种植于附近脏器组织，继续发育。继发性腹腔妊娠也可继发于宫内妊娠子宫破裂和卵巢妊娠破裂。原发性腹腔妊娠更为少见，指卵子在腹腔内受精并直接种植于腹膜、肠系膜、大网膜等处，诊断原发性腹腔妊娠的 3 个条件为：①两侧输卵管和卵巢无近期妊娠的证据。②无子宫腹膜瘘形成。③妊娠只存在于腹腔。促使受精卵原发着床于腹膜的因素可能为腹膜有子宫内膜异位灶。

患者往往有停经、早孕反应，可有输卵管妊娠流产或破裂的症状，然后流血停止、腹痛缓解；以后腹部逐渐增大，胎动时孕妇腹痛不适。腹部可清楚扪及胎儿肢体，常出现肩先露、臀先露、胎头高浮，子宫轮廓不清。即使足月后也难以临产，宫颈口不开，胎先露不下降。腹腔妊娠时胎儿往往不能存活，可被大网膜和腹腔脏器包裹，日久后可干尸化或成石胎。B 型超声检查子宫内无胎儿，或胎儿位于子宫以外。

腹腔妊娠确诊后，应经腹取出胎儿，胎盘去留的时机和方式视其附着部位、胎儿死亡时间决定：胎盘附着在子宫、输卵管、大网膜或阔韧带，可考虑一并切除；胎儿死亡已久可试行剥离胎盘，剥离有困难则将其留置；胎儿存活或死亡不足 4 周，胎盘附着于肠系膜、肠曲、肝脏等易大出血及损伤部位时均不宜触动胎盘，留在腹腔里的胎盘约需半年左右吸收，也有在 2～3 个月后因留置胎盘吸收不全发生感染等并发症再经腹取出或引流。术前需做好输血准备，术后应用抗生素预防感染。将胎盘留于腹腔内者，应定期通过 B 型超声及 β－hCG 来了解胎盘退化吸收程度。

（四）宫内宫外同时妊娠

指宫腔内妊娠与异位妊娠同时存在，极罕见（10 000～30 000 次妊娠中 1 例），但辅助生育技术的开展及促排卵药物的应用使其发生率明显增高。诊断较困难，往往在人工流产确认宫内妊娠后，很快出现异位妊娠的临床症状；或异位妊娠经手术证实后，又发现宫内妊娠。B 型超声可协助诊断，但确诊需病理检查。

（五）阔韧带妊娠

阔韧带妊娠（broad ligament pregnancy）又称腹膜外妊娠，是指妊娠囊在阔韧带两叶之间生长发育，实际上是妊娠囊在腹膜后生长发育，是一种腹膜后的腹腔妊娠，胎儿或妊娠组织在阔韧带的叶上生长，发病率很低，据报道仅为异位妊娠的 1/163～1/75，或为妊娠的 1/183 900。妊娠囊及胎盘破裂会导致腹腔积血和急腹症，但因为在阔韧带内血管的填塞作用，出现大出血的可能性不大。在开腹探查前很少能明确诊断，B 型超声检查阔韧带妊娠的最可靠征象是胎儿与空的子宫腔分离。

一旦诊断成立，需进行手术治疗。手术时机尚有争议，对有生机儿尽快手术，而对胎儿已死亡者推迟6~8周手术，使胎儿循环萎缩，减少出血危险。阔韧带内出血少，且胎儿为正常有生机儿，又羊水存在，无胎儿窘迫，可严密观察下保守处理，但必须征得患者及家属同意。

（六）子宫残角妊娠

子宫残角妊娠（pregnancy in rudimentary horn），残角子宫是子宫畸形的一种，多与发育较好的宫腔不相通。受精卵经残角子宫侧输卵管进入残角子宫内妊娠，称为子宫残角妊娠。可在早孕时发生胚胎死亡类似流产症状，如胎儿继续生长，在中期妊娠时发生破裂可引起严重内出血致休克。即使至妊娠足月，临产后胎儿常死亡和引起残角破裂。一旦确诊，可行残角子宫及同侧输卵管切除，如为足月活胎，可行剖宫产后切除残角子宫。

（七）剖宫产瘢痕部位妊娠

剖宫产瘢痕部位妊娠（scar of csuterus pregnancy）子宫下段剖宫产后子宫复旧，切口部位恢复为子宫峡部，剖宫产瘢痕部位妊娠即是指此处的妊娠。受精卵着床于子宫瘢痕部位，滋养细胞可直接侵入子宫肌层不断生长，绒毛与子宫肌层粘连、植入甚至穿透子宫壁，可导致子宫大出血危及生命。随着剖宫产的增加，剖宫产瘢痕部位妊娠发生率增加。

临床表现为易出现阴道流血，易误诊为先兆流产。其诊断多根据B超影像：①子宫内无妊娠囊。②宫颈管内无妊娠囊。③妊娠囊生长在子宫峡部前壁。④妊娠囊与膀胱之间肌壁菲薄。

MTX治疗剖宫产瘢痕妊娠可有效杀死早期妊娠胚胎，严格掌握适应证，以防止治疗过程中出现大出血。相对MTX保守治疗，经子宫动脉介入治疗无孕龄周期的限制，对孕龄较大的患者治疗亦安全有效。可有效控制剖宫产瘢痕妊娠大出血；使妊娠物缺血缺氧坏死，结合化疗药杀死妊娠物更迅速有效；减少清官时的出血风险。

手术治疗是剖宫产瘢痕妊娠最终的治疗方法，根据患者的情况、临床的条件以及医师的技术，手术方式可选择妊娠包块去除或全子宫切除术。手术途径主要通过开腹手术，亦有腹腔镜治疗的报道。

（罗　辉）

第二节　卵巢破裂

卵巢破裂（ovariorrhexis）是指卵巢的成熟卵泡、黄体、黄体囊肿或其他因素所引起的卵泡膜血管破裂，不能迅速止血或血液不凝固以及凝血块脱落发生出血或卵巢囊内液溢出等，严重者可造成腹腔内大量出血。

具体如卵巢炎症，卵巢脓肿；卵巢非赘生性囊肿，如囊状卵泡在卵泡生长发育为成熟卵泡时，排卵时可有卵泡破裂，滤泡囊肿，黄体囊肿，妊娠黄体囊肿。卵巢巧克力囊肿等卵巢肿瘤良性或恶性均可发生破裂。若有外力影响，如跌倒，腹部受压、被撞击，妇科检查时加压，穿刺抽吸，针刺治疗，开腹手术撞伤卵巢等时均可引起卵巢破裂。

一、卵巢黄体囊肿破裂

（一）概述

卵巢黄体囊肿破裂（rupture of ovarian corpus luteum cyst），是临床上最为常见的卵巢破裂疾病，卵巢黄体囊肿破裂的常见原因如下。

（1）在卵巢黄体血管化时期容易破裂，一般先在内部出血，使囊内压增加，继而引起破裂、出血。

（2）原有血液病导致凝血机制障碍，易出血且不易止血。

（3）自主神经系统影响，使卵巢纤维蛋白溶酶系统活力增强，造成凝血机制障碍。

（4）外伤、卵巢受直接或间接外力作用、盆腔炎症、卵巢子宫充血等其他因素均可导致黄体囊肿破裂。

（二）诊断要点

黄体囊肿破裂除具有急腹症的临床特点外，还具有如下特点：①突然下腹痛多发生于月经后期，多数不伴有阴道出血。②发病前多有性交、排便及妇科检查等紧张性活动。③后穹隆穿刺有暗红色不凝血或血水样液。④尿 hCG 一般阴性，若妊娠黄体破裂可阳性，此时易误诊为异位妊娠。

（三）治疗方案

治疗原则：卵巢黄体囊肿破裂是卵巢的非器质性病变，大多数经保守治疗可以治愈。对初步诊断凝血功能正常的患者，应根据其保守治疗成功率高的特点，尽量采用保守治疗。对于起病急，症状重，内出血多，血红蛋白进行性下降的患者，应当机立断手术。即使手术，也要注意保护卵巢功能。

1. 保守治疗　适于出血少者，主要措施是卧床休息和应用止血药物。

（1）维生素 K_1：10mg，肌内注射，1 次/8h。

（2）酚磺乙胺（止血敏）：0.25g，肌内注射，1 次/8h。

（3）卡巴克络（肾上腺色腙）：10mg，肌内注射，2 次/d。

（4）氨甲苯酸（止血芳酸）：0.2g，加入 25% 葡萄糖 20ml，静脉注射，2 次/d。

2. 手术治疗　适于出血较多者，若出现休克，在积极抗休克同时行手术治疗。术式选择原则是设法保留卵巢功能，缝合卵巢破裂部位或行部分卵巢切除修补术是首选手术方式，切除组织送病理检查。对有休克者手术切口宜采用下腹直切口。也可行腹腔镜手术，吸去腹腔积血，激光或电凝止血。术后纠正贫血。对不能排除卵巢肿瘤扭转或破裂的，腹腔镜是诊断的金指标。随着腹腔镜技术的推广和自体回输血的开展，手术治疗可起到见效快，迅速明确诊断，创伤少等优点。

二、卵巢巧克力囊肿破裂

（一）概述

卵巢巧克力囊肿破裂（rupture chocolate cyst of ovary），随着子宫内膜异位症发病率上升，卵巢子宫内膜异位囊肿（或称卵巢巧克力囊肿）的发生率也随之增多，卵巢巧克力囊肿也可发生自发或外力影响下的破裂，引起妇科急腹症，它是属于妇科领域中的一种新型急腹症，以往对它认识不足，也易被忽视，现对其认识逐渐加深，故已引起重视。卵巢巧克力囊肿破裂后陈旧性血液溢入腹腔，引起剧烈腹痛，恶心呕吐等常需急症处理。

（二）诊断要点

由于囊内液流入腹腔引起急腹症，容易误诊为卵巢囊肿蒂扭转、宫外孕、急性阑尾炎、急性盆腔炎等。卵巢巧克力囊肿破裂时除具有急腹症的临床特点外，还具有如下特点。

（1）既往可能有原发或继发性痛经史、原发或继发不孕史或曾经诊断子宫内膜异位症；对无痛经者也不能忽视。

（2）发生时间多在月经期或月经后半期。

（3）突发性下腹剧痛，伴恶心呕吐及腹膜刺激症状。

（4）无闭经史，无不规则阴道流血，无休克。

（5）妇科检查：可在附件区触及活动性差的包块，并具有触痛，子宫直肠窝触及痛性结节。

（6）B 超：提示卵巢囊肿伴有盆腔积液，后穹隆穿刺抽出巧克力样液体对明确诊断有着重要意义。囊肿破裂后，囊液体流出囊肿缩小，另外由于有些患者发病到就诊时间较长，使腹腔液扩散于大网膜及肠系膜之间，使 B 超无法发现卵巢囊肿及盆腔积液，后穹隆穿刺无法穿出液体，是误诊原因之一。

（三）治疗方案

1. 治疗原则　确诊后宜立即手术，因流出的囊液可引起盆腔粘连，不育或异位内膜的再次播散和种植。手术范围应根据年龄，对生育要求，病情严重程度（包括症状与病灶范围）进行全面考虑。年轻有生育要求者应行病灶清除术或病侧附件切除术，对年龄较大者应采用附件及子宫切除术，无论何种手术，术时宜彻底清洗腹腔，尽量切除病灶，松解粘连，术后关腹前，腹腔内放入庆大霉素 8 万单位，地塞米松 5mg，透明质酸酶 1 000IU，中（低）分子右旋糖酐 500ml 加异丙嗪 25mg，以防术后粘连。术后一般均仍宜服用治疗子宫内膜异位症的药物，以防止肉眼未能检出的病灶或囊液污染腹腔引起新的播散和种植病灶的产生。

2. 手术治疗　分保守手术、半保守手术和根治性手术。在诊断不十分明确时，进行腹腔镜检查可达到诊断和治疗双重目的。镜下视野扩大更利于病灶及囊液的清除，随着腹腔镜手术技巧的提高使各种手术均成为可能。

（1）保守性手术：保留子宫及一侧或双侧卵巢，以保留患者的生育功能。①年轻未生育者在吸引和彻底冲洗，吸引溢入盆腔内的囊液后，可行巧克力囊肿剥除或卵巢部分切除成形术，术中松解盆腔粘连、矫正子宫位置。尽量保留正常卵巢组织，对维持卵巢功能和内分泌功能有助，对日后增加孕育机会也有帮助。②双侧卵巢受累，原则上也尽量做卵巢囊肿剥除术，若囊肿与周围组织粘连紧密，强行剥出易损伤脏器时，则可用无水酒精涂在囊腔内，使囊腔内上皮坏死，以免日后复发。

保守性手术后复发率较高，术后辅助药物治疗 3 个月，可用丹那唑、内美通、促性腺激素释放激素类似物或激动剂（GnRH－a）等，停药后再予促孕药物治疗。部分患者需要再次手术治疗。手术后 1 年内是最佳受孕期，如术后 2 年仍未受孕，则其妊娠机会明显减少。

（2）半保守性手术：切除子宫，保留一侧或两侧正常卵巢组织，以保留患者的卵巢功能。用于无生育要求或因病情需要切除子宫而年龄在 45 岁以下的患者。由于保留了卵巢，术后仍有复发可能，但复发率较低，与子宫切除有关。

（3）根治性手术：对病情严重无法保留卵巢组织或年龄 >45 岁的患者应行根治性手术，即切除子宫及双附件。由于不保留卵巢功能，即使有小的残留病灶，以后也将自行萎缩，故无复发之忧。但绝经期综合征发生率较高，激素替代治疗不是其禁忌证。

3. 其他保守治疗方法　如下所述。

1）钇铝石榴激光术：系用钇、铝结晶和涂上钕的石榴石作为激活媒质的激光器发出的激光束。国外应用它的接触性作用，对邻近组织相对无损伤和允许液体环境下操作，用圆的或平的探头涂搽囊肿壁，可精确地去除全部囊壁。在手术中可连续灌洗组织，更易止血，便于操作，不留残余病灶。

2）腹腔镜下异位囊肿穿刺及无水乙醇固定术：在腹腔镜下做内膜异位囊肿穿刺，吸出囊液，注入生理盐水冲洗，然后注入无水乙醇 5～10ml，再注入生理盐水冲洗后吸出。无水乙醇可使异位的子宫内膜细胞变性、坏死、囊肿硬化、缩小及粘连。据报道经这一保守手术后，术后妊娠率达 33.3%，复发率为 16.6%。

3）阴道超声导引下子宫内膜异位囊肿穿刺及无水乙醇固定疗法：术后给予药物治疗三个月。

三、卵巢肿瘤破裂

（一）概述

卵巢肿瘤破裂（rupture of ovarian tumor）是卵巢肿瘤常见的并发症之一，约 3% 的卵巢肿瘤会发生破裂。症状轻重取决于破裂口大小、流入腹腔内囊液性质和量。大囊性肿瘤或成熟性畸胎瘤破裂，常有突然或持续性剧烈腹痛，恶心呕吐，有时导致内出血、腹膜炎和休克。肿瘤破裂口小时仅感轻微或中等度腹痛。

（二）诊断要点

（1）原有卵巢肿瘤病史。

（2）突然出现腹痛、腹壁紧张拒按、甚至休克症状。

（3）发病前多有腹部重压、妇科检查、性交等诱因。

（4）原有肿块缩小、腹部出现移动性浊音、穿刺有囊内液或血液。

（三）治疗方案

凡疑有或确定为卵巢肿瘤破裂应立即处理，可做腹腔镜检查或剖腹探查。术中应尽量吸尽囊液，并做细胞学检查，并清洗腹腔及盆腔，切除标本送病理学检查。疑为恶性卵巢肿瘤破裂，则做快速切片检查，特别注意是否是恶性肿瘤，后者按恶性卵巢肿瘤处理原则处理。

（罗 辉）

第三节 卵巢肿瘤蒂扭转

一、卵巢肿瘤蒂扭转

（一）概述

卵巢肿瘤蒂扭转（pedicle torsion of ovarian tumors）占妇科急腹症第5位，约10%的卵巢肿瘤并发蒂扭转。80%的病例发生在50岁以下的女性。右侧的卵巢肿瘤较左侧卵巢肿瘤易发生蒂扭转。扭转不及360°时称不全扭转，不全扭转轻微，有自然松解回复的可能，如扭转360°称完全扭转，此时不能恢复。卵巢肿瘤蒂扭转肿瘤的性质：恶性肿瘤蒂扭转发生率低，可能为恶性肿瘤坏死与周围组织结构发生粘连而不易导致扭转。蒂扭转患者年龄一般较轻，常见的卵巢肿瘤蒂扭转良性肿瘤分别为卵巢良性畸胎瘤、输卵管囊肿、卵泡囊肿、浆液性或黏液性囊腺瘤。

（二）临床特点

（1）既往有附件肿块史的患者突发性一侧下腹剧痛，持续性，阵发性加剧，常伴恶心、呕吐甚至休克。

（2）妇科检查：扪及附件区肿物张力大，压痛，以瘤蒂部最明显。

（3）超声检查：可探及附件区肿物回声。彩色多普勒发现静脉或动脉血流消失或下降。

（三）治疗方案

1. 治疗原则 卵巢肿瘤扭转者应早期诊断，及时治疗，立即剖腹或腹腔镜探查。传统方法是开腹行患侧附件切除术。手术时在扭转蒂部的远端钳夹，将肿瘤和扭转的瘤蒂一并切除。钳夹蒂前不可回复扭转的蒂，以防栓塞脱落进入血液循环，导致其他脏器栓塞。但国外近20年及国内近年的临床研究证明，对于年轻妇女卵巢肿瘤蒂扭转回复扭转的蒂后，保守性卵巢手术是安全而有效的。对于保留卵巢的生殖功能及内分泌功能有着重要意义。

2. 手术时对肿块性质的判定 开腹后对附件区扭转之肿块，可依如下检查情况大体判断其来源。若有卵巢及输卵管，肿块多为加氏管（Gartner duct）囊肿；若只有卵巢，肿块多为输卵管积水；若只见输卵管匍匐于肿块上，多为卵巢肿块（肿瘤）；若卵巢、输卵管都不见，则多为炎症后的输卵管、卵巢积水。手术时肉眼判别卵巢瘤之良恶性，可根据单侧或双侧、多房性、乳头突起、实质区、包膜破溃、腹膜种植、腹腔积液等所列大体观来进行。凡切除的卵巢瘤标本，均应剖开检查。若怀疑恶性立即行快速病理检查，以制订合理治疗方案。

3. 良性卵巢瘤手术治疗方案 如下所述。

（1）附件切除术：扭转时间长，肉眼卵巢已坏疽者。

1）开腹手术：娩出肿瘤后从扭转之蒂部血运较好处钳夹，切下肿瘤及蒂，残端缝扎、包埋。此类手术腹壁切口宜够大，以免取出肿瘤时挤破已变性坏死的肿瘤。手术结束时一般不放置腹腔引流物。

2）腹腔镜手术：置入腹腔镜后探查肿瘤部位、大小、有无粘连、扭转方向等。对直径大于10cm的卵巢瘤，可先打小孔，抽出瘤内液体再探查。镜下附件切除方法常用者有3种：①Semm式三套法：用肠线打Roeder结，形成直径约6cm套圈，置入腹腔，套入扭转卵巢瘤的蒂根部，用推线杆将线结推紧，结扎蒂根部3次，剪下瘤体取出。若为畸胎瘤，则置入袋内吸出液体，再将袋口拉出穿刺口碎切取出。②钛夹法：对瘤蒂较窄细者（宽约1cm，厚约0.15cm）用此法。将瘤体提起充分暴露其蒂，钛夹器置钛夹，使瘤蒂组织完全进入钛夹后，用力闭合钛夹，共夹2次。此法要点为钛夹闭合后，其开口端必须紧贴，以防组织滑脱、出血。剪下瘤体后，再电凝残端。③电凝止血法：在瘤蒂血运正常与淤血交界处，以双极电凝钳钳夹，电凝至组织变为苍白色后，在靠近瘤体部位剪下肿瘤。此法操作最为简便，但应注意双极电凝后不可立即剪开组织，应等待1min使血管彻底凝固干燥后再剪开组织，且剪开要分段、多次进行，发现有出血时再次电凝，直至完全剪下。此法不宜用于扭转周数太多及瘤蒂靠近输尿管者。

（2）蒂复位后保守性手术：国外总的报道卵巢肿瘤蒂扭转复位总数已上千例，复位后均无一例发生栓塞，近年国内一些医院已开展卵巢瘤剔出术，以保留卵巢功能及盆腔解剖结构。其手术指征为：①40岁以下，肿瘤大体观为良性，表面血运良好，瘤蒂部无肿胀。②肿瘤呈浅灰色，有点状坏死，瘤蒂部有肿胀无淤血。③肿瘤表面呈黑灰花斑状，变黑区直径小于0.5cm，瘤体部有充血水肿和轻度淤血，但无坏死破裂，可先复位剥出肿瘤，用40℃温盐水湿敷保留之残部，观察15min，如血运好转则保留。④符合上述条件，但大体观不能确定肿瘤性质者，则先复位剥下肿瘤快速病理检查，再决定下步手术。卵巢成形术按一般手术方法进行。

张秋生报告卵巢瘤蒂扭转62例，其中24例行肿瘤剔除术，术后无栓塞、无发热，5例并发妊娠者无流产。Oelsner等回顾调查了102例儿童及生育年龄卵巢肿瘤蒂扭转的患者，所有的患者术中都给予蒂回复。其中67例蒂回复后，行囊肿剥除，34例蒂回复后行囊液吸引术，1例由于是复发性蒂扭转故行囊肿剥除后卵巢固定术（卵巢固定于子宫浆膜、阔韧带或盆侧壁。而对侧卵巢考虑到今后生育问题，不建议行卵巢固定）。Cohen等回顾调查了58例在腹腔镜下给予卵巢肿瘤蒂扭转外观黑紫色的坏死的附件复位后，75%的患者行卵巢囊肿剥除术，其余行患侧附件切除。Rody等对214例卵巢肿瘤蒂扭转患者行复位保守性手术，无一例附件切除。

4. 术后并发症　如下所述。

（1）术中术后血栓形成：目前未发现国外文献关于蒂扭转复位发生栓塞的报道。McGovern等回顾了309例卵巢肿瘤蒂扭转行蒂复位患者，及672例患者未复位直接行蒂根部切除患侧输卵管及卵巢的文献。结果表明卵巢肿瘤蒂扭转发生卵巢静脉栓塞的概率为0.12%，然而没有一例与复位有关。此流行病学调查显示栓塞发生率与卵巢肿瘤蒂扭转复位无关。认为传统可能过高估计了卵巢肿瘤蒂扭转发生栓塞的风险。

（2）术后卵巢功能的相关研究：已经有很多报道蒂扭转72h，经复位后卵巢功能仍恢复正常。多位学者回顾调查病例，92%～94%蒂扭转复位，患者术后随访超声检查卵巢体积大小正常并有卵泡发育。国内张秋生报道24例术后较长时间随访无卵巢功能减退症状。

二、特殊类型蒂扭转的治疗

（一）妊娠并发卵巢瘤蒂扭转

（1）卵巢瘤蒂扭转约60%发生于妊娠6～16周。卵巢瘤蒂扭转发病率孕期为非孕期的3倍。

（2）早孕时卵巢有生理性增大，直径通常小于5cm，为单侧性，至孕16～18周消退。若此时怀疑有不全蒂扭转，可短期观察能否自然缓解。否则应手术治疗，并积极安胎。

（3）中、晚期妊娠并发本症者皆应立即手术治疗。切口应在腹壁压痛最明显处。若有剖宫产指征（如近足月妊娠等）可先行剖宫产术，然后切除扭转之卵巢瘤。

（4）术中应尽量避免刺激子宫，麻醉、用药皆应顾及胎儿安全。术后给予安胎治疗。

（5）附件包块在18周后持续存在且超过6cm的，应在孕中期的早期行手术切除，以减少破裂、扭转或出血并发症的发生。

（二）老年妇女卵巢囊肿蒂扭转

（1）绝经后妇女卵巢囊肿蒂扭转的发生率为6.0%。以上皮性肿瘤为主，瘤体常较大。

（2）老年妇女由于神经系统的衰退，机体对各种刺激反应力低下，症状体征不典型而容易造成误诊。

（3）及时手术对绝经后妇女尤为重要，老年妇女抵抗力减退，并发症多，如不及时处理，会造成严重后果。

（4）如果为良性肿瘤可以行患侧附件切除术；如果术中冰冻病理检查为恶性肿瘤，应酌情制订相应的手术方案，必要时术后化疗。

（5）对于老年患者，应该加强围生期的管理，减少并发症的发生。

（王春萍）

第四节　盆腔脓肿

一、概述

输卵管积脓，卵巢积脓、输卵管卵巢积脓以及由急性盆腔腹膜炎与急性盆腔结缔组织炎所致的脓肿均属盆腔脓肿（tubo - ovarian abscess，TOA）。病原体以需氧菌、厌氧菌、衣原体、支原体以及大肠杆菌、脆弱杆菌等为主。

二、诊断要点

（1）有症状的盆腔脓肿与盆腔炎有类似表现：下腹痛、宫颈抬举痛、附件压痛和炎症性包块为常见症状组合。

（2）仍有30% ~40%的盆腔脓肿没有盆腔炎史，表现多种多样：包括无症状盆腔包块。

（3）超声诊断是常用方法：可见包块，壁不规则、内回声杂乱，反光增强不规则光点。

三、治疗方案

脓肿破裂是一种外科急症。立即使用广谱抗生素的同时需手术切除受累的盆腔器官非常重要。诊断或手术延迟都能造成死亡率上升。有报道称未经治疗的盆腔脓肿破裂死亡率几近100%。

（一）药物治疗

未破裂的脓肿可先给予保守药物治疗。

单用抗生素而不用手术或引流可以获得大60% ~80%的临床缓解率和出院率。关键因素是要选用抗菌谱广、能覆盖TOA常见病原菌的抗生素。但有些初始治疗有效的患者（20% ~30%）因为持续疼痛或疼痛复发而最终需要手术处理。

抗生素治疗的临床疗效通常出现在治疗48 ~72h内，表现为发热减退、疼痛和腹部压痛缓解，实验室炎症指标（如WBC计数、C反应蛋白和血沉）好转。治疗失败更多见于直径超过8cm的脓肿，或者双侧附件均受累患者。

初始保守治疗失败意味着需要手术干预。治疗TOA的流程，见图3 -1。

国外学者报道盆腔脓肿在绝经后妇女具有特殊意义，因为此时盆腔脓肿和胃肠道和泌尿生殖道恶性肿瘤（结肠癌、子宫内膜癌、宫颈癌和卵巢癌）有明显相关性。憩室脓肿也是一个原因。由于恶性肿瘤高发性，绝经后妇女出现盆腔脓肿时，建议稳定病情，行抗生素治疗，并积极手术治疗。若其放置宫内节育器，也宜及时取出，因为它可引起子宫内膜压迫性坏死，造成局限性子宫内膜炎，子宫肌炎和淋巴管炎，并可因此而导致输卵管卵巢脓肿或影响治疗效果。

（二）手术治疗

适用于药物不能控制的脓肿、药物控制后的残存包块、脓肿破裂及绝经后的盆腔脓肿。

1. 手术时机的选择　一般在高热时手术危险性大，尽可能在应用抗生素及支持疗法使高热下降后2 ~3d进行手术。如高热无法控制，患者一般状况尚好，也应抓紧手术，因在急性炎症过程中机体反应强烈，一旦病灶切除，则剩余的炎症病变容易控制，较慢性期间手术恢复快且彻底。

2. 手术范围　除考虑患者一般状况、年龄、对生育要求外，取决于盆腔病变程度。附件脓肿最彻底的手术是经腹全子宫及双附件切除手术，对年轻患者要考虑其日后的内分泌功能及生育问题，即使对侧附件有轻度炎症病变，也应给予保留。输卵管与卵巢血供密切相关，单独留下卵巢不但影响其内分泌功能，且也可引起囊性变、疼痛，因此宜把输卵管和卵巢视为一个单元，一并保留一并切除为好。随着新型抗生素问世，显微手术以及体外受精、胚胎移植的应用，目前倾向于保留生育功能手术而行单侧附件切除，保留子宫和一侧卵巢即可提供 IVF - ET 的条件。

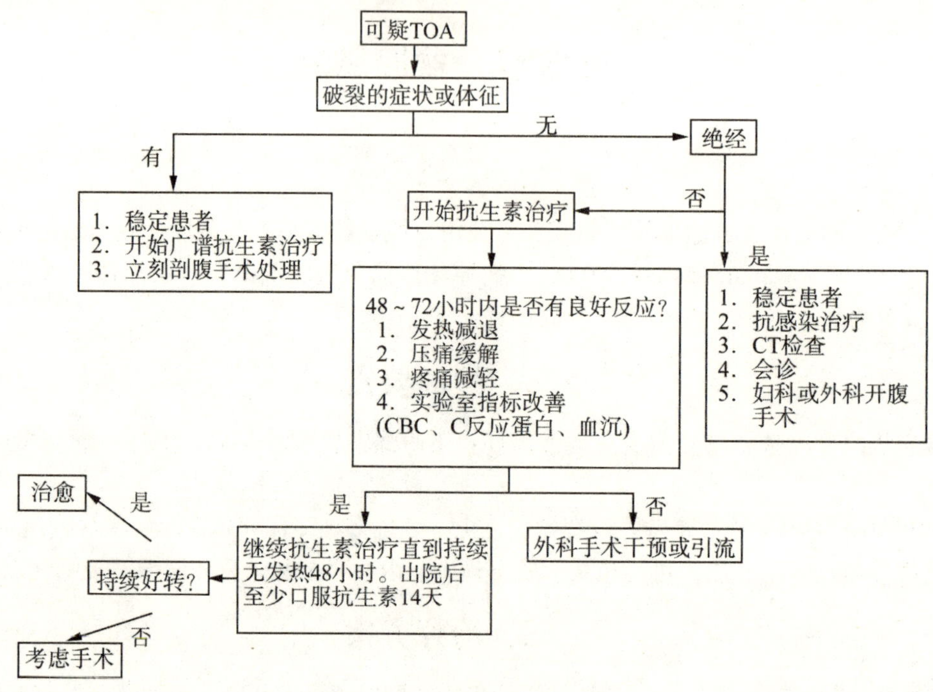

图 3-1 治疗 TOA 的流程

3. 腹腔镜在治疗中的价值　腹腔镜加抗生素治疗早在 20 世纪 70 年代法国就有报道，近年这种方法的有效性及优点也得到许多学者的肯定。TOA 在腹腔镜直视下很容易诊断，对病变有全面的观察，在保留生殖能力方面更有价值。并根据脓肿的存在时间差异，有两种不同的治疗方法。

（1）新近发生的 TOA（病程小于 3 周）：附件往往被粘连的肠管遮挡，此时常为新生的脆性粘连，可以用无创性抓钳将肠管与子宫、卵巢和输卵管间的粘连分离。通常积聚的脓液会流出，抽吸脓液送细菌培养及药敏。此时的输卵管往往是红色肿胀的，多数卵巢是白色完整的，如果发现有功能性囊肿，此时也不能穿刺，防止卵巢内污染。用生理盐水稀释的抗生素冲洗后，附件可以保留在盆腔内，采用广谱抗生素治疗，不论输卵管是什么情况，都会在几天内恢复。行输卵管或卵巢切除术比较容易，但是没有必要，许多学者也认为没必要放置引流。

（2）病程较长（>3 周）的 TOA：由于粘连肠管很难从盆腔器官上游离下来，附件如同致密的肿块，并与盆腔脏器及侧盆壁粘连不能松解。根据患者年龄和脓肿类型选择适当的治疗方案，可以是保守性的脓液抽吸术，也可以是（通常比较困难的）附件切除术。后者虽然治疗恢复快，随诊时间短，但是也同样暴露出更多并发症如肠穿孔肠梗阻等。目前，即使对于经产妇而言，最佳的治疗方案是保守性抽吸脓液和药物治疗，观察一段时间如果不见好转，再行附件切除术。

早期腹腔镜手术有着良好预后。印度 Nutan 对 80 名 TOA 患者行腹腔镜保守性手术治疗，90% 完全康复，病程长短远期后遗症极不相同，术后慢性疼痛的患者病程短的占 11%，病程长的占 22%，腹腔镜二次探查中；病程短的 85% 盆腔完全正常，而病程长的仅 6%。受孕情况的评估，15 名病程短的 9 名怀孕了，而病程长的 6 名中无一受孕。

4. 穿刺或切开引流　子宫直肠窝脓肿位置较低，近阴道后穹隆，阴道检查见穹隆饱满且有波动感时，可经后穹隆切开排脓，放置胶皮管引流。单纯经腹引流脓液不是理想的处理方式，只有当患者全身状况差，不能耐受手术或技术因素等才考虑，但会形成残余或复发脓肿。

近年经阴道超声引导下通过阴道壁穿刺引流，使盆腔脓肿治疗向创伤较小的方向发展。并在短期获得与腹腔镜手术相似的疗效，但是没有腹腔镜二次探查或以后受孕方面的研究。

（王春萍）

第四章

病理妊娠

第一节　妊娠剧吐

半数以上的孕妇自停经 6 周左右开始出现倦怠、择食、食欲下降、恶心、呕吐等早孕反应的症状，持续 2～3 个月左右自行缓解，一般对营养状况和生活影响不大。研究报道症状持续至妊娠 14 周缓解者达 50%，至妊娠 22 周缓解者达到 90%。妊娠期出现的这种恶心和呕吐也称为晨吐（morning sickness），但其实可出现于每 d 之中的任意时间，研究报道仅 1.8% 的孕妇表现为晨吐，而 80% 的孕妇每 d 之中有持续的恶心症状。

妊娠剧吐（hyperemesis gravidarum）是指妊娠早期孕妇反应严重，恶心呕吐频繁，不能进食，以致影响身体健康，甚至威胁生命的一种病理状态。发病率为 0.3%～10%，常持续至妊娠 20 周之后。导致机体营养状况紊乱，主要表现为电解质平衡失调、体重减轻超过 5%、酮症以及尿酮体阳性，严重时出现肝、肾损害及视网膜出血；维生素 B_1 缺乏可诱发妊娠期韦尼克脑病（Wernicke encephalopathy），出现神经精神症状，病情危重时出现意识模糊、谵妄或昏迷、眼肌麻痹等；若病变累及红核及其联系的纤维，则可出现震颤、强直及共济失调，病死率极高。

一、诊断

若孕妇出现持续而严重的恶心和呕吐，需要首先确定为早期妊娠，并排除多胎妊娠、葡萄胎及甲状腺功能亢进；出现妊娠剧吐的营养状况紊乱征象时，需排除阑尾炎、肾盂肾炎、肝炎、胆囊炎、胰腺炎、消化性溃疡病、脑肿瘤等疾病。

检测到尿酮体阳性即可诊断妊娠剧吐，进一步进行血尿常规、血生化和肝肾功能检查，可发现血细胞比容升高，尿比重升高，低血钠、低血钾、低氯性碱中毒，肝酶 AST、ALT 升高至正常值的 1～2 倍或以上等实验室指标的异常。部分妊娠剧吐的患者会出现暂时性甲状腺功能亢进的生化改变—游离 T_3、T_4 升高、TSH 降低，但通常至 18 周缓解，无需治疗，也不影响妊娠结局。出现神经精神症状时要警惕韦尼克脑病。

二、治疗措施

对于妊娠剧吐患者最重要的是摄入足够的液体以防止脱水，因为脱水会加重恶心症状。不耐受口服液体的患者，必须入院进行静脉补液和止吐治疗。尿酮体超过 + + 的患者，亦应住院治疗。最初几天禁食，精确记录出入液体量。

（一）心理治疗

对早孕期呕吐的患者，注意患者的精神状态，给予精神安慰和鼓励，可能会对其他治疗手段起辅助作用。

（二）饮食治疗和生活方式调整

合理指导饮食，建议患者少量多次饮水或其他液体如放掉气体的柠檬水、稀释的果汁、淡茶及清汤等；少量多次进食，避免一次大量进食；避免空腹，在两餐之间少量加一些清淡的点心；晨起呕吐者在起床前进食一些饼干可能有效；咸味的食物可能有帮助，如炸薯条或者咸味饼干；避免油腻、辛辣的食物或其气味；睡觉前进食一些含碳水化合物的干燥的易于消化的低脂食物及含蛋白质的点心；进餐时不同时饮用液体。

生活方式方面的建议包括：充分利用一日之中感觉良好的时间，在感觉最好或饥饿时合理进食；如果不耐受热的食物的气味，可以待食物冷却后进餐；出现恶心症状时避免突然活动；避免应激事件等措施。

（三）补液及药物治疗

1. 静脉补液　静脉补液以纠正脱水、酸碱平衡及电解质紊乱是妊娠剧吐的初治方案。每天应给予足量液体和热量，可给予生理盐水及10%葡萄糖液静滴，总液体输入量不低于3 000ml，并需要对患者脱水的严重程度进行评估后决定具体输液总量。每天输入最少9g氯化钠、氯化钾6g，保证尿量每天不低于1 000ml。静脉补液时应避免过快补足平衡钠盐液体，尤其是存在低钠血症的患者。经研究已证实静脉补液过快可能导致严重并发症—中央脑桥脱髓鞘病变，严重者可导致死亡。

2. 补充维生素　传统补液方案中常在氯化钠、氯化钾液体组中加入维生素 B_6 静滴。维生素 B_6 的治疗量一般为30～75mg/天，最高可达100mg/d。待症状减轻后可由静脉改为口服。维生素 B_6 口服10～25mg，3次/d，是FDA批准的妊娠期A类用药。重症患者给予维生素 B_1 肌内注射，预防韦尼克脑病的发生。

3. 止吐药物　初始可采取静脉或直肠途径给药，待症状开始缓解可改为口服给药。尤其当患者出现脱水、酮症或电解质紊乱时可选用止吐药物。参考FDA妊娠期药物分级，尽量选择已证实相对安全而有效的药物。

常用止吐药物的用药方案包括：苯吡拉明口服，2次/d，早晨12.5mg加维生素 $B_6$10mg、晚上25mg。甲氧氯普胺（胃复安）口服，3～4次/d，10mg/次。

4. 激素治疗　一般治疗2～3d后，病情迅速好转，呕吐减轻或停止，尿酮体转阴，可少量进流质，逐渐增加食量。如重症患者症状无明显改善可应用糖皮质激素。可选用氢化可的松200～300mg入液静滴3d后，剂量每隔2～3d减半至停药。也可选用泼尼松、泼尼松龙，方案：①泼尼松龙口服，5～10mg/次，3次/d；或20mg/次，2次/d，均在3d后逐渐减量至停药。②泼尼松龙口服，16mg/次，3次/d，连续3d后每隔3d剂量减半，持续2周左右停药。

5. 生姜治疗　可尝试生姜疗法作为辅助手段。350mg口服，3次/d或250mg，4次/d。或补充含有生姜的点心。

6. 全胃肠外营养治疗　需要进行TPN治疗时，应与胃肠外科医师协作。TPN方案需要个体化，根据每例患者对热量、流质、三大营养物质及微量营养物等的增长的需要进行制定。推荐流质摄入量30ml/（kg・d）以上。TPN液体中的葡萄糖为主要功能物质，为防止高血糖症的发生，应监测血糖浓度在3.89～6.66mmol/L之间。注意预防导管相关性血栓栓塞症、导管闭塞、气栓及感染等TPN并发症的发生。

（四）中医治疗

中医对孕妇呕吐严重，甚至不能进食者称为“妊娠呕吐”或妊娠恶阻，认为怀孕后阴血聚以养胎，冲脉之气上逆，胃气下降，升降失调所致。治法以调气和胃，降逆止呕为主，佐以安胎和血。

处方：陈皮、竹茹各9g，枳壳6g，麦冬9g，川贝、生姜各3g（调气和胃，降逆止呕），砂仁、厚朴各9g，白术15g，杜仲12g（理气健脾安胎），柴胡3g，黄芩6g（清解少阳），当归3g，川芎9g（养血和血）。水煎服，少量多次。

用针灸治疗妊娠呕吐者，穴位：中脘、内关、建里、幽门、足三里、三阴交。1次/d，3～5d后隔日1次。

经治疗多数孕妇症状改善后可下床活动，但不宜过早出院，否则常可复发，等恢复日常活动量后始可出院。

（五）终止妊娠

经以上治疗 5 ~7d 后病情仍不能改善，仍持续频繁呕吐，特别是体温增高达 38℃以上，心率持续超过 120 次/min，或出现黄疸、谵妄或昏迷、视网膜出血、多发性神经炎时应考虑终止妊娠。妊娠剧吐的预后一般较好，但必须采取积极治疗方能阻止病情的发展。目前已很少有发展到极严重阶段而需终止妊娠者。

（王春萍）

第二节　流产

我国对流产（abortion）的定义是妊娠于28 周前终止，胎儿体重少于1 000g 者；美国流产的定义是 20 周前终止妊娠，胎儿体重少于500g 者。流产根据发生的时间可分为早期流产和晚期流产，两者以妊娠 12 周为界。又根据流产方式的不同，分为自然流产（spontaneous abortion/misearriage）和人工流产（induced abortion），前者指胎儿尚无独立生存能力，也未使用人工方法，因某种原因胚胎或胎儿自动脱离母体排出；后者指因某种原因使用人工方法中止妊娠。本节只介绍自然流产。

流产的原因很多，胚胎染色体异常是最常见的原因，占早期流产的 50% ~60%。母体全身性疾病和生殖器官异常也可引起流产，如严重的心脏病、糖尿病、甲状腺功能低下、抗磷脂综合征、黄体功能不全、宫颈功能不全等，外伤和妊娠期腹部手术操作也可以诱发流产。环境因素如有毒化学物质、化疗药物、放射线、高温等也可致流产。部分自然流产病例利用目前已有的知识和技术尚无法查找出致病因素，称为原因不明性自然流产。

一、临床类型

流产的临床类型实际上是流产发展的不同阶段。流产大多有一定的发展过程，虽然有的阶段临床表现不明显，且不一定按顺序发展。但一般有下列几种过程，即先兆流产、难免流产、不全流产和完全流产。此外，流产尚有几种特殊情况。

（一）先兆流产（threatened abortion）

有停经及早孕反应，出现阴道流血，量少于既往月经量，色红，无痛或轻微下腹痛，伴下坠感及腰酸痛。妇科检查宫颈口未开，子宫大小与停经月份相符。妊娠试验阳性，超声检查见到胎心搏动。但经保胎处理后，可能继续妊娠至足月。

（二）难免流产（inevitable abortion）

流产已不可避免，多由先兆流产发展而来，腹痛加重，阴道流血增多，超过正常月经量，且有血块排出，胎膜已破。妇科检查宫颈口已开，子宫与停经月份相符或略小，可能在宫颈内口触及胚胎组织。流产势必发生，妊娠已不能继续。

（三）不全流产（incomplete abortion）

妊娠物已部分排出体外，尚有部分残留子宫腔内，影响子宫收缩，阴道流血不止，可因流血过多而致休克。妇科检查宫颈口已开，有多量血液自宫腔内流出，有时见妊娠组织堵塞子宫颈口。一般子宫小于停经月份，但如果宫腔内积血子宫可增大。

（四）完全流产（complete abortion）

妊娠物已全部排出，阴道流血减少，逐渐停止，腹痛消失。妇科检查宫颈口关闭，子宫接近正常大小。

（五）稽留流产或过期流产（missed abortion）

胚胎或胎儿已死亡滞留在宫腔内尚未自然排出者。可分为两种类型，一种是沉默流产（silent miscarriage)，超声提示宫内妊娠，胚芽 >6mm，而无胎心搏动；另一种是无胚性妊娠（anembryonic pregnancy），超声提示妊娠囊 >20mm 而无胎芽。早期妊娠时表现正常，胎儿死亡后子宫不继续增长，甚至缩小。胎儿死亡时间过久可导致严重的凝血功能障碍。此时早孕反应消失，妇科检查子宫颈口未开，子宫不再增大反而缩小，子宫大小与孕龄可差 2 个月以上。

（六）流产感染（septic abortion）

流产过程中，若阴道流血时间过长、有组织残留子宫腔内或非法堕胎等，有可能引起宫腔内感染，严重时感染可扩展到盆腔、腹腔甚至全身，并发盆腔炎、腹膜炎、败血症及感染性休克等。

（七）反复流产（recurrent abortion）

也称为复发性自然流产或反复性自然流产（recurrent spontaneous abortion），指连续自然流产 2 次以上。习惯性流产（habitual abortion）指连续发生 3 次或 3 次以上自然流产者，且流产往往发生于同一月份，而流产的过程可经历前述的临床类型。近年来国际上用反复流产取代习惯性流产。

二、诊断

根据停经史、阴道流血、腹痛情况、有无组织从阴道排出等症状，妇科检查子宫颈口是否已开，有无组织堵塞，子宫大小是否与停经月份相符，有无压痛，双附件有无包块，一般可初步作出诊断，确切诊断还需要辅助检查。

（一）B 超

目前的超声仪器图像分辨率清晰，对早期各类流产进行超声检查，符合率高，非常有助于流产的早期诊断和治疗。尤其是近年阴道探头检查早期妊娠及早期流产，比经腹检查更为优越。正常一般在孕 5 ~6周可见妊娠囊，孕 6 ~7 周可见胎芽及胎心搏动，经阴道探头比经腹更早。

（二）激素测定

血 β－hCG 的定量测定可了解流产的预后，若 β－hCG 每 48h 增加不超过 66%，提示预后不良，可能发生不可避免流产。内分泌异常所致的流产，可根据不同情况测定激素，如果怀疑黄体功能不全，可测定黄体酮观察其动态变化。测定血中绒毛膜促性腺激素（hCG）和（或）黄体酮的水平可有助于判断先兆流产的预后。

（三）流产胚胎的检查

反复流产者一旦又发生流产，有必要对流产的胚胎作细胞遗传学、形态学及组织学检查，以寻找此次流产的原因及预测以后妊娠的结局。

（四）宫颈功能不全

妊娠期子宫颈管很短，甚至将近消失，内外口皆松弛，可容指，有时可触及膨出之羊膜囊或可见羊膜囊膨出。B 超检查：

1. 宫颈缩短　宫颈长度正常在 3cm 以上，2. 5 ~3cm 属于临界，2. 5cm 以下为过短，最极端可表现为宫颈管全长都扩张而无任何闭合的部分。

2. 宫颈管扩张　即宫颈内口、颈管及外口同时扩张呈筒柱状，可伴或不伴宫颈缩短。

3. 宫颈内口扩张　颈管缩短，羊膜囊楔形嵌入颈管。

4. 子宫下段展伸、延长并出现轮状收缩　此为先兆流产、早产影像。

5. 羊膜囊脱垂入颈管　即前羊膜囊可经扩张内口突入颈管内，甚至阴道内，此为即将流产、早产影像。

三、治疗措施

（一）先兆流产

临床上以保胎治疗为原则，约 60% 先兆流产经恰当治疗能够继续妊娠。对患者进行心理指导，减少患者不必要的思想紧张与顾虑，建议卧床休息，禁忌性生活。阴道检查操作注意轻柔。注意合理营养，可给予维生素 E 100mg/d 口服。黄体功能不足的患者，可选用黄体酮 20mg 肌内注射，1～2 次/d；不耐受肌内注射者可选择地屈黄体酮，起始口服 40mg，随后每 8h 口服 10mg，连续服用至症状消失后 1 周；或绒毛膜促性腺激素 1 000～2 000U/天肌内注射。治疗两周，若症状不见缓解或反而加重，应在 B 超监护下了解胚胎发育情况，避免不必要的保胎。β－hCG 测定持续不升或反而下降，表明流产不可避免，应终止妊娠。甲状腺功能低下者补充甲状腺素。晚期妊娠先兆流产可服用宫缩抑制剂，宫颈功能不全者于妊娠 14～16 周时行宫颈环扎术。

（二）难免流产

一旦确诊，原则上应尽早使胚胎及胎盘组织完全排出。符合下列条件的患者可以采用期待疗法，流产发生于妊娠 12 周前，无发热、血压和心率稳定、无过量流血以及难以忍受的腹痛者，一般观察治疗 7d 左右。期待治疗出现过量出血时需要转而手术治疗，也可以在确诊后立即采取药物或手术治疗。早期流产可选择米索前列醇经阴道或口服途径给药 400～800μg，或行负压吸宫术使胚胎排出；晚期流产吸宫或刮宫有困难者，可用缩宫素 10U 加于 5% 葡萄糖液 500ml 内静滴以促进子宫收缩，流血多时，子宫口开大，配合手术取出胚胎。当胎儿及胎盘排出后需检查是否完全，必要时进一步行刮宫术。

（三）不全流产

治疗原则是完全清除宫腔内胚胎组织。部分患者可采用期待疗法，条件与难免流产的患者选择相似。流血不多较为稳定的患者可应用药物治疗，米索前列醇经阴道或口服途径给药 400～800μg。如果流血多休克者，应在输血输液纠正休克的同时，及时行吸宫术或钳刮术，并给予铁剂、中药纠正贫血。出血时间较长者，给予抗生素预防感染。

（四）完全流产

如无感染征象，一般不需特殊处理。但胚胎组织是否完全排出，结合 B 超等辅助手段正确判断。

（五）稽留流产

处理前常规检查凝血功能，并做好输血准备。若凝血功能正常，可口服米非司酮 50μg，每 12h 一次，共 3 次后，再给予米索前列醇 600μg 口服或经阴道给药使胚胎排出；子宫小于 12 孕周者，也可行刮宫术，子宫大于 12 孕周者，可静脉滴注缩宫素（5～10U 加入 5% 葡萄糖液内），也可用前列腺素或其他方法等进行引产。若凝血功能障碍，应尽早使用肝素、纤维蛋白原及输新鲜血等。待凝血功能好转后，再行刮宫术或引产。

（六）感染性流产

积极控制感染，若阴道流血不多，应用广谱抗生素 2～3d，待感染控制后再行刮宫。若阴道流血量多，静脉滴注广谱抗生素和输血的同时，用卵圆钳将宫腔内残留组织夹出，使出血减少，切不可用刮匙全面搔刮宫腔，以免造成感染扩散。术后继续应用抗生素，待感染控制后再彻底刮宫。若已并发感染性休克，应积极纠正休克。若感染严重或腹、盆腔有脓肿形成时，应行手术引流，出现败血症时可考虑全子宫切除术。

（七）反复流产的治疗

治疗原则是针对病因进行治疗。

1. 染色体异常的治疗　对夫妇一方或双方为染色体异常携带者所引起的反复流产尚无有效的治疗方法，只能尽量避免再怀孕染色体异常胎儿。通常采取遗传咨询，估计染色体异常胎儿复发风险概率。如复发风险高，最好采用供者精子（男方为携带者）或卵子（女方为携带者）作体外受精、胚胎移植。如复发风险低，可令其妊娠，怀孕后作绒毛活检、羊膜腔穿刺等产前诊断，如发现染色体异常胎儿则终止妊娠。

2. 内分泌治疗　黄体功能不全的治疗主要包括促进卵泡发育，使黄体功能健全及补充黄体酮（黄体酮）分泌不足两方面。①孕激素：黄体功能不全者补充孕激素，能使子宫内膜呈正常的分泌期变化。

用法为黄体酮20mg，1次/d，从基础体温上升后第3d开始连用10～12周，有效率为92%。妊娠后开始给予黄体酮对黄体功能不全所致的反复流产无明显治疗作用。②hCG：hCG的用量及用法有多种，常用的为排卵期肌内注射1次，剂量为5 000～10 000U，以利排卵及卵泡充分黄素化，然后每2～4d肌内注射2 000～5 000U，连用12周。hCG的治疗时间比较重要，在月经周期中，hCG给予过早，可导致卵泡闭锁，而不是促进其黄素化。在黄体后期给予，则可降低黄体的黄体酮分泌量。由于hCG的半衰期长，停用hCG 7d后方可作妊娠试验，以免出现假阳性。该疗法也可治疗原因不明性反复流产。

3. 免疫治疗

1）免疫疗法的适应证：无明确原因的反复流产；血中无封闭性抗体者；夫妻间有两个或两个以上相同的HLA抗原，或有抗D/DR抗体存在者；无抗父系淋巴细胞毒抗体者；对男方的单向混合淋巴细胞无反应，而对无关第三者的抗原刺激有反应者；夫妻双方同意接受免疫治疗者。

2）免疫治疗的方法

（1）免疫增强治疗：免疫原主要为丈夫淋巴细胞及第三者淋巴细胞，淋巴细胞作皮内注射，也可用浓缩白细胞或全血作静脉注射。免疫时间可在妊娠前、妊娠后和妊娠前后进行。从免疫反应抗体的产生均需要一定时间以及防止极早期流产的角度考虑，应以妊娠前进行为宜。但文献报道仅作妊娠后免疫的效果并不比妊娠前免疫的效果差，有效率分别为80%～82%和80%～86%。目前，常用的方法是在怀孕之前免疫2～4次，每次间隔两周，妊娠后为了巩固免疫效果，于妊娠第6周前后再加强免疫1～3次。

（2）被动免疫治疗：免疫球蛋白含有抗胎盘滋养层抗原的独特型抗体及抗独特型抗体，因而有益于自身抗独特型抗体产生不足的反复流产患者。目前使用方法尚不一致，一般在受孕前每月给予500mg/kg，孕5周时治疗1次，剂量为500～600mg/kg，然后每隔2周治疗1次，剂量300～400mg/kg，直到孕22～24周。

（3）免疫抑制剂治疗：类固醇药物通过增加免疫球蛋白分解代谢及减少其生物合成而起免疫抑制作用，可抑制抗精子抗体及抗自身抗体的形成而达到治疗目的，另外尚有抗炎与影响抗原合成的作用，主要用于抗精子抗体、APA及其他自身抗体阳性和自身免疫性疾病的反复流产患者。用法有：①低剂量维持法：泼尼松5mg，1～3次/d，用3～12个月，受孕率可达21%。②大剂量冲击法：甲基氢化可的松98mg/d，共7d，受孕率可达22%～30%，或泼尼松60mg/d，共7d，受孕率可达45%。

（4）其他疗法：APA阳性的反复流产患者可采用下列方法治疗：①肝素治疗：肝素能降低母体过强的免疫反应性，吸收和灭活血清中混合淋巴细胞阻断物，并可抑制母体混合淋巴细胞反应。从孕前黄体期或孕后立即开始，低分子肝素5 000U皮下注射，2次/d，直至孕36周末。②小剂量阿司匹林加泼尼松治疗：用法为阿司匹林75～80mg/d加泼尼松40～60mg/d，服用至APA转为阴性或妊娠晚期；③避孕套疗法：对抗精子抗体阳性妇女，可使用3～6个月避孕套，防止新的抗精子抗体产生，并使原已存在的抗精子抗体滴度下降，成功妊娠率可达56%。

4. 宫颈功能不全　宫颈环扎术，具体术式有多种，总的原则为在宫颈内口水平环扎子宫颈，使之关闭，以维持妊娠至足月。一般在孕14～16周期间进行，术前作B超检查，确定为活胎妊娠及排除先天畸形，术后卧床24h，并给予宫缩抑制剂。

综上所述，流产后应注意休息，均衡营养，查找流产原因，针对原因进行处理，为下次妊娠做准备。染色体异常夫妇应于孕前进行遗传咨询，确定可否再次妊娠；进行夫妇血型鉴定及丈夫精液检查；积极治疗母体疾病，纠正内分泌紊乱；对女性生殖道畸形、肿瘤、宫腔粘连者，应及时手术治疗；如为宫颈内口松弛所致流产，应于孕前行宫颈内口修补术。对环境因素所致流产者应尽早脱离不良环境，避免接触有害物质。流产后应注意避孕，至少避孕半年，最好2年。

（王　玲）

第三节　前置胎盘

一、概述

正常胎盘附着于子宫体部的前壁、后壁或侧壁，妊娠 28 周后，若胎盘附着于子宫下段，甚至胎盘下缘达到或覆盖宫颈内口处，称为前置胎盘（placenta previa）。前置胎盘是妊娠晚期出血的最常见的原因，其发生率国外报道为 0.5%，国内报道为 0.24% ~1.57%。前置胎盘的病因目前尚不十分清楚，但经过国内外学者的大量研究，已初步确定与下列情况有关：子宫内膜病变或损伤，胎盘面积过大，胎盘异常及受精卵滋养层发育迟缓等。而导致这些情况的高危因素主要包括：既往自然流产或人工流产及引产史，既往有剖宫产史，孕妇高龄，多次分娩，吸烟，多胎及胎盘本身因素，受精卵发育迟缓等。根据胎盘边缘与子宫颈口的关系，前置胎盘可分为三种类型：①完全性前置胎盘或称中央性前置胎盘：子宫颈内口全部为胎盘组织所覆盖。②部分性前置胎盘：子宫颈内口部分为胎盘组织所覆盖。③边缘性前置胎盘：胎盘附着于子宫下段，边缘接近但不超过子宫颈内口。

二、诊断

（一）临床表现

前置胎盘的典型症状为妊娠晚期无痛性阴道流血，偶有发生于妊娠 20 周者。出血多无诱因，可反复发生。阴道出血发生时间的早晚，反复发作的次数，出血量的多少与前置胎盘的类型有很大关系。完全性前置胎盘往往初次出血的时间早，约在妊娠 28 周左右，反复出血次数频，量较多，有时 1 次大量出血即可使患者陷入休克状态；边缘性前置胎盘初次出血发生较晚，多在妊娠 37 ~40 周或临产后，量也较少；部分性前置胎盘初次出血时间和出血量介于两者之间。

（二）体征

由于反复出血，患者多呈贫血貌，且贫血程度与出血量成正比腹部检查，子宫大小与停经月份相符合，子宫软，胎位清楚，胎先露多高浮，臀位和横位的发生率高，除非母体严重休克，一般情况下胎心均正常。可出现规律或不规律宫缩，间歇期能够完全松弛。

（三）超声检查

B 型超声断层图像可清楚看到子宫壁、胎头、宫颈和胎盘位置，并根据胎盘边缘与子宫颈内口的关系可以进一步明确前置胎盘的类型。胎盘定位准确率 95% 以上，并且可以重复检查，近年来国内外都已采用，基本取代了其他方法。

（四）产后检查胎盘及胎膜

对于产前出血患者，于产后应仔细检查娩出的胎盘，若前置部位的胎盘有黑紫色陈旧血块附着，或胎膜破口距胎盘边缘距离 <7cm 则为前置胎盘。但对剖宫产术分娩者，应在术中了解胎盘位置。

三、治疗措施

前置胎盘的治疗原则是控制出血、纠正贫血、预防感染，正确选择结束分娩的时间和方法。应根据出血量的多少、有无休克、孕周、胎儿存活与否、前置胎盘的类型、产妇的孕产次以及是否临产等而决定。

（一）期待疗法

妊娠 36 周前，胎儿体重小于 2 500g，阴道出血量不多，孕妇全身情况好，胎儿存活者，可采取期待疗法。原则是以产妇安全为主，在母亲安全的前提下，尽量避免胎儿早产，以减少其死亡率。

（1）绝对卧床休息，适当给予镇静剂：如苯巴比妥（鲁米那）30mg，或氯氮䓬（利眠宁）10mg，或地西泮5mg，口服每日3次。

（2）积极纠正贫血：口服铁剂，必要时输血。

（3）抑制宫缩，减少出血：这是期待疗法能否成功的关键步骤之一。

首选硫酸镁抑制宫缩：首次负荷量4g，稀释于5%葡萄糖液100ml快速静脉滴注，再用10g稀释于5%葡萄糖液1 000ml以1.5～2.0g/h速度静脉滴注。每d用量10～15g。如出血量多时，需快速纠正血容量后再用硫酸镁，以免血管扩张加重有效血容量不足。

其次β_2肾上腺素能受体兴奋剂：①沙丁胺醇：首次剂量4.8mg，半小时后再服2.4mg，以后每8h用药1次维持。②利托君（安宝）：100mg溶于5%葡萄糖液500ml中静脉滴注，以每分钟8滴开始，视子宫张力、宫缩、阴道出血量及母亲心率的情况进行调节，宫缩消失后维持24h左右，至终止静脉滴注前30min给予口服片剂，首剂24h每2h一片（10mg），以后改为一片，68h维持至妊娠达35周。

（4）促进胎肺成熟：地塞米松10mg，肌内注射或静推，1次/d，连续3d。

（5）抗生素预防感染。

（6）加强胎儿监护：密切观察胎儿生长发育，定时B型超声检查，如发现胎儿宫内生长迟缓时，应给予必要的宫内治疗。孕妇需每天进行胎动计数，对胎儿作定期系统监护如NST、胎儿生物物理评分、脐血流S/D比值等，特别在阴道出血前后要加强监护，发现异常及时处理。如大量出血、反复出血，或临产时，酌情终止妊娠。

（7）严密观察病情，避免局部刺激。

期待治疗至36周，各项指标说明胎儿已成熟者，可适时终止妊娠。现代产科的期待治疗应避免不必要的拖延，特别是反复出血的患者。

（二）终止妊娠

前置胎盘产前出血的患者，若出血量多或伴有失血性休克，随时有可能危及母子生命，此时不论孕周大小，均应立即终止妊娠。胎龄达36周以上，胎儿成熟度检查提示胎儿肺成熟者，或胎龄未达36周但出现胎儿窘迫征象者应当终止妊娠。

1. 剖宫产术　剖宫产术可以迅速结束分娩，于短时间内娩出胎儿，可以缩短胎儿宫内缺氧的时间，增加胎儿成活机会，对母子较为安全。此种方式是处理前置胎盘的主要手段。完全性前置胎盘、部分性前置胎盘或者边缘性前置胎盘出血量较多而短时间内不能结束分娩，或者有胎位不正，胎儿窘迫等，均宜选择剖宫手术。

（1）术前应积极纠正休克，输液、输血补充血容量，做好抢救准备。

（2）术前B型超声胎盘定位，术中注意选择子宫切口位置，尽可能避开胎盘。

（3）防止产后出血：由于子宫下段的收缩力差，胎儿娩出后，胎盘未即娩出，须立即子宫肌壁注射宫缩剂增强子宫收缩，迅速作徒手剥离胎盘，同时按摩子宫，减少产后出血量。常用的宫缩剂有缩宫素、麦角新碱、前列腺素等。卡前列素（欣姆沛）是美国90年代末研制合成的前列腺素$F_{2\alpha}$的（15S）－15甲基衍生物的氨丁三醇盐溶液，对妊娠子宫平滑肌有强烈的收缩作用，子宫肌层注射给药或肌内注射给药，每次0.25mg，每15min可重复1次，总量为2mg。它能控制86%其他方法无效的出血，控制完全性前置胎盘出血的成功率为89%。如以上方法均无效则可采用以下方法：可吸收线8字缝合开放的血窦止血，宫腔填塞，结扎子宫动脉上行支、双侧髂内动脉等。

2. 阴道分娩　阴道分娩是利用胎先露部压迫胎盘达到止血目的，此法仅适用于边缘性前置胎盘而胎儿为头位。在临产后发生出血，但血量不多，产妇一般情况好，产程进展顺利，估计在短时间内可以结束分娩者。决定阴道分娩后，行手术破膜，破膜后胎头下降，压迫胎盘，达到止血，并可促进子宫收缩，加速分娩，此方法对经产妇的效果较好。如破膜后胎先露下降不理想，仍有出血或产程进展不顺利应立即改行剖宫术。

（王　玲）

第四节　胎盘早剥

一、概述

妊娠20周后或分娩期，正常位置的胎盘在胎儿娩出前，部分或全部从子宫壁剥离，称胎盘早剥（placental abruption）。国内胎盘早剥发生率为妊娠的0.46%～2.1%，国外为1%～2%。胎盘早剥是妊娠晚期的严重并发症，围产儿死亡率高。其并发症如子宫胎盘卒中、失血性休克、DIC、肾衰竭等严重威胁母亲的生命安全。

胎盘早剥的发病机制尚未完全阐明，高危因素包括血管病变如妊娠期高血压疾病、机械性因素如外伤、子宫静脉压突然升高蜕膜静脉床破裂出血以及绒毛膜羊膜炎等。胎盘早剥的主要病理变化是底蜕膜出血，形成血肿，使胎盘自附着处剥离。胎盘早剥发生内出血时，血液积聚于胎盘与子宫壁之间，由于胎盘后血肿的压力加大，使血液浸入子宫肌层，引起肌纤维分离，甚至断裂、变性，当血液侵及子宫肌层至浆膜层时，子宫表面呈现紫色瘀斑，尤以胎盘附着处为著，称子宫胎盘卒中。此时肌纤维受血液浸渍，收缩力减弱。有时血液还可渗入阔韧带及输卵管系膜。剥离处的坏死胎盘绒毛和子宫蜕膜组织释放出组织凝血活酶进入母体循环，激活凝血系统，导致DIC。肺、肾等脏器的毛细血管内均可有微血栓形成，引起脏器损害。胎盘早剥是妊娠期发生凝血功能障碍的最常见原因，母儿死亡的发生率与胎盘剥离的程度相关。

二、诊断

（一）临床表现及分型

1. 轻型　外出血为主，胎盘剥离面不超过胎盘面积的1/3，多见于分娩期。有间歇性腰腹痛，或不规则阴道流血，或无任何症状体征。腹部检查子宫软，宫缩有间歇，子宫大小与孕周相符，胎位清楚，胎心率正常。产后查胎盘见胎盘母体面有凝血块及压迹。

2. 重型　内出血为主，胎盘早剥面积超过胎盘面积的1/3。主要症状为持续性腹痛和（或）腰痛，积血越多疼痛越剧烈，严重时出现休克征象。无或少量阴道流血，贫血程度与外出血量不符。腹部检查子宫处于高涨状态，有压痛，以胎盘附着处最著。随胎盘后血肿不断增大，子宫底升高，胎位不清。若胎盘剥离面超过胎盘的1/2或以上，子宫硬如板状，间歇期不放松，胎心多消失。

（二）辅助检查

1. B型超声检查　正常胎盘B型超声图像应紧贴子宫体部后壁、前壁或侧壁，若胎盘与子宫壁之间有血肿时，在胎盘后方出现液性低回声区，暗区常不止一个，并见胎盘增厚。若胎盘后血肿较大时，能见到胎盘胎儿面凸向羊膜腔，甚至能使子宫内的胎儿偏向对侧。若血液渗入羊水中，见羊水回声增强、增多，系羊水混浊所致。但当胎盘边缘已与子宫壁分离时，未形成胎盘后血肿，见不到上述图像。胎盘早剥的声像图常与胎盘后的静脉丛，血管扩张等相混淆，不容易判断，故B型超声诊断胎盘早剥有一定的局限性。重型胎盘早剥时常伴胎心、胎动消失。

2. 实验室检查　主要了解贫血程度与凝血功能。重型胎盘早剥患者应检查肾功能与二氧化碳结合力。若并发DIC时进行筛选试验（血小板计数、凝血酶原时间、纤维蛋白原测定）与纤溶确诊试验（凝血酶时间、优球蛋白溶解时间、血浆鱼精蛋白副凝试验）。

三、治疗措施

胎盘早剥的治疗应根据胎盘剥离的严重程度、有无胎心及胎儿的成熟度采取不同的处理措施。在保证孕妇安全的前提下，兼顾胎儿的成活率，而终止妊娠的时机及分娩方式的选择是治疗的关键。

（一）治疗原则

1）小于34周，对怀疑胎盘早剥者，胎儿宫内情况良好，不影响母亲生命，未临产，可住院严密监测下采取期待治疗，期待的目的是增加早产儿孕龄，减少早产儿死亡率。

（1）卧床休息，严密监护，观察母亲宫高、子宫张力、阴道出血情况，测定血红蛋白，监测凝血功能的变化等。

（2）定期监测胎心、胎儿监护、B 超等。

（3）促胎肺成熟。

（4）宫缩抑制剂：有临床症状的胎盘早剥患者，用宫缩抑制剂是禁忌的。美国妇产科医师协会认为只有在极早期并发轻度早剥的病例中，如果母体血流动力学恒定，用硫酸镁抑制宫缩、降低子宫张力可作为一种适当的措施。

2）轻型胎盘早剥：已临产，宫口已开大，估计短时间内可迅速分娩者，可在严密监测母儿安危指标的情况下试行阴道分娩，但必须先行破膜，使羊水缓慢流出，并用腹带包裹腹部，缩小子宫容积，压迫胎盘，使之停止继续剥离。产程中发现异常，应及时改行剖宫产结束分娩。

3）重型胎盘早剥：一旦确诊，必须立即终止妊娠。足月、近足月，估计胎儿成活者，发病急或病情重，未临产或估计短时间内不能经阴道分娩者，应立即采取剖宫产，保证孕妇安全，提高围产儿成活率；对于孕周小，估计不能成活或已发生胎死宫内，短时内不能阴道分娩，但孕妇病情危重，为抢救孕妇也应剖宫产；而对于妊娠足月、近足月，宫口开大，阴道流血不多，胎心异常者，估计短时内可经阴道分娩者，应尽量缩短产程，必要时阴道助产。

（二）标准治疗方案

1. 一般处理　输液、备血、给氧、抢救休克等应急措施。严密观察病情变化，测血压、记尿量、完善各项辅助检查，根据病情补充血容量、输血等。

2. 及时终止妊娠　终止妊娠的方法根据胎次、早剥的严重程度，胎儿宫内状况及宫口开大等情况而定。

（1）经阴道分娩：经产妇，一般情况较好，出血以显性为主，宫口已开大，估计短时间内能结束分娩者，可经阴道分娩。①先行破膜，使羊水缓慢流出，用腹带包裹腹部，起到压迫胎盘，使之不再继续剥离的作用。②必要时静脉滴注催产素，缩短产程。③产程中严密观察血压、脉搏、宫底高度、宫缩情况及胎心。有条件可行全程胎心监护。

（2）剖宫产：①重型胎盘早剥，特别是初产妇，不能在短时间内结束分娩者。②轻型胎盘早剥，出现胎儿窘迫征象，需抢救胎儿者。③重型胎盘早剥，产妇病情恶化，虽胎儿已死亡，但不能立即经阴道分娩者。④破膜后产程无进展者。

3. 防止产后出血　胎盘早剥患者容易发生产后出血，故在分娩后应及时应用子宫收缩剂如催产素、麦角新碱、欣姆沛等，并按摩子宫。卡贝缩宫素，是一种人工合成的长效催产素类似物，静脉注射半衰期为 40～50min，比缩宫素长 10 倍，用药后 2min 内即有子宫活性，具有起效迅速、效果持久、使用便捷的特点。卡贝缩宫素在治疗产后出血中的作用正受到国内外产科医师的关注。胎儿娩出后，静脉推注卡贝缩宫素 100μg，1min 内推注完。单次肌内注射卡贝缩宫素比持续静脉滴注缩宫素能更有效地预防有产后出血危险因素的产妇发生产后出血。

子宫胎盘卒中的处理方法：①应用大量子宫收缩药，促进子宫收缩。②按摩子宫，促进子宫收缩。③热生理盐水热敷子宫。观察子宫局部血液循环恢复情况，若子宫收缩好，局部血液循环尚好，应该尽量保留子宫。

上述保守处理不能达到止血目的时应行血管结扎或行介入栓塞治疗，其中，经皮穿刺插管子宫动脉栓塞术不但能明确诊断，治疗产后大出血还有止血迅速、有效、并发症少的优点；若仍不能控制出血时或出血量多致进入休克时，须立即止血抢救生命则必须作子宫切除，如子宫大量出血且血液不凝固，按 DIC 处理。

4. 凝血功能障碍的处理

（1）输新鲜血：及时、足量输入新鲜血液是补充血容量及凝血因子的有效措施。库存血若超过 4h，血小板功能即受破坏，效果差。为纠正血小板减少，有条件可输血小板浓缩液。

(2) 输纤维蛋白原：若血纤维蛋白原低，同时伴有活动出血，且血不凝，经输入新鲜血等效果不佳时，可输纤维蛋白原3g，将纤维蛋白原溶于注射用水100ml中静脉滴注。通常给予3～6g纤维蛋白原即可收到较好效果。每4g纤维蛋白原可提高血纤维蛋白原1g/L。

(3) 输新鲜血浆：新鲜冰冻血浆疗效仅次于新鲜血，尽管缺少红细胞，但含有凝血因子，一般1L新鲜冰冻血浆中含纤维蛋白原3g，且可将Ⅴ、Ⅷ因子提高到最低有效水平。因此，在无法及时得到新鲜血时，可选用新鲜冰冻血浆作应急措施。

(4) 肝素：肝素有较强的抗凝作用，适用于DIC高凝阶段。胎盘早剥患者DIC的处理主要是终止妊娠以中断凝血活酶继续进入血内。对于处于凝血障碍的活动性出血阶段，应用肝素可加重出血，故一般不主张应用肝素治疗。

(5) 抗纤溶剂：6-氨基己酸等能抑制纤溶系统的活动，若仍有进行性血管内凝血时，用此类药物可加重血管内凝血，故不宜使用。若病因已去除，DIC处于纤溶亢进阶段，出血不止时则可应用，如6-氨基己酸4～6g、氨甲环酸0.25～0.5g或氨甲苯酸（对羧基苄胺）0.1～0.2g溶于5%葡萄糖液100ml内静脉滴注。

5. 预防肾衰竭　在处理过程中，应随时注意尿量。若每小时尿量少于30ml，应及时补充血容量；少于17ml或无尿时，应考虑有肾衰竭的可能。可用20%甘露醇250ml快速静脉滴注，或呋塞米（速尿）40mg静脉推注，必要时可重复使用，一般多能于1～2d内恢复。经处理尿量在短期内不见增加，血尿素氮、肌酐、血钾等明显增高，二氧化碳结合力下降，提示肾衰竭情况严重，出现尿毒症，此时应进行透析疗法，以抢救产妇生命。

（王　玲）

第五节　羊水过多

一、概述

羊水过多（polyhydramnios）是指妊娠任何时期孕妇的羊水量达到或超过2 000ml者。正常妊娠时羊水量随孕周变化，从妊娠早期开始，羊水量逐渐增多；妊娠晚期羊水量可增至800～1 200ml，此后羊水量会有所减少，到妊娠足月时羊水量为800ml；过期妊娠期间羊水量逐渐减少，约为550ml。羊水过多的发生率为1%～3%。正常情况下羊水在母体和胎儿之间进行相互交换，从而达到动态平衡。当母胎之间的羊水交换失去平衡时可出现羊水量的异常。

目前，羊水过多的病因尚不十分明确，通过临床观察，发现以下几种疾病与羊水过多的关系密切：①胎儿畸形：如神经管缺陷性疾病、消化道畸形、腹壁缺陷、膈疝、先天性甲状腺囊肿、遗传性假性低醛固酮症等。②多胎妊娠。③妊娠期糖尿病。④母儿血型不合。⑤染色体异常：如18-三体、21-三体、13-三体。⑥孕妇和胎儿的各种疾病：如妊娠期高血压疾病、急性肝炎、孕妇严重贫血、重症胎儿水肿、巨大儿、胎儿贫血，胎儿吞咽功能减退等。⑦脐带胎盘病变：如胎盘绒毛血管瘤、脐带帆状附着等。⑧宫内感染：如人细小病毒B_{19}、梅毒、弓形虫、柯萨奇病毒、单纯疱疹病毒、风疹、巨细胞病毒等。⑨特发性羊水过多。

羊水过多对母体和胎儿均有严重的危害，对孕妇来说，分娩时容易发生原发性子宫收缩乏力，导致产程延长、产后出血；而自然破膜或人工破膜后，大量的羊水快速涌出，可能出现胎盘早剥，危及生命；此外，破膜后腹压及下腔静脉压力减少，回心血量骤增，可能发生急性心力衰竭和休克。对胎儿来说，常常发生胎位异常；而子宫的过度膨胀能使宫缩提早出现，发生早产；破膜后，脐带可能随大量羊水脱出，发生脐带脱垂。

二、诊断

（一）临床表现

急性羊水过多常发生于 20～24 周，羊水增长速度极快，孕妇自觉数日内腹部骤然增大，部分人可因腹部压力过大而感觉腹痛；由于过度膨大导致腹腔脏器被动性向上推移，横膈上抬，压迫肺部，孕妇可能发生呼吸困难，严重者甚至出现发绀；此外，巨大的子宫压迫两侧的输尿管，孕妇出现尿少，甚至无尿。体格检查发现子宫明显增大超过相应妊娠月份，腹部皮肤高度紧张而发亮，可有压痛感，胎位不清，胎体无法触及，听诊胎心音遥远。

慢性羊水过多发生率较高，常发生在妊娠晚期，孕妇一般无明显感觉，仅在产前检查时发现宫高腹围超过相应妊娠月份。体格检查时发现腹隆大于正常妊娠，皮肤张力较大，有液体震颤感，可触及的胎体具有浮沉感，胎心音较遥远。

（二）B 型超声

B 超是产前诊断羊水过多最主要的办法，且 B 超还能发现胎儿畸形，因此临床上怀疑宫高、腹围超过正常妊娠月份时常规行 B 超检查。诊断该病的指标是：最大羊水暗区垂直深度 >7cm，近年来测量羊水指数成为更客观的指标，国内认为以羊水指数（AFI） >18cm 为羊水过多，而国外以 AFI >20cm 方诊断。

（三）X 线检查及羊膜腔造影

腹部平片和侧位片可发现羊水过多，羊膜腔造影可显示胎儿体表轮廓，用以诊断部分胎儿畸形。但由于放射线和造影剂对胎儿有一定的损害，故临床上慎用。

（四）甲胎蛋白（AFP）检查

主要用于筛查开放性神经管缺损胎儿和消化道畸形胎儿，当母血中 AFP 值超过同期正常妊娠平均值 2 个标准差以上，有助于诊断。

三、治疗措施

（一）治疗原则

对羊水过多治疗的原则主要取决于胎儿有无畸形、孕周和羊水过多的严重程度。

（二）治疗手段

1. 药物治疗　目前，临床上主要采用吲哚美辛（消炎痛）治疗羊水过多。

（1）药物作用机制：吲哚美辛为非甾体类抗炎药，是前列腺素合成酶抑制剂，它可以通过抑制前列腺素合成引起前列腺素水平下降，使肾小管远端对水钠的吸收增强，胎尿的生成较少，从而达到较少羊水生成的作用。吲哚美辛可以使胎儿呼吸频率加快，促进肺泡内液体的吸收，达到增加羊水吸收的作用。

（2）适应证：吲哚美辛适用于孕周小，未发现胎儿畸形，而有意愿保胎者。而且该药物对于急性和慢性羊水过多均有效。当羊水过多合并大的胎盘血管瘤时，给予吲哚美辛治疗后羊水量明显减少。采用吲哚美辛治疗过程中应每周复查 1 次 B 超测量 AFI 的变化，一方面了解药物治疗的效果，另一方面防止继发性的羊水过少。

（3）药物剂量和用法：吲哚美辛有多种剂型，产科多用片剂和栓剂，分别以口服和直肠给药。口服药物剂量一般为 25mg，每 6h 1 次或者每 8h 1 次，由于其半衰期是 7～12h，国内医学界普遍采用每 8h 1 次给药。栓剂在临床上应用较少，可以对患者采用吲哚美辛栓剂 100mg 塞入肛门，每 12h 1 次，三天一疗程，若羊水量明显下降可以减量为 50mg，每 8h 1 次或每 12h 1 次。

（4）不良反应：由于前列腺素能保持胎儿动脉导管的开放，因此，吲哚美辛抑制前列腺素合成后最重要的不良反应是可能使动脉导管痉挛收缩，甚至发生提早闭合。动脉导管狭窄可造成胎儿血流动力学改变，窒息率增加，胎儿缺血缺氧，全身血液重新分配，肾小球缺血使得胎尿产生进一步减少，可能继发羊水过少。动脉导管狭窄主要发生于32周之后，因此吲哚美辛的使用应限制在32周以前，能够部分地避免发生动脉导管早闭。但是最新的报道称吲哚美辛开始使用的孕周、给药方法以及治疗疗程与胎儿动脉导管早闭、羊水过少以及各种复杂的胎儿疾病的发生并无明显的相关性，因此该药的使用时限需进一步考证。此外，口服吲哚美辛有较严重的消化道反应，如恶心、呕吐、腹痛腹泻，严重者出现消化道溃疡、出血等。

羊水过多患者胎膜上的水通道-1（AQP-1）的基因表达增加，虽然AQP-1基因的表达异常不是羊水过多的原因，但它属于机体代偿性反应，因此很多学者正在努力寻找某种物质调节AQP-1基因的表达从而达到治疗羊水过多的作用。

2. 羊膜腔穿刺术

（1）适应证：适用于胎儿正常，但孕妇感临床症状严重，甚至出现呼吸窘迫、发绀或少尿，而孕周尚不足37周者，尤其是急性或复发性羊水过多者。

（2）治疗目的：经腹壁行羊膜腔穿刺术一方面可以引流出部分羊水，暂时减轻宫内压力，缓解压迫症状，从而延长孕龄；另一方面可以将抽取的羊水进行L/S比值测定或其他项目的检查来了解胎儿的成熟程度，同时还可向羊膜腔内注射药物促进胎肺成熟。

（3）操作方法：①在具体操作前，应进行B超检查，确定胎龄和胎盘位置。术前30s肌内注射苯巴比妥（鲁米那）0.2g，口服沙丁胺醇（硫酸舒喘灵）2.4~4.8mg，排空膀胱，取平卧位。②穿刺应选择胎儿安静时进针，常规皮肤消毒，铺无菌孔巾，在B超引导下选择羊水池较深的部位进针。③尽量避开胎盘位置，若为前壁胎盘，应选择胎盘位置相对较薄处进针，尽量避开胎盘大血窦，穿刺针应1次性进针不能来回抽针进出胎盘面，以免扩大创口发生大出血。④用18号穿刺针穿入羊膜腔，进行缓慢引流，引流速度控制在每小时500ml，1次性引流总量不超过1 500~2 000ml。⑤抽取羊水20~50ml，置无菌试管中，送检。⑥术中和术后均应密切观察胎心及孕妇自觉症状，以便早期发现胎盘剥离征象；⑦术后予以镇静、抑制宫缩、预防感染等治疗。⑧如术后羊水继续增长，联合药物治疗效果不佳者，可间隔1~2周重复穿刺。

国外的医院利用负压引流装置对严重羊水过多患者进行羊膜腔穿刺引流，既安全且有效，其并发症的发生率仅为3.1%。国内的医师则设计了一种简易的羊膜腔穿刺羊水引流装置（图4-1），将输液管一端与穿刺针相连，另一端插入空输液瓶瓶塞中，将输液瓶正立，其位置低于穿刺部位，调速装置关闭，用50ml注射器将输液瓶内空气抽出，使瓶内呈负压状态，穿刺成功后，逐渐调节调速装置，控制引流速度，其效果满意率达到93.75%。这套装置省时省力，能较准确控制引流速度和引流量，对于减少并发症的发生具有一定的价值。

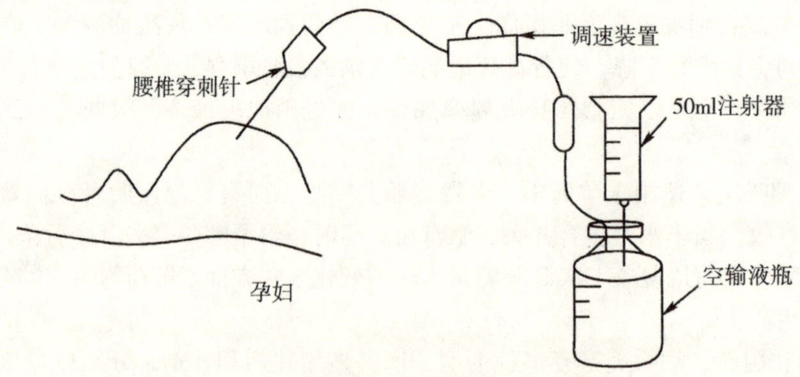

图4-1 简易的羊膜腔穿刺羊水引流装置

（4）疗效评价：羊膜腔穿刺术可以直接减少羊水的量，因此治疗效果较好，国内外多数文献报道其有效率均超过90%。此方法可以1次或多次用于治疗羊水过多的患者，其怀孕时间平均延长6.25周，胎儿出生体重平均增加1 000g。

羊膜腔穿刺术能缓解孕妇的压迫症状，对于减轻患者症状是有效的，但它并不能明显减少宫缩的发生，也就意味着不能降低早产的发生率。

曾有一例急性复发性羊水过多患者，从孕30周开始积极采用吲哚美辛和羊膜腔穿刺联合治疗，羊水量恢复正常并顺利分娩。这一病例为临床上吲哚美辛和羊膜腔穿刺联合治疗方案提供了依据。

（5）并发症：①刺伤母体血管，引起腹壁血肿，子宫浆膜下血肿，还可刺伤膀胱；②损伤脐带、胎盘或胎儿，若在B超引导下穿刺可降低母体及胎儿损伤的发生率。③该操作属于侵入性操作，可引起宫内感染。④流产或早产，流产发生率为0.1%～0.2%，晚期妊娠可引起胎膜早破或早产。⑤羊水渗漏。⑥若引流羊水速度过快使宫内压力骤减，可导致胎盘早剥。⑦如果误刺入血管，可能使羊水进入母血中，发生羊水栓塞，一旦发生极其危险。⑧ABO与Rh血型不合者可引起胎儿溶血，Rh阴性孕妇穿刺后应给予抗D免疫球蛋白。

3. 终止妊娠　对于合并畸形胎儿，且症状较严重的患者，宜采用高位人工破膜法终止妊娠。常规消毒外阴、阴道后，取高危破膜器沿宫颈和胎膜间向宫腔内送入15cm，避开胎盘位置，轻轻刺破胎膜，使羊水缓慢流出，注意此过程中严密观察孕妇生命体征及自觉症状，防止羊水流出过快发生胎膜早剥，保持胎位以免胎儿出现横位难产。待羊水流出适量后取出破膜器，观察产程进展，如24h内仍未发动分娩，可静滴催产素，或采用其他前列腺素制剂引产。

对于症状较轻，胎儿正常的患者，可给予呋塞米（速尿）对症处理，并严密随诊，尽量延长其孕周。待孕周达到37周后，可行人工破膜终止妊娠。

（三）传统医学

羊水过多在祖国传统医学中称为“子满”，其病因病机为素体脾虚或孕后过食生冷寒凉之物，损及脾阳，脾肾不足，水湿不运，气化失利，冲任不调，湿聚胞中。因此中医治疗该病主要以补脾益肾、利水渗湿、温阳化气、安胎为主。

健脾汤治疗特发性慢性羊水过多的有效率可以达到95.7%，其药方为：炒白术15g，人参9g，茯苓12g，炙甘草10g，黄芪30g，泽泻10g，砂仁10g，木香10g，薏苡仁30g，神曲10g，陈皮10g，水煎服，1剂/d，分早晚两次服用，10d一疗程，连服3疗程。健脾渗湿安胎汤也用于治疗羊水过多，其药方主要为：白茯苓15g、薏苡仁15g、白茅根15g、西党参15g、白术12g、淮山30g、桑寄生15g、菟丝子15g、陈皮10g、甘草6g，有效率达到95%。还可以使用中西医结合治疗，西药治疗选用吲哚美辛口服或塞肛，中药用五苓散加减：猪苓20g，茯苓20g，泽泻20g，白术20g，桑白皮15g，杜仲15g，桂枝10g，薏苡仁10g，黄芪9g，党参9g，水煎服，每3天复查B超，直至羊水量降至正常停药，有效率为95.16%。

中国传统医学有着悠久的历史，近年来得到新一代中医药研究者的不断改进，用以治疗羊水过多，效果满意，经济方便，疗效可靠，不良反应少，可与西医结合治疗，不失为一种较好的辅助方法。

（杨凤鸣）

第六节　羊水过少

一、概述

羊水过少（oligohydramnios）是指妊娠晚期羊水量少于300ml。羊水过少可以发生在妊娠的任何时期，但临床上发现的病例多在妊娠28周以后。

羊水过少的发生率为1%～5%。由于羊水产生和循环机制尚未阐明，羊水过少的病因仍不明确，临床上常与以下几种疾病有关：①胎儿畸形：以先天性泌尿系统异常最多见，如胎儿肾缺损、肾发育不全、多囊肾、尿道闭锁或狭窄，此外还有小头畸形、前脑无裂畸形、染色体异常、甲状腺功能减退等。②胎盘功能不全或胎盘灌注不足。③羊膜病变。④药物作用，如前列腺素合成酶抑制剂，血管紧张素转换酶抑制剂等。⑤过期妊娠。⑥胎儿宫内生长受限。⑦胎膜早破。⑧羊膜带综合征。

羊水过少发生的时期以及其严重程度给胎儿带来的危害是不相同的。孕早期发生羊水过少，部分胎儿体表与羊膜粘连，形成羊膜带造成胎儿部分肢体离断，发育成畸形。羊水少还能影响肺的膨胀与发育。因此，孕早、中期发生的羊水过少多因为胎儿畸形发生流产而告终。如果羊水过少发生于孕晚期，子宫壁紧贴胎体，宫缩时压力直接作用于胎盘、胎儿以及脐带影响到胎儿的血液循环，胎儿缺血缺氧，从而发生一系列继发性改变，如胎心改变、羊水粪染、胎儿窘迫和胎儿窒息甚至胎死宫内。

二、诊断

（一）临床表现

羊水过少的孕妇常感觉腹部偏小，有紧绷感和胎动不适感。产前检查发现宫高腹围较正常妊娠月份小，子宫张力大，触诊胎体有被子宫紧裹的感觉，胎体浮动感不明显。分娩时因为子宫紧裹胎体可造成宫缩不协调，产程延长。人工破膜时发现羊水流出量很少甚至无羊水流出。

（二）B超

由于在产前无法直接测量羊水数量，B超成为产前发现和诊断羊水过少最主要的手段。但目前诊断标准仍不统一，国内普遍采用测量最大羊水池垂直直径（AFV）或羊水指数法（AFI）估计羊水量，AFV≤3cm为羊水偏少，AFV≤2cm为羊水过少，AFV≤1cm为严重羊水过少。多数学者认为AFI是更加敏感、准确的指标，AFI≤8cm为羊水偏少，AFI≤5cm为羊水过少。此外，羊水过少时B超见羊水与胎体交界面不清，胎儿肢体明显相互重叠聚积，还可能发现部分胎儿畸形。

（三）羊水直接测量

剖宫产时吸引器收集羊水或阴道分娩时用容器盛接羊水，再进行准确测量，以少于300ml为诊断依据。这种方法较精确，但不能早期诊断。

三、治疗措施

（一）治疗原则

对羊水过少治疗应根据羊水过少发生的原因、孕周和羊水过少的严重程度的不同，采取相应的治疗措施。

（二）治疗手段

1. 病因治疗　首先应排除胎儿畸形，尤其是在妊娠28周前发病者，更易并发胎儿畸形，可以行彩超以及测定母血和羊水中的甲胎蛋白、染色体检查，一旦发现较严重的胎儿畸形应尽早终止妊娠。如能排除胎儿畸形，且胎儿尚未足月者，应定期行B超监测羊水量、胎儿生长情况、胎盘功能，定期进行胎心监护和胎儿生物物理评分，若出现胎儿窘迫应积极处理。尽早发现引起羊水过少的原发病，并及时进行治疗。

如果羊水过少是因过期妊娠所致，应立即行人工破膜终止妊娠，如破膜时发现羊水粪染或胎儿窘迫，应选择剖宫产结束分娩。

2. 饮水疗法和静脉输液疗法　饮水疗法主要适用于程度较轻、尚未足月且无胎儿畸形和其他产科并发症的羊水过少患者，能够耐受大量饮水。饮水疗法的具体方法是在2h内饮水2 000ml，1次/d，连饮数天，或者在一天之内共饮水4 000ml。饮水疗法对羊水过少能起到较好的疗效。

饮水疗法增加羊水量的机制尚不完全清楚。母体的渗透压可明显影响胎儿血浆渗透压，当孕妇大量饮水后，胎儿血液循环量增加，渗透压下降，导致胎儿抗利尿激素合成减少，胎尿排出增加使得羊水量增多。饮水疗法在增加羊水量的同时还能改善微循环，降低孕妇血液黏滞度，从而增加子宫、胎盘及胎儿的血液灌流量。

饮水疗法的优势在于安全、有效、方便、经济，疗效持久，易于被患者接受。但它也存在某些局限性：①该方法羊水增长速度较慢。②对于胎盘功能低下或胎肾有功能性问题的患者，疗效不佳。③部分孕妇不能接受大量饮水。

静脉输液疗法的适应证及作用机制与饮水疗法基本相同，因为有些孕妇平时不喜欢大量饮水而影响了饮水疗法的效果，故采用静脉输液增加母体血容量，使经过绒毛间隙进入胎儿的循环血容量增加，从而达到增加羊水量的目的。该疗法中可选择能量合剂、平衡液等，如并发胎儿窘迫，可给予复方丹参注射液扩张胎盘血管，碳酸氢钠纠正酸中毒治疗。

将饮水疗法和静脉输液疗法进行比较，治疗的有效率以及羊水增加的量和对脐血 S/D 比值的改善均无差异，因此在临床工作中可根据患者的意愿进行选择。

3. 羊膜腔输液法　羊膜腔输液法（amnionic infusion，AI）主要有两种方式，一种是经腹壁 AI，另一种是经宫颈 AI。

1）治疗目的：AI 可以增加羊水量，确保了羊膜腔的容积，恢复羊水的保护胎儿功能，保证胎儿能自由活动，使脐带免于受压而导致胎儿缺血缺氧；AI 还可以进行羊水置换，将严重粪染的羊水置换出来，防止胎粪吸入，降低剖宫产率。AI 被认为是一种安全、直接、价廉的方法，应用范围日益扩大。

2）适应证

（1）经腹壁 AI 主要适用于：①妊娠中晚期的羊水过少。②胎膜早破。③胎儿宫内发育迟缓。④诊断性 AI，对中、晚期妊娠并发羊水过少致 B 超影像不清，不能明确有无胎儿畸形及其他原因者，可行腹部 AI 来明确诊断。

（2）经宫颈 AI 主要适用于：①已经临产者。②胎儿电子监护发现严重的变异型减速。③羊水粪染且羊水黏稠。④阴道分娩条件合适。⑤宫口 <8cm。

3）禁忌证：①急性胎儿宫内窘迫，由于 AI 将液体灌注到羊膜腔内需要 10～25min，不适用与抢救急性胎儿宫内窘迫。②胎先露异常，此时本易发生早产胎膜早破，如快速增加羊水量则易增加早产的发生率。③多胎。④前置胎盘。⑤胎盘早剥。

4）基本装置和补充液：经腹壁 AI 的基本装置包括羊膜腔穿刺针和静脉输液器。经宫颈 AI 的最初装置（图 4－2）包括一条宫腔内导管、一个三通阀、静脉输液器及宫内压力测定仪，后经过改良，使用 2 条宫腔内导管，一条用于灌注，另一条用于连接宫内压测定仪。近来国内有学者根据我国的实际情况设计了一种简易羊膜腔灌注装置，用 2 条 1 次性灭菌硅胶胃管作为羊膜腔导管，将其中一条剪去有侧孔的顶部，作为输入管。另一条用于排液及测压。输入管接输液瓶，灌注液靠重力滴入，另一条管连接医用血压计测压。这种设计的特点在于胃管顶部有 4～5 个同水平、不同方向的侧孔，有利于置管及排出不同层面粪染的羊水，而其所用材料均为医院常用设备，可适用于我国基层医院。

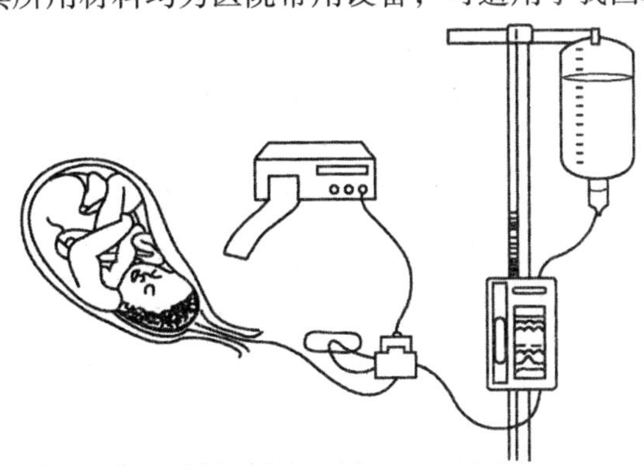

图 4－2　途经宫颈 AI 装置

5）输注的液体常用：①37℃的生理盐水或与羊水等渗的林格液：可以用来替代羊水，均对新生儿的电解质及 pH 值无影响。②地塞米松：促进胎肺成熟的治疗药物。③碳酸氢钠：是一种碱性药物，能改善胎儿缺氧的情况。④复方小儿氨基酸：通过胎儿直接吞咽氨基酸来促进胎儿生长发育，有利于治疗胎儿宫内生长受限。⑤抗生素：预防或治疗宫内感染。

6）操作方法

（1）经腹 AI：①术前半小时口服抑制宫缩药物，并嘱孕妇排空膀胱。②取仰卧位，用 B 超测知腹壁及子宫前壁厚度、胎位及胎盘位置，选定最佳穿刺点，并做好进针标记。③以腹壁穿刺点为中心进行消毒，自皮肤垂直进针，监视屏上见穿刺针沿着 B 超下穿刺引导线进入腹腔及宫腔，有二次落空感；④穿刺针进入羊膜腔羊水池深度不超过 1.5cm，随即抽出针芯，见有羊水溢出接上三通管，一端行宫腔压力检测，另一端先抽取羊水作检查，再行羊膜腔内治疗。⑤如羊水黏稠致使无羊水溢出，超声监测确定穿刺针确在羊水池内，也可小心输液，整个穿刺输液过程中，均需要在超声床头严密监测下进行；⑥输液速度控制在 15～20ml/min，输液总量为 100～700ml，当羊水指数 >8cm 时可停止输液，如果灌注液体量超过 600ml，而没有液体从阴道流出，或压力测定显示宫内处于高压状态，均应停止灌注，若输注 800ml 变异减速仍不消失视为失败。⑦术后严密观察孕妇生命征及早产、胎膜早破、胎盘早剥征象，持续检测胎心情况，并予以抗生素预防感染。

（2）经宫颈 AI：①产妇排空膀胱后取膀胱截石位，常规消毒铺巾。②未破膜者先行人工破膜，再以内诊手指引放置宫腔内导管，以超过胎头达胎体俯侧为宜。③内导管接输液器输注 500ml 温热的林格液，液体顺利滴注证实在羊膜腔内，输液速度为 7～10ml/min，输液总量为 500～700ml。④为防止仰卧低血压，可嘱孕产妇取侧卧位，如有液体自阴道溢出可再适量补充。

7）疗效评价：产前经腹 AI 对减少羊水过少引起的并发症具有很好的治疗效果，尤其是对于早产患者，能通过延长孕周来改善胎儿的预后。孕 28～34 周时采用 AI 治疗羊水过少能延长孕周 4～5 周，使胎儿出生体重增加 1 200g。采用连续多次的 AI 治疗因早产胎膜早破导致羊水过少的患者，能使胎儿的预后明显好转，提高胎儿的生存率。将预防性 AI 和治疗性 AI 比较，前者仅在胎心减慢和严重的羊水粪染的病例中效果更好，而对其他并发症的疗效并无区别。

8）并发症：①刺伤母体或胎儿，若在 B 超引导下可降低误伤的发生率。②该操作属于侵入性操作，可引起宫内感染、绒毛膜羊膜炎。③妊娠中期可引起流产，晚期妊娠 AI 可引起胎膜早破或早产。④医源性羊水过多以及宫内压增高，可以诱发宫缩及胎盘早剥，这是由于输液过多或过快所致，若严格控制输入量和输入速度可以避免。⑤脐带脱垂，可能与安放导管不当或脐带过长隐性脱垂有关。⑥如果误刺入血管，可能使羊水进入母血中，发生羊水栓塞，一旦发生极其危险。⑦如果输注冷的灌注液可能导致新生儿低体温。

4. 肝素治疗　肝素治疗是近几年来我国部分学者正在探索的一种方法。将肝素 6 250～12 500U 加 5% 葡萄糖 500ml 静脉滴注，4～6h 内滴完，同时补充钙剂和维生素 C，治疗 3d 后行 B 超复查 AFI，如无改善则行剖宫产终止妊娠，有效率达到 97.3%。也可将小剂量肝素联合静脉输液疗法治疗羊水过少，每天静脉补液 1 000ml 的同时静滴肝素 25mg/d，共治疗 10d，该方法能降低剖宫产率，提高胎儿出生体重，但并不影响新生儿出生的 Apgar 评分、死亡率及产妇的产后出血量、产后大出血的发生率。

肝素能用于治疗羊水过少，其可能的机制有：①肝素的抗凝机制能增加子宫胎盘血液循环，改善胎盘功能，使胎儿血液循环量增加，排尿量增加。②肝素的抗血栓作用有利于子宫胎盘血流改善，保持血液循环通畅。③肝素抑制纤维蛋白原转变成纤维蛋白，防止在绒毛血管基底膜沉积，防止钙化，维持绒毛血管基底膜的通透性，有利于营养物质和水分的交换。④肝素具有抗肾素活性，能松弛子宫血管平滑肌细胞，减轻血管阻力，改善胎盘功能。

5. 不同孕周的处理原则　尽可能的排除畸形后，如：①孕周 <36 周者，积极采用以上的方法处理，并予以激素促胎肺成熟，加强监护，B 超随访羊水量，如发生胎儿宫内窘迫及时处理，尽量延长孕周。②孕周≥37 周者，如确诊羊水过少，应迅速终止妊娠，使胎儿尽早脱离子宫内不良环境，若 OCT 试验提示胎儿不能耐受宫缩，则选择剖宫产结束妊娠；③孕周≥42 周者，一旦确诊应立即行剖宫产终止妊娠。

6. 产时处理　羊水过少且已经临产的患者，应严密监测产程进展和宫内胎儿的情况，勤做胎心电子监护，及早发现变异减速、晚期减速、胎心变慢等情况，并给予积极处理。破膜时注意观察羊水的颜色、性状，发现有羊水粪染者如估计短时间内无法经阴道分娩，应及时行剖宫产。

7. 传统医学　祖国传统医学认为脏腑与胞宫的关系十分密切，羊水过少是脏腑功能低下所致，尤以肝肾功能低下更易导致羊水过少。

复方丹参注射液能扩张血管、降低血黏度、减少血小板聚集、改善微循环，对血管的口径、流速、流量、流态及毛细血管等多方面均有明显改善，并增加母体血容量，使羊水的产生增加，将复方丹参注射液治疗妊娠晚期羊水过少未并发胎儿畸形患者，总有效率达到96%，其疗效较单纯输注葡萄糖和生理盐水注射液大大改善。参神白锁散治疗严重羊水过少患者，其治愈率达94%，其成分有：党参25g，茯神15g，白术15g，锁阳25g，黄芪25g，桑寄生25g，川断25g，杜仲25g，黄芩20g，柴胡15g，1剂/d，水煎内服，7剂为1疗程，其后隔天1剂，7d为第2疗程，隔2天1剂，7剂为第3疗程，之后根据B超复查的羊水量增减药方。这一方剂能补中益气、养心安神、固本培元、护肝保肾、健脾开胃、养血生津、扶正祛邪、气血充沛、津液旺，能润泽胞胎，使羊水增加。

中国传统医学在近年来得到长足发展，不少研究者用以治疗羊水过少，效果满意，疗效可靠，且不良反应少，亦可与西医结合治疗，为寻找治疗方法开辟新的思路。

（杨凤鸣）

第七节　过期妊娠

一、概述

我国的定义是凡既往月经周期正常规律者，从末次月经第一天算起，妊娠达到或超过42周（294天）而未分娩者，称为过期妊娠（postterm pregnancy）。国际妇产科联盟（FIGO）和世界卫生组织（WHO）的定义和我国一致，而美国妇产科协会（ACOG）主张超过42周（>294天）才作诊断。我国通过对29个省、市、自治区945所医院106 272例过期妊娠的统计分析，过期妊娠的平均发生率为85.48‰，吉林省和山东省最高，西藏自治区、青海省最低。国外4%～14%，平均10%。由于目前尚无一种方法可确认“过期”，因而真正的发生率不详。

过期妊娠可能与下列因素有关：

（1）雌激素水平低下：如胎盘硫酸脂酶缺乏。这是一种罕见的伴性隐性遗传病。缺乏胎盘硫酸脂酶便无法将活性较弱的脱氢表雄酮转变成雌二醇和雌三醇，以致发生过期妊娠。

（2）胎儿畸形：无脑儿或重度肾上腺发育不全的胎儿过期妊娠的发生率增高，无脑儿过期妊娠的发生率可升高3～4倍。过期妊娠可能与胎儿垂体、肾上腺轴的功能不全有关。

（3）头盆不称。

（4）家族遗传。

过期妊娠对围生儿和母亲均有不良影响。过期妊娠易导致巨大儿，引起分娩时相对性头盆不称，导致难产及新生儿产伤。过期妊娠如胎盘功能减退增加了胎儿窘迫、新生儿颅内出血，甚至死胎及死产的机会。过期妊娠产妇分娩时因胎儿巨大或因颅骨坚硬，使母体产道损伤的机会增多，手术产率增加，尤其剖宫产率高。过期妊娠产妇产后出血率较高，产褥病率同时也不可避免地增加。

过期妊娠的胎盘外观色暗，母体面可见大量散在的钙化点。胎盘绒毛血管形成不足，血流灌注减少，合体细胞表面微绒毛明显减少甚至局部消失；内质网扩张、空泡变，高尔基复合体及分泌颗粒减少，另外有绒毛间血栓、胎盘梗死、绒毛周围纤维素或胎盘后血肿加等胎盘功能退化的现象。

过期妊娠时，根据胎盘功能的退化与否，胎儿的生长发育呈现不同的情况，如胎盘功能正常，胎儿继续生长，则易发展为巨大儿。当胎盘功能退化时，则出现胎儿过熟综合征，胎儿过熟综合征分为三期：第Ⅰ期为过度成熟，表现为体重减少，四肢细长，皮肤干而有皱褶，胎脂及胎毛少，指甲长，形如“小老头”（如图4－3）。但无皮肤粪染。第Ⅱ期除第Ⅰ期的表现外，羊水及胎儿皮肤黄染，羊膜和脐带绿染。此期有胎儿缺氧的征象，发病率和死亡率最高。第Ⅲ期胎儿指甲、皮肤，胎盘、胎膜及脐带的表面广泛黄染，此期胎儿预后较Ⅱ期好。

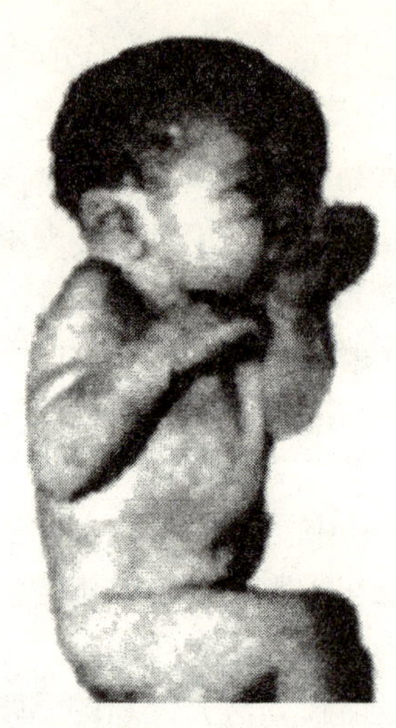

图 4-3　为 43 周出生的过期产儿，皮肤脱屑，外面覆有黏而厚的胎粪，新生儿外观瘦而细长，手掌有皱褶

二、诊断

（一）确定孕周

过期妊娠的诊断关键在于孕周的确定。对于过去月经史十分正常，末次月经日期十分明确，且有早期诊断的各种检查依据，确定孕周相对容易。但若是月经周期不规律，末次月经不详，哺乳期妊娠，使用口服避孕药后妊娠，偶然地排卵延迟和（或）没有早期检查的依据时，确定孕周相对困难。这时必须借助于其他方法。

1. 主观证据　异地分居夫妻的性交时间，早孕反应出现时间，胎动时间，其中后两个证据的个人差异较大，只作参考。

2. 客观证据

（1）早孕期检查子宫大小：早孕时初次妇科检查发现的子宫大小有助于估计孕周。

（2）胎心听筒听到胎心在 18～20 周。

（3）孕早、中期的超声资料：B 超检查对确定孕周有重要意义。如孕囊大小、胎心搏动出现的时间等。有资料显示：相对于选择性地超声检查，常规 24 周前进行超声检查能更好地判定孕周。孕 12 周以内的头臀长（CRL）和实际孕周误差仅 3～5d，13～20 周间胎头双顶径（BPD）、股骨长（FL）测量值和孕周误差 7～10d，20 周以后的数据用以推测孕周正确性不大，因为胎儿发育可有不同的速率。美国有学者报道使用超声核对孕周，过期妊娠的发生率从 10% 降至 3%。

总之，在核实了孕妇的孕周≥42 周后，仍然有可能部分孕妇因排卵提前致 40 周或 41 周就已出现了过熟表现；同样也有部分 42 周不是真正的过期妊娠。

（二）判断胎盘功能

胎盘功能的判断可用于评估胎儿宫内的安危，对过期妊娠的处理有着重要的指导作用。

1. 胎动计数　≥30/12h 为正常，<10/12h 提示胎儿缺氧。

2. 孕妇血清胎盘生乳素（HPL）测定　妊娠足月 HPL 值为 4～11mg/L。若该值 <4mg/L 或突然下降 50%，表示胎盘功能低下。

3. 孕妇尿中雌三醇（E_3）的测定　正常值为 >15mg/24h，<10mg/24h 为危险值。

4. 电子胎心监护　包括 NST 和 OCT。但 NST 在预测过期妊娠胎儿贮备力方面，有相对较高的假阴性率，故单纯 NST 有反应型，不能说明胎儿的贮备力良好。应配合 B 超检查估计胎儿宫内安危，一般 1 周 1～2 次。

5. B 超检查　每周 1～2 次。结合 NST、进行胎儿的生物物理评分。观察胎儿的呼吸样运动、胎动、胎儿肌张力、羊水容量。

6. 羊膜镜检查　观察羊水的颜色，了解有无胎粪污染。

三、治疗措施

（一）产前处理

过期妊娠一旦确诊，如有下列情况之一存在，应立即终止妊娠：①宫颈已成熟，Bishop 评分≥7 分。②胎儿>4 000g 或 IUGR。③每 12h 内胎动计数<10 或：NST 无反应型，CST、为阳性或可疑时。④羊水中有胎粪或羊水过少。⑤24h 尿 E_3 下降 50% 或 E/C<10 或 E_3<5mg/L。⑥有其他并发症和并发症如中重度妊娠高血压疾病、妊娠并发心脏病等。

终止妊娠的方法应根据宫颈是否成熟以及胎盘功能及胎儿情况而定。宫颈已成熟者可采用人工破膜，破膜时羊水多而清亮，可在严密监护下经阴道分娩，宫颈未成熟者可先静脉滴注催产素引产。有下列情况者，则不论宫颈是否成熟，均应考虑行剖宫产：①胎儿窘迫；②胎盘功能不良。③头盆不称；④臀位。⑤高龄初产珍贵儿。⑥羊水过少，黏稠有胎粪；⑦有妊娠高血压疾病等妊娠并发症。⑧孕妇有死胎或不良分娩史。

对于无产科并发症和并发症的妊娠 40 周后的孕妇何时进行干预，是进行引产还是行期待疗法是一个仍在争论的问题。有学者认为 42 周前积极引产是不必要的。还有人认为 41 周常规干预可能增加产时并发症，对胎婴儿几乎没有或很少有好处。

但也有学者认为在妊娠 41 周常规进行引产，不仅可避免妊娠延期后胎儿危险度增加，而且能减轻孕妇的心理和体力负担以及对费用等多方面的考虑。目前国内外持这种观点的人日益增多，国内大多数处理意见认为以不超过 41 周妊娠为宜。加拿大过期妊娠试验（CMPPT）是迄今为止最大的独立随机对照实验（RCT），用于比较妊娠 41 周时引产和期待疗法。在这次实验中，3 407 位孕 41 周或以上的孕妇被随机分入引产组和期待疗法组，监测每天 3 次的胎动计数和 NST、一周 2～3 次超声测羊水量。期待疗法持续至 44 周或出现引产指征。在用前列腺素引产组中其剖宫产率下降 12%～15%。而继续妊娠后又引产者其剖宫产率（33.5%）较自然临产或引产的剖宫产率（18.5%，22.4%）高。导致期待疗法组剖宫产率高的原因是胎儿窘迫，因难产而导致剖宫产两组之间并无明显差异，两者间的围生儿死亡率并无明显差异。另外有人对 19 个 RCT 进行回顾性的研究发现，41 周进行常规引产能降低围生儿的死亡率，但剖宫产率无明显变化。期待疗法组羊水胎粪污染的概率更高，但胎粪吸入综合征和新生儿的病死率并无明显升高。这两个回顾性的研究都没有发现引产会导致围生期并发症的升高，且两个研究都强调不管宫颈成熟度评分是否包括在内，这个结果都是一致的。以上研究说明对妊娠 41 周的孕妇行常规引产对母儿不仅不会有不良影响甚至还有益处。

引产必需具备的条件：除产科的头盆不称外更多地考虑胎儿宫内储备情况。尤其羊水量处于警戒值时，引产前 OCT 是必须的步骤。

宫颈的成熟度在一定程度上保证引产的成功。Bishop 在 7～9 分时引产成功率高达 80%。如≤6 分时需先行促宫颈成熟。前列腺素是比较理想的制剂，如 PGE_2 凝胶（地诺前列酮）、地诺前列醇缓释剂（普贝生）等。米索前列醇也由于经济、储存方便而被广泛用于促宫颈成熟。米索用药间隔时间为 3～24h 不等，而且剂量也有一定差异，一般为 25～50μg。用药间隔时间长，与短时间内重复用药的效果可能有一定差异，但短时间内重复用药对母婴的安全性高。宫颈成熟后，静脉点滴缩宫素。一般主张小剂量开始，2.5U 放入 5% 葡萄糖注射液 500ml 中，以 8 滴/min（2.5mU/ml）开始，根据宫缩进行滴速的调整。定时听胎心或连续胎心监护。连续 4～6h，如有进展继续滴注，否则次日再引产 1 次，再失败需以剖宫产结束。

（二）产时处理

1. 严密监测产程进展　过期妊娠产妇分娩时因胎儿巨大或因颅骨坚硬，囟门与颅缝缺乏伸缩性，不利于胎头变形，胎头可塑性相对差，故可能发生分娩困难，产程中应密切注意活跃期的进展，及时发现因枕位异常所致的相对头盆不称。若出现产程进展缓慢，先露下降不满意等，应以剖宫产结束分娩。此外，即使进展顺利还要高度警惕难产的发生，因此需选择有经验的接产人员接产以防不测。

2. 密切观察胎儿情况　分娩对过期妊娠的胎儿是特别危险的时期。临产后宫缩应激超过胎儿储备力，可出现隐性胎儿窘迫甚至胎儿死亡，即胎儿有足够的储备力足以保证产前监护试验正常，但临产后宫缩应激力的显著增加，可能超过此储备力而导致胎儿宫内窘迫，甚至死亡。此外，若合并羊水过少，由于缺乏正常羊水的适当缓冲作用，胎儿及胎盘势必直接承受反复增高的宫内压力，产程中脐带受压的机会增加，因此又进一步加重了胎儿宫内缺氧的程度，胎心变异也有可能增加，更易随时发生死产。故临产后应严密观察产程进展和胎心音变化，有条件时采用分娩监护仪持续监护。如发现胎心率异常，应即行剖宫产终止妊娠。

3. 观察羊水性状　在宫口开大 2 ~ 3cm 时实施人工破膜，若羊水清亮可继续观察产程进展；若羊水胎便污染Ⅱ ~ Ⅲ度，对初产妇距离分娩尚有较长时间，故应予剖宫产结束为好。

（三）过期产儿的处理

过期产儿娩出前应做好新生儿窒息的抢救准备，准备气管插管，加压给氧及必要的药物，使娩出的新生儿能及时进行气管插管，清除气管内异物及加压给氧等处理。阴道分娩时或因胎粪污染、宫内窘迫行紧急剖宫产时必须有新生儿科医师在场。娩出后及时吸口、鼻、咽内黏液，保持呼吸道通畅，脐血进行血气分析或乳酸测定，可给新生儿治疗提供依据。一般情况较好者无需特殊处理；有羊水、胎粪吸入及有窒息表现者，应及早用氧，缺氧不能缓解者可供以机械呼吸并纠正酸中毒。有饥饿表现的，宜在生后喂糖水；情况较差者，需静脉输入 10% 葡萄糖液，以防低血糖。过期产儿的能量及营养的供应要较同体重者高。生后还应密切注意胎粪吸入综合征、低血糖、低血钙及红细胞增多症等发生。

（杨凤鸣）

第五章

异常分娩

第一节　骨产道异常性难产

妇女骨盆可分为病理性骨盆和发育性骨盆（即生理骨盆）两大类别，病理性骨盆约占2%，发育性骨盆约占98%。虽然病理性骨盆导致难产机会多，但更多的难产仍是发育性骨盆及其变异骨盆所致，是产科的重要问题。

（一）病理性骨盆

病理骨盆的发生原因包括全身性发育异常、营养缺乏、炎症、外伤、脊椎病变、下肢疾患等。各种病理性骨盆都按其原因以一定规律变形，终生固定不变。由于致病原因不同，骨盆变形程度也不尽一致。骨盆因已失去生理性骨盆的形态，发生难产的机会明显增高。

1. 发育异常所致的骨盆异常　如下所述。

1）婴儿型骨盆：由于骨盆发育过程中缺乏机械性作用因素，因病长期卧床，以致成年时仍保持婴儿状态的骨盆，骨盆入口呈圆形，髂凹较深，髂翼发育不良，骶骨较窄，骶岬突出不明显，骶骨横凹和骶前表面凹度均不明显，呈平直而前倾，骨盆侧壁呈漏斗状，耻骨横枝较短，耻骨弓角度狭小，一旦妊娠分娩必致难产。

2）侏儒型骨盆：按 Breus 及 Kolisko 可分为 5 种类型侏儒骨盆，以软骨发育不全侏儒骨盆居多。由于髂骨发育不全，其骨盆入口前后径高度缩短，骨盆入口呈扁形，是导致难产的原因。

（1）真性侏儒骨盆：由于腺垂体疾病，生长发育迟缓，致骨盆不能相称发育，骨盆各骨骺不能完全骨化，成年后仍保持有婴儿型骨盆并有软骨部分，骨盆呈一般性狭窄。

（2）发育不全侏儒骨盆：由于全身发育不全，骨盆生长发育迟缓，骨化中心最终可以完成骨化，骨盆各骨发育虽正常，但骨盆甚小，成为狭小骨盆。

（3）软骨发育不全性侏儒骨盆：为先天性软骨发育不全症，多认为系内分泌疾患所致，但有家族遗传性，其特点为软骨成骨过程紊乱，长骨端软骨之骨化失常，故骨骺仅能加厚而不能伸长，致长骨不能增长，呈四肢短小，而躯干发育正常，肌肉发育良好，颅底软骨成熟过早，故头颅仅能向上增大而致前额突出，颅骨增厚成为头大鞍鼻、四肢短小、躯干正常的特殊体貌，其智力、体力及生殖力均正常，由于髂骨发育不全，骨盆前后径明显缩短，入口横径稍短，骨盆入口呈扁型导致难产，髂耻线上可见到髂部发育不全。

（4）克汀病（cretinism）侏儒骨盆：为部分山区地方病，由于碘缺乏致甲状腺功能障碍，严重者可影响中枢神经系统的发育，患者智力低下，身材矮小，尤以下肢短于上肢，保持婴儿体型的比例，骨盆为均小骨盆，但区别于真性侏儒，而不呈婴儿型。骨质发育不全，骨化中心成长迟缓，骨骺与骨干联合延迟，骨盆软骨存在时间延长，达成年时仍可完全骨化，骨盆多为扁型，其闭孔甚大，骶骨短而弯曲。

（5）佝偻病侏儒骨盆：由于身体发育期缺乏维生素 D，致钙磷代谢障碍，骨质发育受阻，身材矮小，骨盆各径线均缩短，是导致难产的原因。

2. 营养缺乏致骨盆及关节病所致骨盆变形　如下所述。

（1）佝偻病性骨盆：病理性骨盆中以婴幼儿期患佝偻病所致的佝偻病性骨盆最为常见。婴幼儿期慢性营养不良症、维生素 D 缺乏、钙磷代谢障碍、接受日光少等原因，使骨骼的生长部分在幼年时期软骨钙化不足，婴幼儿开始行走站立较晚，使骨盆形成一定的变形。佝偻病骨盆的入口特点是骶骨受躯干的压力而下沉前倾，使骶岬明显向盆腔倾斜，整个骶骨向后方移位，使骨盆入口成为肾形，前后径明显缩短。两侧髂后上棘向中央聚合，两侧髂耻线即在骶髂关节前方造成尖锐的弯曲，骨盆两侧壁外展，耻骨弓角度增大，两坐骨结节间距明显增长，致骨盆中段平面及出口均较宽阔（图 5 - 1）。佝偻病性骨盆所致的难产，主要是胎头的双顶间径不能通过狭窄的入口前后径。胎头的双顶径欲通过狭窄的入口前后径，需以前顶骨或后顶骨入盆。如以前顶骨入盆，称为前倾势不均或称 Naegele 倾斜。如后顶骨入盆，称后倾势不均或称 Litzmann 倾斜。胎头以倾势不均入盆，在强力宫缩的作用下，通过狭窄的入口时，胎头一侧顶骨常被骶岬压迫而凹陷。如在强力宫缩作用下，胎头的双顶间径仍不能通过狭窄的入口前后径，则形成滞产。依佝偻病骨盆的特点是入口前后径狭窄，而骨盆中段、出口则较宽阔，故胎头双顶径一旦通过狭窄的入口前后径，则通过中段及出口一般问题不大。但胎头的高度变形或颅骨受压凹陷，多导致新生儿颅内出血和头颅损伤。按产科观点而言，不应使胎头过度变形，胎头径线的缩短应以 0.5cm 以内为限。否则极易形成小脑幕、大脑镰的撕裂，终致胎儿颅内出血死亡，或导致脑瘫或终生残留脑后遗症。

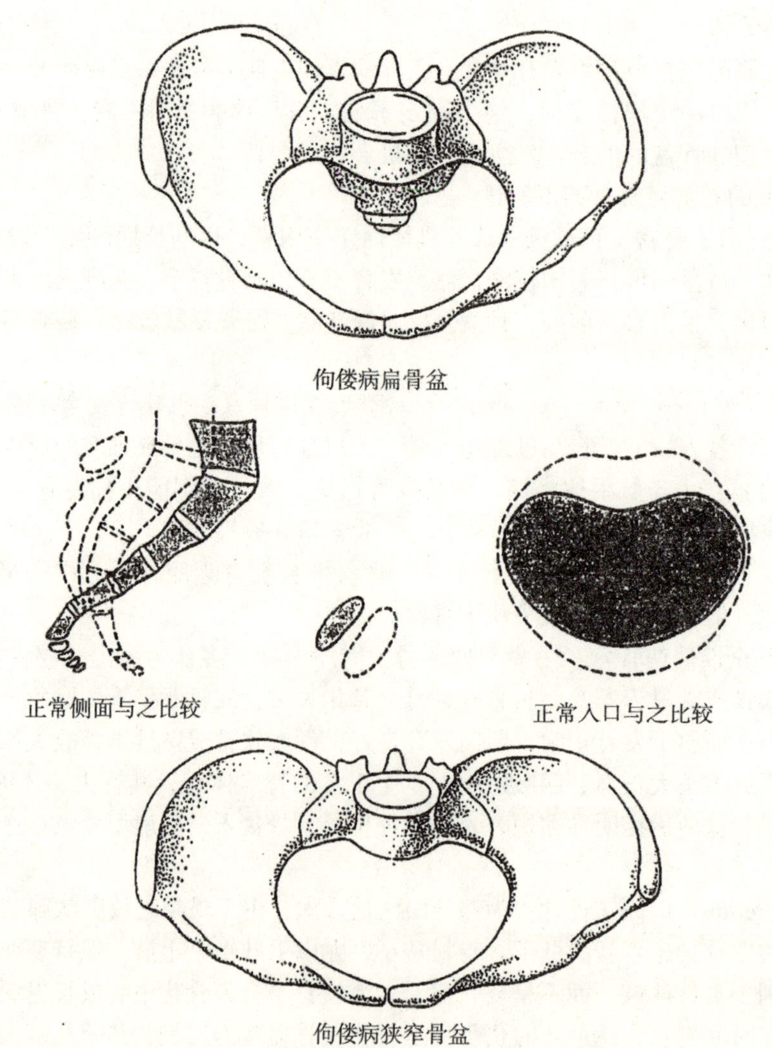

佝偻病狭窄骨盆

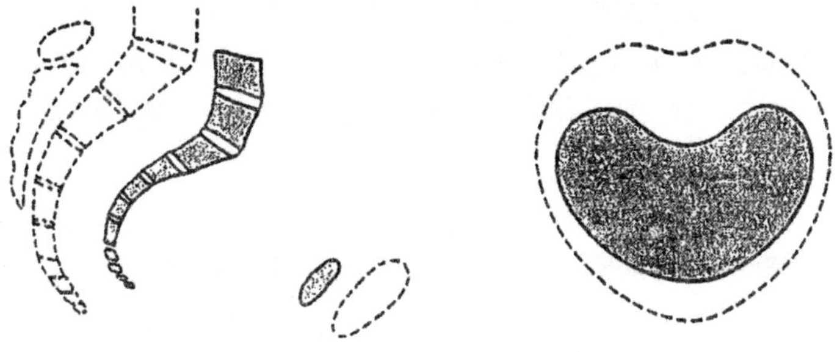

正常侧面与之比较　　正常入口与之比较

图 5－1　佝偻病骨盆

（2）骨软化症骨盆：骨软化症的病因在 1920 年 Preston Maxwell 证实为维生素 D 缺乏、钙磷代谢障碍所引起的，故骨软化症性骨盆是由于患者缺乏营养及维生素 D 所致的钙磷代谢障碍引起的成年人骨质软化变形的疾病。在新中圈成立后此症已基本控制，故骨软化症骨盆已罕见。在多发病区此种骨盆是成为难产的主要原因。

骨软化症之特殊改变，以骨骼变形最为重要，其中以长骨、胸部、脊椎及骨盆变形更为凸出。

产科上最为重要的为骨盆变形，此种骨盆变形主要是机械性作用所致，身体的重力作用于骶骨，使骶骨上段向骨盆入口前方倾斜，骶骨下段由于踞坐及骶棘韧带、骶坐骨韧带的牵引，使骶骨在第 3 骶椎体中央部发生弯曲变形，由于行走，两下肢承担体重，使两大腿骨头作用于两侧骨盆侧壁，使两侧髋臼向中央及前方推进，成为望远镜形的两髋臼凹陷。

耻骨联合向前伸出，两侧耻骨坐骨支向中央转移，互相靠近，而两坐骨结节亦互相接近，结果骨盆入口成为三角凹形（图 5－2）。

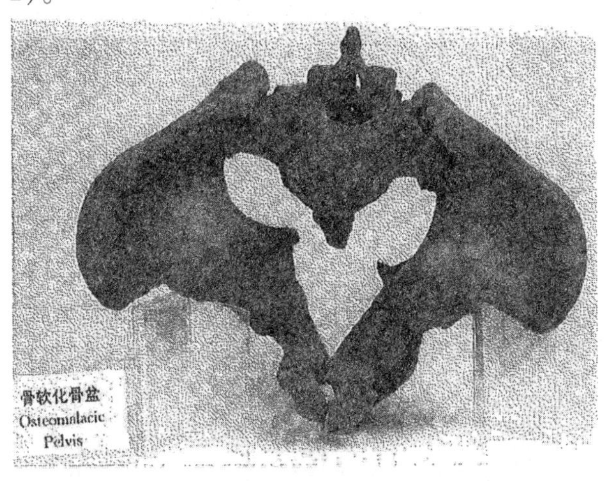

图 5－2　骨质软化症骨盆入口像，呈弯曲狭窄

骨盆中部及出口均狭窄，骨盆变形呈多种多样，严重变形时，骨盆出口仅能容纳 2～3 指（图 5－3）。

变形严重者势必形成难产，甚至死胎也必须剖宫产才能结束分娩。

3. 先天性、炎症及其他原因所致非典型形态骨盆变形　如下所述。

1）同化骨盆：正常情况下髂骨与骶骨借骶髂关节而联合，其联合部位首先在第 26 脊椎出现，继之第 25 及 27 脊椎联合借骶髂关节与髋骨联合，如髂骨与第 24、25、26 脊椎联合时，为腰椎骶化，其骶骨多长而窄，第 1 骶椎显示为第 5 腰椎特点，因其是由第 5 腰椎同化而来，骶椎为 6 节，出现 5 个骶椎骨孔，称为高同化骨盆。即第 5 腰椎与第 1 骶椎相同化（图 5－4、图 5－5），高同化骨盆可出现第 2 骶岬、骶骨长，骶椎 6 节，骶骨高于骨盆入口之上，盆腔深，骨盆入口前后径长而横径短，出口横径狭窄呈漏斗形，胎头入盆困难，多为枕后位难产，中段狭窄妨碍胎头的旋转而形成横行梗阻，形成出口难产。如髂骨与第26、27、28脊椎联合时，则出现第6腰椎可显示第1骶椎的特点，即第1骶椎与骶骨分离，形成第6腰椎，骶椎为4节，为3个骶椎骨孔，称为低同化骨盆（图5－6、图5－7）。则骶骨将变成短宽与髂骨结合，偶尔也可出现一侧髂骨与骶骨联合，而另一侧出现高同化或低同化骨盆，此种骨盆多并发脊椎侧弯或后突。

低同化骨盆由于盆腔较浅，不影响分娩，在产科上意义不大。此外，第1尾椎与第5骶椎同化，亦为同化骨盆的一种，显然形成尾骨固定，致骨盆出口前后径缩短，成为出口难产，并常易形成骨折。

2）分裂骨盆：妊娠末期可见耻骨联合间距增宽，属于生理范畴，但由于发育异常致两侧耻骨分离，则成为分裂骨盆。分裂骨盆常与前腹壁发育不全及膀胱外翻并发存在，耻骨互不联合。文献报道有宽达10cm者，两耻骨间填充以纤维组织。Litzmann报告分裂骨盆患者之骨盆，因耻骨联合内聚的力量，使骨盆横径特宽。此类患者多并发膀胱外翻、尿道下裂等泌尿系统畸形，妊娠分娩后多易出现子宫脱垂。

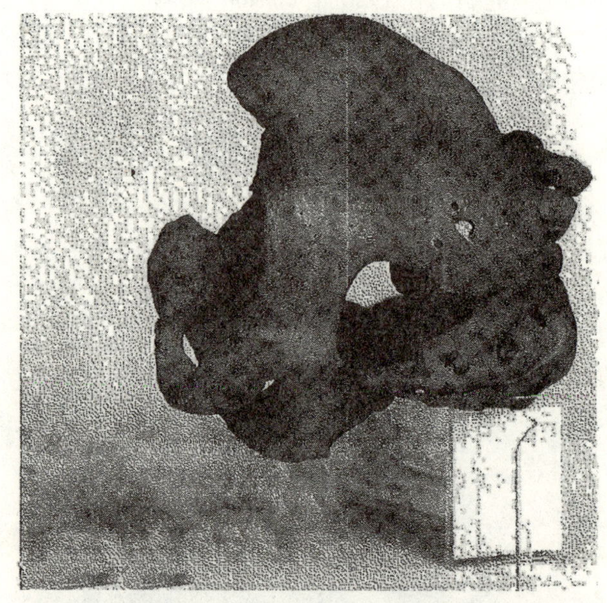

图5－3　骨质软化症骨盆侧面像，骨盆中、下段狭窄

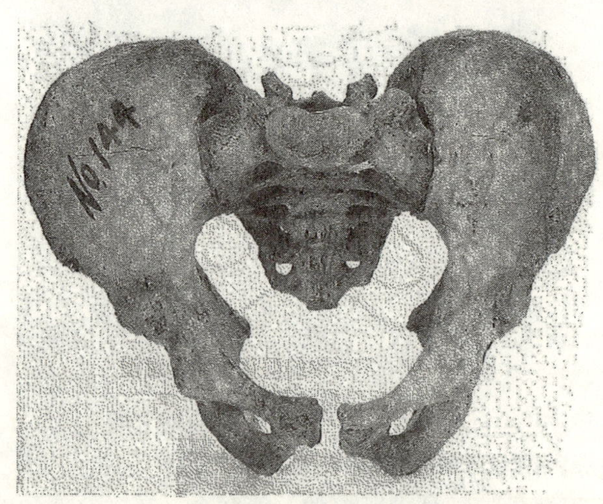

图5－4　高同化骨盆

可出现第2骶岬、骶骨长，骶椎6节，高于骨盆入口之上，盆腔深，骨盆入口前后径长而横径短，出口横径狭窄呈漏斗形

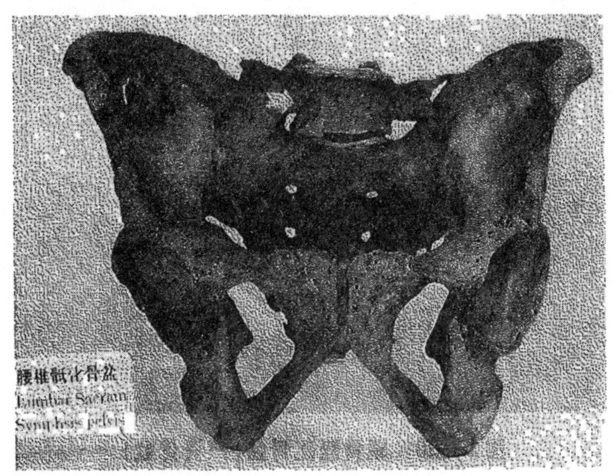

图 5－5　腰椎骶化骨盆出现双骶岬

第 1 骶椎显示第 5 腰椎的特点，因其由第 5 腰椎同化而来，骶椎为 6 节，出现 5 个骶椎骨孔

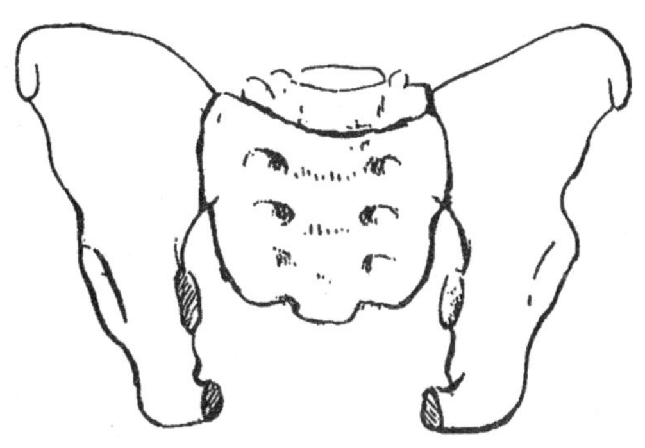

图 5－6　低同化骨盆（骶椎腰化）示意图（显示骨盆浅）

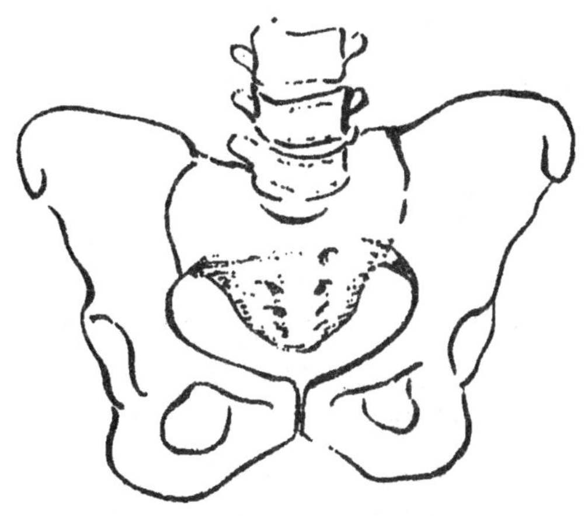

图 5－7　不对称的同化骨盆示意图（显示骨盆不对称）

3）Naegele 斜骨盆：此偏斜骨盆病因系为先天性、炎症、外伤等所致。早在 1839 年，由 Naegele 发现并收集 37 例斜骨盆发表，并命名为 Naegele 斜骨盆。其骨盆两侧互不对称，互不平衡，因一侧骶髂关节强直固定，及该侧骶翼及髂骨发育不全的一种特殊形态的偏斜骨盆。

患者骨盆向后上方偏斜，髂嵴提高，髂耻线伸直，对侧骶髂关节正常，髂耻线呈正常曲度，故使骨盆入口呈不对称的卵圆形，X 线所见形态入口小圆、尖端朝向患侧骶髂关节，如兔耳状，见典型 Naegele 斜骨盆 X 线像，整个骨盆偏斜，骨盆入口呈明显的偏斜，腰椎下段向患侧凸弯倾斜，横径缩短，入口斜径明显不等，骶骨较为菲薄，骶岬偏向患侧，骶骨的患侧骶翼呈一致的发育不良，整个骶骨向对侧倾斜，患侧骨盆侧壁向内推移，致使坐骨棘及坐骨结节向内向后转移。患侧坐骨切迹底部狭窄，两坐骨结节不在同一水平，患侧高于健侧，耻骨联合向盆腔中央转移。上述变形之结果，不仅表现入口呈不对称的卵圆形，而骨盆中段及出口狭窄尤甚，因此盆腔容积明显缩小，导致难产。

关于其病因，过去认为 Naegele 斜骨盆主要是由于胎儿时先天性一侧骶髂关节发育不全或缺损所致，并多并发泌尿系异常，但也并不排除由于骶髂关节炎症所致。近代学者一般多认为是在婴幼儿时期的炎症、外伤后遗留的结果，有的病例可发现骨盆其他部位有炎症改变，有的在臀部可见瘘孔瘢痕。

一般 Naegele 斜骨盆的患者，如不做产前详细检查，常被忽略，以致临产后发生难产始被发现。有的只单纯地认为是盆头不称而行了剖宫产者，估计为数不少。

Naegele 骨盆的病理改变，导致腰椎下段向患侧侧弯。为了维持身体的重心，在腰椎以上的脊椎必然出现代偿性侧弯，而最终表现头部向健侧歪斜，患侧肩部抬高，臀部两侧不等大，臀裂向健侧歪斜，两臀沟不在同一水平，健侧较患侧高，两侧下肢无明显改变，行走状态正常。

Michaelis 菱形凹明显歪斜，由于患侧髂嵴抬高，髂后上棘明显上移，第 5 腰椎向患侧侧弯，故其上三角的一边明显缩短，由于骶骨向健侧倾斜，致患侧的下三角的一边延长。遇此类患者时应进行骨盆详细检查，必要时做 X 线骨盆正侧位像，以资确诊。

Naegele 骨盆由于变形程度不一，一般多不能由阴道自然分娩，但变形轻度者，也可由阴道分娩。对 Naegele 骨盆的分娩方式，应根据 X 线骨盆检查后，以观其变形程度及径线尺度，而决定分娩方式。

4）Robert 骨盆：此种骨盆在 1842 年首先由 Robert 发现，并命名为 Robert 骨盆，其特点为两侧骶髂关节强直固定，两侧骶翼缺乏或发育不全所致的横径狭窄骨盆，骨盆各平面的横径均明显缩短，而前后径尚属正常范围。

此种骨盆为畸形骨盆中最为少见的一种，文献报告病例不多，其病因与 Naegele 骨盆相同，但系炎症同时侵犯两侧骶髂关节，有时两侧受侵程度也并不完全一致，故骨盆横径狭窄的程度也不完全相同。

5）髋关节病骨盆变形：髋关节病主要是髋关节炎性病变，其中以结核病最为多见，婴幼儿时期患髋关节病变必然形成髋关节病变的骨盆变形。当婴幼儿学步时，一侧患髋关节炎症时，为避免减轻患侧病痛，并减轻患侧对躯干之负重，则将体重中心自然转移于健侧，结果健侧的骨盆侧壁由于长期受到股骨头的抬举，致使健侧的骨盆侧壁变为平直并推向盆腔内倾斜，使髂耻线变直。由于体重偏向一侧，骶骨上段则向健侧转移，同时腰椎下段也向健侧侧弯。患侧骨盆由于病变而发育较差，同时由于肌肉的废用以及强韧的韧带不规则牵引，致使患侧骨盆向外扩展，健侧坐骨棘向上推移，而使其位置升高，机械动力的结果，使骨盆呈典型的髋关节病变的倾斜骨盆，其变形是与 Naegele 骨盆的变形方向相反，前者为向健侧偏斜，后者向患侧偏斜。

髋关节病变如发生于已骨化完全的骨盆，则不能使骨盆发生偏斜改变，即使髋关节发生强直，也不致影响骨盆形态，但当髋关节结核病变侵及盆壁，则可破坏盆壁骨质，使骨盆中下段发生形态的改变。

如有髋关节病变史时，应注意 Michaelis 菱形凹的形态变形，并检查臀部与腰部有无瘘管瘢痕。

髋关节病变骨盆，除非髋关节结核累及骨盆侧壁，导致破坏变形时，一般由于其偏斜程度并不严重，如骨盆尺度够大，经阴道分娩多无大困难。

6）有棘骨盆：一种较小的良性棘状凸起，发生于骶岬骨表面周围，偶发生于耻骨联合后表面、骶髂关节及髂耻线上或骶岬表面上，如骨盆狭窄，在分娩过程中可以损伤胎头组织，或由于胎头压迫，致未开全的宫颈段发生横行撕裂。

7）骨盆肿瘤：为偶发的病变，一般多无恶性，其好发部位于骨盆后壁接近于骶髂关节处，肿瘤向盆腔突出，故多影响胎儿的下降，导致难产。

其他如骨盆骨折所致骨盆变形，可引起骨盆性难产。

8）外伤所致的骨盆变形：骨盆病变除上述的 7 种外，由于外伤及交通事故而引起的骨盆骨折日益增多，一般严重的骨盆骨折，患者多不能得到抢救，如骨折不严重时，经治疗后可呈各种不同的骨盆变形，以及骨痂的形成，均可引起骨盆性难产。

（1）骨盆骨折：由于外伤或由高处摔下或因交通事故等大的外力作用于骨盆而使骨盆发生骨折，骨盆发生骨折部位，以耻骨横支，两侧髂翼及骶骨下段等处较为多见，由于外力的不同，骨盆骨折可以单发生在一处，也可多处骨折并发发生，由于骨折发生的部位及复杂程度不同，而致骨盆形态改变也有所不同，故骨盆骨折无一定的形态，可行 X 线检查，加以确诊。

（2）外伤性耻骨联合分离：由于外伤或摔伤或产科手术等，均可因不适当的骨盆内操作而致耻骨联合软骨撕伤，发生耻骨联合分离，X 线所见两侧耻骨联合高度分离，有时可达 2～3cm 距离，两侧耻骨联合的关节面表现有锯齿状、不平滑的影像。

4. 脊椎病变所引起骨盆变形　常见的是脊椎结核或佝偻病所致的驼背。骨盆变形的程度取决于脊椎病变的部位及程度，如病变发生在脊椎高位，在其下段脊椎可以发生向前的代偿性前弯，影响骨盆的机会小，反之，如病变发生在脊椎下段则其以下无代偿性前弯的可能，由于重力作用于骶骨，则骨盆变形。因脊椎作用于骶骨的重心发生改变，使骶骨沿横轴旋转，骶骨全部向后倾斜。伴随骶骨整体向后倾斜。骶髂韧带的牵引使两侧髂翼及两侧髋骨外展，一系列的机械动力作用，使骨盆入口前后径及入口横径延长。骨盆入口平面面积显然增大。骶骨的后倾及两侧髋骨的外展，致骨盆中段及出口的横径、前后径缩短，成为典型的漏斗骨盆。

（1）驼背骨盆：驼背多系由脊椎结核病变所引起，驼背影响骨盆的变形，主要取决于脊椎病变的位置，脊椎病变位置越高，由于其下段脊椎尚有代偿的余地，影响骨盆的机会小，反之，脊椎病变位置越低，则脊椎变形的代偿机会越小，由于重力作用，则骨盆变形。

驼背性骨盆的特点为骶骨沿横轴旋转，骶岬向后移位，骶骨下部前倾，整块骶骨伸长而变狭，同时骶前表面的凹度逐渐消失，变为平坦，髂耻线伸直，两侧髂翼沿各自横轴旋转，因此髂翼外展，坐骨向中线内倾，成为漏斗形骨盆，若驼背位置越低，变化更为明显，骨盆入口前后径线增长，横径不变，骨盆入口以下则前后径与横径均缩短，尤以出口更明显。驼背性骨盆分娩前胎头可早期衔接，下降深入骨盆。分娩开始后顺利。但当胎头通过中段及出口时，因四周受阻，胎头继续下降及回旋困难，形成难产。产前对驼背性骨盆分娩的估计，要注意中段及出口的径线尺度是否能允许胎头娩出，注意出口狭窄情况。

（2）佝偻病驼背骨盆：由于佝偻病引起驼背，导致骨盆的变形，不具有驼背骨盆的特点，因为佝偻病与驼背所作用于骨盆的机械动力学相反，两种作用相互抵消，得以相互校正，骨盆不显示上述两种骨盆的特征。根据骨盆情况处理分娩。

（3）脊椎侧弯影响骨盆的形态：其病因主要是佝偻病或骨软化病及其他病因引起的，脊椎侧弯轻微，影响骨盆变形不大。骨盆变形的程度也取决于侧弯发生部位的高低。如在胸椎发生侧弯，在其下段的脊椎可形成反方向的代偿性侧弯。则不影响骶骨承受体重的压力，而对骨盆形态没有改变。如侧弯发生在腰椎部分，因其下段已无发生代偿的部分，则骶骨承受体重的压力重心，侧弯的一侧骨盆所承受的压力加大，更受下肢支撑的反作用，使骨盆可形成严重的向盆腔内偏斜，成为脊椎侧弯性偏斜骨盆，致骨盆入口、中段、出口各平面的径线缩短，除轻度变形者外，一般此类骨盆极易发生难产。

（4）脊椎后弯性骨盆：脊椎后弯病变多为结核病所引起，脊椎后弯性病变能否影响骨盆变性，同样也以其病变发生部位不同而有所不同，如发生在脊椎上段，为支持身体平衡，则在病变的下方脊椎向前方弯出为代偿，一般不影响骨盆；如病变发生在脊椎下段，如结核病发生在第 4、5 骶椎，则体重多集中于骶岬，则骶岬必沿横轴回转，骶岬向后移位，骶骨下部向前倾斜，骶骨逐渐延长，骶前表面凹度消失呈平坦状，两侧髋骨亦向横轴回转，两髂翼外展，使骨盆入口前后径明显增加，出口前后径明显缩短，由于髋骨横行回转，骨盆入口横径稍延长，出口横径则缩短，如此的机械旋转则形成漏斗骨盆。

脊椎后弯性骨盆应该视其病变发生的部位而定，如病变部位越高，对骨盆影响越小，病变部位越低，尤以发生在第 4、5 腰椎的结核病变，对骨盆引起严重变形，对产科的影响，主要在于骨盆出口的前后径和横径的缩短，应当加以注意。

（5）脊椎脱位性骨盆：其形成是由于第 5 腰椎与骶椎关节部折断或发育不全，致使第 5 腰椎体脱位向前突出，因此形成各种程度不同的脊椎脱位，轻者仅第 5 腰椎下前缘稍向骶岬上前缘突出，重者则整个腰椎体向前下方突出，覆盖于骨盆入口上方，由于第 1、2 骶椎前表面都被坠入的骶椎所覆盖，使骨盆入口前后径大为缩短，使骨盆入口发生阻塞。由于脊椎向盆腔内坠入，躯干重心遂由两髋臼向前转移，为维持直立姿势，患者骨盆上部势必向后移位，因此骨盆的倾斜度减少，严重者骨盆入口平面几乎与地面平行，由于第5腰椎之压迫，体重逐渐迫使骶岬后移，而骶骨下部分向前方推进，同时由于髂骨韧带之紧缩，两髋骨下部亦向内倾斜，结果形成漏斗形骨盆，其出口前后径与横径均缩短。

5. 下肢病变所致的异常形态骨盆　如下所述。

（1）股骨头脱臼性骨盆：股骨头脱臼可分为单侧脱臼及双侧脱臼，使骨盆变形的结果并不相同。

幼儿发生单侧股骨头脱臼时，股骨头因脱臼后向上方转移至髂骨外面，将逐渐形成一假关节，初是患侧下肢缩短，体重转移至正常侧，而骨盆向后内上方偏斜，形成偏斜骨盆。

若股骨头脱臼发生于双侧，在髂翼下形成两个假关节，由于支持体重的重心发生改变，骨盆两侧壁已失去股骨头的压迫，使骨盆成扁平形，入口前后径缩短，横径不变。

（2）下肢病变骨盆：幼儿时期患下肢病变，尤其是患婴儿麻痹的后遗症所致的下肢病变，为了减轻患侧下肢负担或因患侧足部不能全部着地，致使骨盆两侧所承担的体重不均，由于健侧承担体重较患侧多，最后使健侧骨盆侧壁向骨盆腔内推移形成偏斜骨盆，但其偏斜程度多不严重。对产科分娩影响不大。如果下肢病变发生在骨盆骨化结束之成年时期，对骨盆不发生任何影响。

下肢病变影响骨盆的变形一般不严重，其发生是由于患侧下肢所受体重的压力减少，骨盆所受的压力也相应地较健侧为小，此种作用形成的偏斜骨盆，一般均较轻微，无骨盆径线明显狭窄或结构变形，致难产发生的机会不多。

综观以上病理骨盆，异常复杂，常常是造成难产的重要原因，虽说疾病所致骨盆变形所占比例不大，但常常是难产的重要原因，因此临床上对骨盆的检查甚为重要。

（二）发育性骨盆

临床上最多见的骨盆性难产是发育性骨盆所引起的骨盆各平面径线的尺度长短和骨盆的形态及其骨盆结构有关的骨产道性难产，故产科工作者必须熟悉发育性骨盆。发育性骨盆影响分娩的因素有三：一为骨盆各平面径线尺度缩短；二为骨盆入口形态；三为骨盆入口平面以下的各结构、长短、深浅。每种骨盆形态的结构，虽有其一定特点，但骨盆发育形成是受多种因素所影响，在骨盆入口以下的部分，每个骨盆又均具有各自的特点。故其结构形态是千差万别的。因此对每个产妇在产前都需逐个加以检查及判断，才能正确处理好分娩。

1. 发育性骨盆的骨盆形态　骨盆在发育过程中，因受种族、遗传、营养等因素的影响，骨盆的形态、大小可出现变异，Shapiro将生理范围内的发育性变异骨盆，均命名为发育性骨盆，将其形态分为女型、男型、扁型和猿型的4个标准形态（图5-8）及10个混合型。每型的入口、中段、出口及其全部结构不同，均各具特点。进行分类，临床应用上强调其形态结构较径线测量更为重要，各型骨盆对分娩机制有不同影响。

1）女性发育性骨盆入口标准形态

（1）女型骨盆：骨盆入口呈圆形或椭圆形，骨盆入口横径远离骶岬，近于中央，横径大于或稍大于前后径，入口分为前、后两部，该两部均较宽阔，骶骨横凹有适当弧度，耻骨联合后方角度中等大，骨盆入口边缘光滑，适当曲度，骶椎5节，骶骨上段直立，下段前倾，坐骨切迹顶部近乎平坦、较宽。耻骨弓角度近90°，呈Norman式，耻骨坐骨支纤细有一轻度弯曲，骨盆两侧壁直立，出口宽，骨盆前部中等高度。

（2）男型骨盆：骨盆入口呈楔形或心脏形，入口横径近于骶岬，入口前部呈三角形，后部狭窄，骶骨横凹平直，至髂耻结节处呈一角度向后伸展。骶椎5节，骶骨表面平坦，骶骨向前倾斜，坐骨切迹顶部呈山峰状，坐骨切迹底部狭窄，坐骨棘突出。耻骨弓角度狭窄，呈Nothic式，耻骨坐骨支粗而直，耻骨联合较高，骨盆出口狭窄，两侧壁内聚，呈漏斗形，骨盆前部较深、内聚，骨质较重。

（3）扁型骨盆：骨盆入口呈横椭圆形，入口横径大于前后径，入口横径几乎位于中央，骨盆前、后部均较狭窄，骶骨横凹近似女型骨盆，耻骨联合后方角度较大，入口边缘光滑，但曲度较大，耻骨联合中等大，骶骨前表面有适当弧度，骶骨上段直立，下段前倾，坐骨切迹顶部平坦但较狭窄，耻骨弓角度大于90°，耻骨坐骨支纤细有适当曲线呈女型。出口横径较宽，前后径窄，骨盆两侧壁直立或内聚，骨盆较浅。

（4）猿型骨盆：骨盆入口呈长椭圆形，入口横径几近中央，但远离骶岬，骨盆前后两部分均长而横窄，骶骨横凹明显，耻骨联合中等高，耻骨联合后方角度狭窄。骨盆入口边缘光滑，适当曲度，骶椎6节，骶骨上段直立，下段前倾，骶骨前表面光滑有适当曲度，坐骨切迹顶部平坦，宽大。耻骨弓角度狭窄，耻骨坐骨支纤细有曲度，出口横径狭窄，前后径较长，骨盆侧壁内聚或直立，骨盆较深，骨盆中段、出口前后径均大于横径。

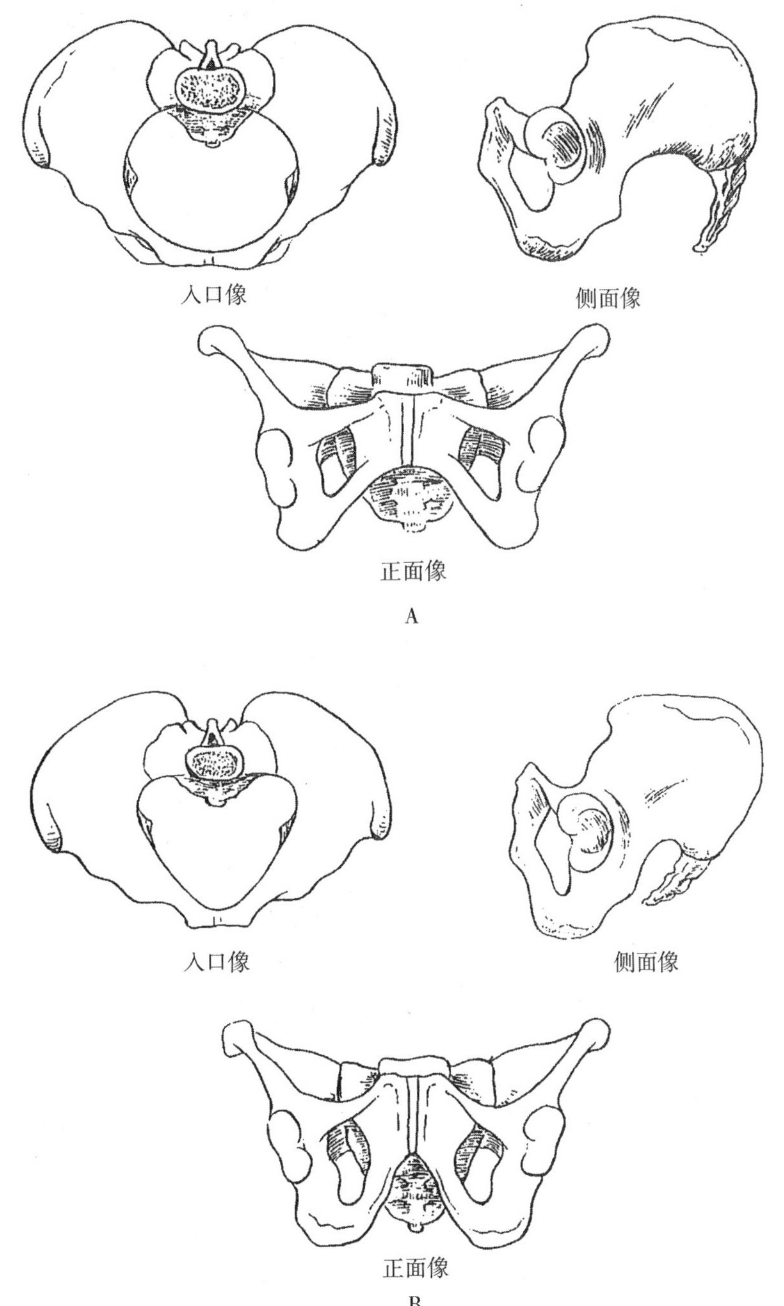

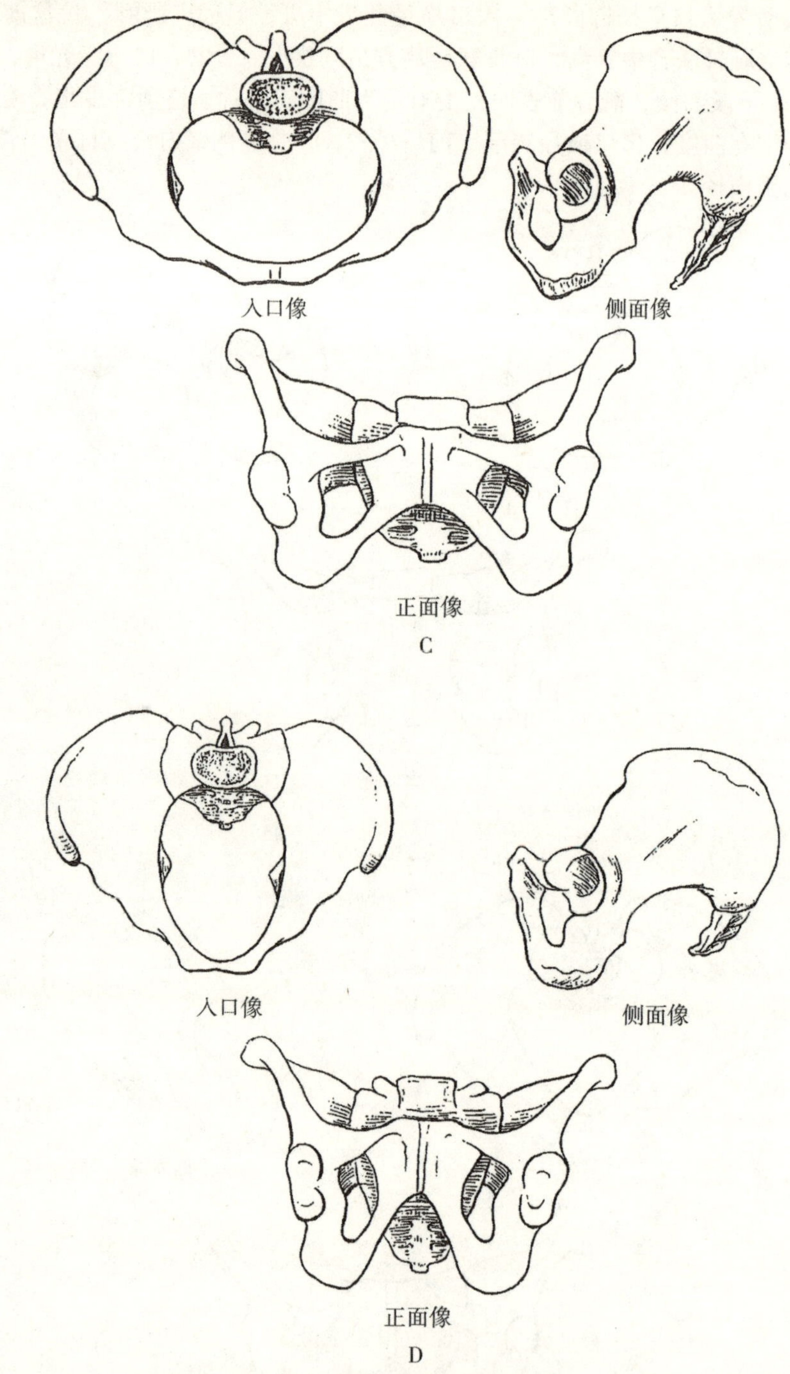

图5-8　发育性骨盆入口标准形态

A. 女型骨盆；B. 男型骨盆；C. 扁型骨盆；D. 猿型骨盆

2）女性发育性骨盆入口混合形态：临床实际完全符合标准骨盆形态的典型骨盆并不多见，骨盆入口以下各部一般并不符合同一类型的特点。目前对骨盆形态的分类仅按入口形态而定型，以入口横径为界，将入口分为后、前两部，如后、前两部均属于同一类型特点者，名为标准型骨盆，可分为女型、男型、扁型及猿型。若骨盆入口后、前两部不属于同一类型，而后、前各自具备标准型的特点者，称为混合型骨盆形态，可按骨盆后、前定名，再分为女男型、男女型、女猿型、猿女型、女扁型、扁女型、男猿型、猿男型、男扁型、扁男型等，混合型骨盆的命名，第一个字为后骨盆的形态，第二个字表示前骨盆的形态（图5-9）。

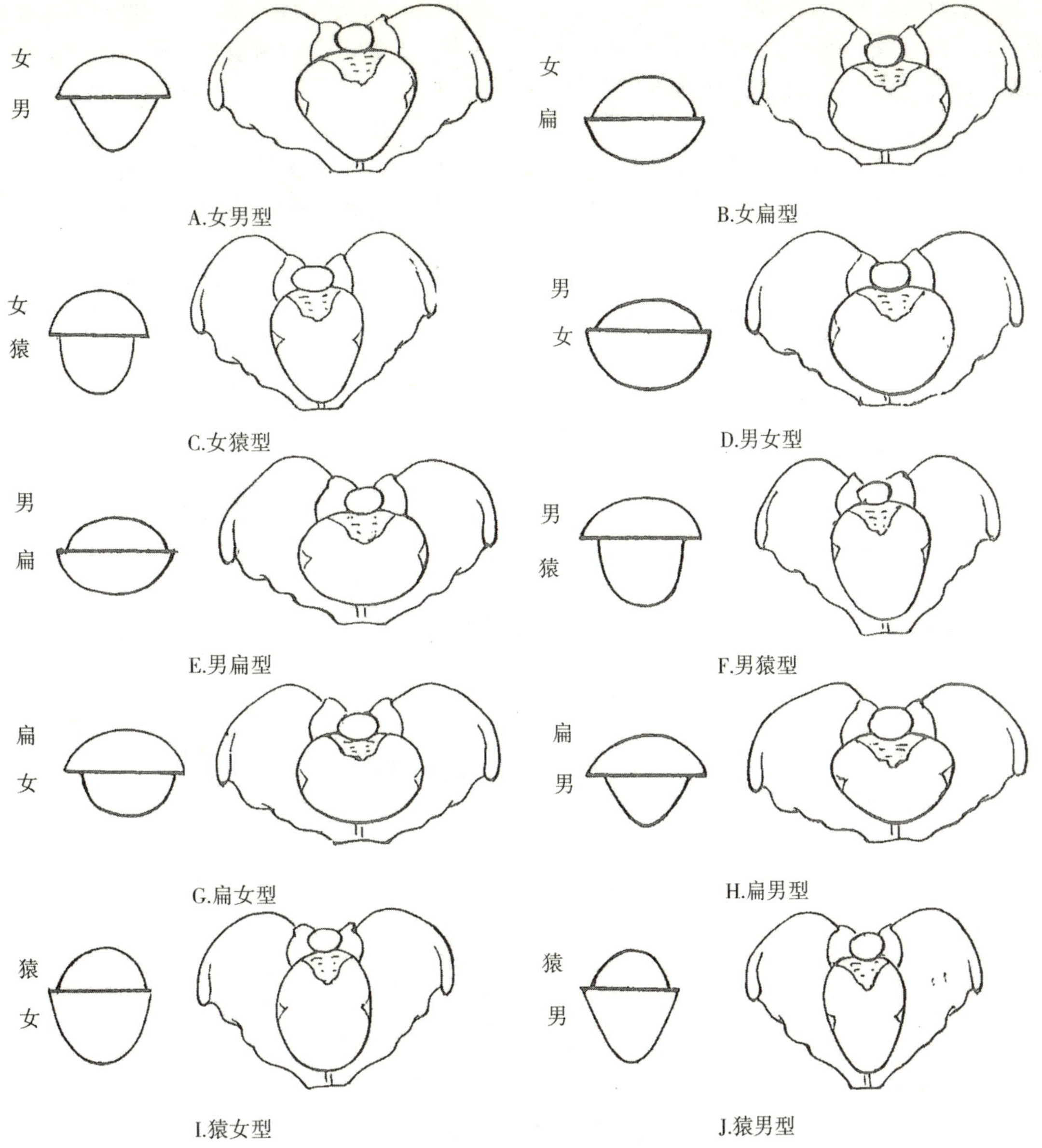

图5－9 发育性骨盆入口混合型

骨盆入口形态与胎头入盆所取的位置及入盆后的旋转有直接关系，女型骨盆入口前、后两部宽阔，适合胎头取枕横位入盆，入口以下部分宽裕，有利于胎头的旋转及娩出。猿型骨盆横径狭窄，前后径较长，有利于胎头取枕前位或枕后位入盆。如骶骨弯度或骨盆侧壁不利于胎头向前方选择时，易形成枕横位梗阻或枕后位梗阻。男型骨盆入口呈楔形或心脏形，除胎头易取枕横位入盆外，枕后位入盆者亦明显增多。男型骨盆结构极不利于胎头的下降和旋转，以致在分娩过程中常形成高位枕横位梗阻或枕后位梗阻，因而除骨盆径线较长或胎头相应较小外，一般极易形成难产。男、女型骨盆的各结构的不同差异（图5－10）。

3）女性生理骨盆入口临床组型：为了便于指导临床实践，将4个标准型骨盆与10个混合型骨盆归纳为4个临床组型，每一组型皆具备该型的基本特点：①女型组：只包括标准女型1种。②男型组：包括标准男型、男女型、女男型三种。③扁型组，包括标准扁型、女扁型、扁女型、男扁型、扁男型5种。④猿型组：包括标准猿型、猿女型、女猿型、猿男型、男猿型5种。对骨盆形态的了解可以在产妇临产后，对胎儿能否顺利通过骨盆做出估计。

2. 骨盆测量各径线正常数值　对1 000例经产育龄妇女有正常足月阴道分娩史的临床骨盆测量及X

线测量进行了研究，并扩大到全国20个民族骨盆进行研究。临床及X线测量方法均经过了缜密的研究和改进，实用而有效，在骨盆测量方面有重要作用。结果：①关于临床测量骨盆径线统计。②关于X线测量统计、骨盆各平面的径线分别测量其尺度（图5－11）。

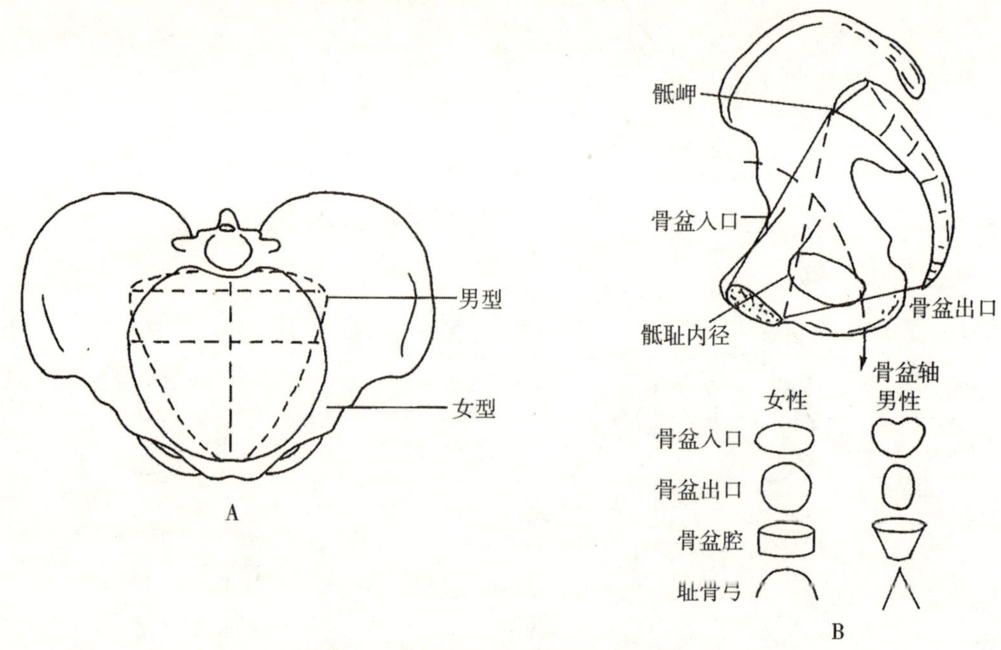

图5－10 男型与女型骨盆各平面比较

A. 两个不同形态的骨盆入口其径线相等；B. 女性产道骨盆与男性比较

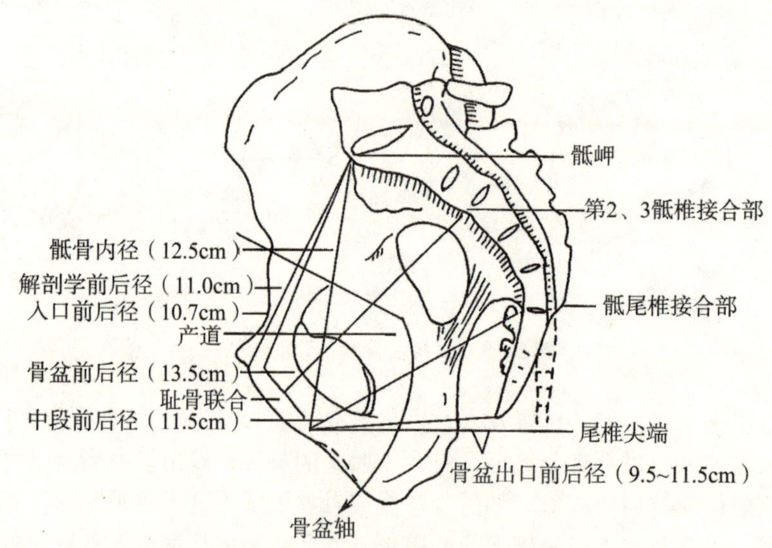

图5－11 骨盆内各条径线及骨盆轴

临床骨盆测量方法应符合实际和需要，减少不必要的X线测量。方法包括4部分：①一般检查。②外测量。③内测量。④结论。为了提高诊断，改善分娩处理，注意骨盆的入口、中段、出口和骨盆入口以下各方面的结构。

中国女性骨盆与欧美者比较在形态上有不同。中国女性骨盆绝大多数为女型（77.7%），其发生率超过欧美；扁型骨盆亦比较多；猿型骨盆较欧美妇女为少；男型骨盆极度缺少，较之欧美妇女几乎为1 ：（20～30）。

关于骨盆各径线尺度，在生理范围内中国女性骨盆与欧美者比较无大差别，以往谓中国女性骨盆各径线均较欧美者小2～3cm之论调是无科学根据的。本组数字乃由大量精细的临床及X线测量所产生，有科学根据，实用性强。

骨盆材料一部分来自黄河流域下游（84%），同时有少数来自长江流域、松辽流域、珠闽流域，无多大差别。更主要以全国20个民族妇女骨盆的数据做比较，结合本地地区本民族的数据参考使用。诊断盆头关系时要了解胎头径线与骨盆关系可根据胎头所取的位置、屈曲情况对胎头的径线、骨盆各平面的径线作出相互对比，可估计分娩的难易。除骨盆径线与分娩难易有关外，其他如入口形态、骶骨弯曲度、骨盆侧壁、耻骨弓形态及角度、坐骨切迹底部及顶部的宽度、骨盆入口的倾斜度等均应以相互参照、对比做出估算。

（三）骨盆形态与分娩的关系

根据 Calclwell – Moloy 利用 X 线立体镜方法研究，指明骨盆形态与预产式胎头入盆有关。女型骨盆胎头入盆取枕横位者占69%，枕前位为21%，枕后位为10%。男型骨盆胎头入盆取枕横位为71%，枕前位为8.5%，枕后位为20.5%。猿型骨盆胎头入盆取枕横位为37.5%，枕前位为34%，枕后位为28.5%。扁型骨盆胎头入盆取枕横位者为80%，枕前位为10%，枕后位为10%。

通过上述研究表明，胎头取何种方法入盆与骨盆形态有关。但同一类型骨盆，亦可有不同胎位入盆。通过X线对分娩机制的研究，指明胎头入盆是以比较大的枕额平面或枕下前额平面，即以较长的枕额径或枕下前额径，衔接于骨盆入口的最大径线。由于骨盆入口形态不同，其入口前后径与入口横径均有差异，如猿型骨盆其入口前后径较入口横径为大，因此取枕前位与枕后位者必然增加，而取枕横位的机会相应减少。Caldwell 及 Moloy 的研究认为除上述骨盆形态与胎头入盆方式有一定关系外，尚决定于胎头入盆轴的问题。一般情况下，胎头的纵轴是向较宽裕的后骨盆方向下降，此种现象在临产早期的X线侧面像可以看到。因此胎头纵轴指向后骨盆是正常情况。各种骨盆形态与胎头入盆的关系（图5－12）。包括骨盆入口标准形态与混合形态。

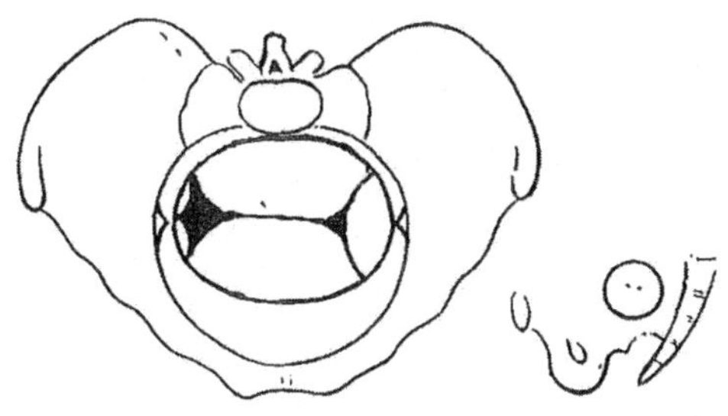

A.女型骨盆入口呈圆形，前后骨盆宽阔，耻骨联合后部角度中等，入口边缘光滑，胎头入后骨盆时取枕横位入盆

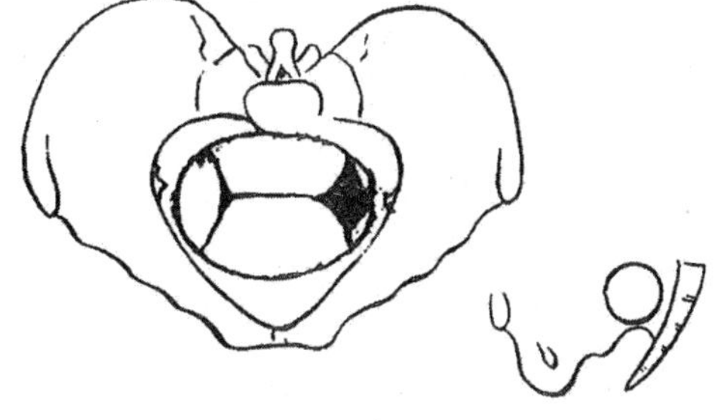

B.男型骨盆入口呈三角形，后骨盆平坦，前骨盆狭窄，耻骨弓角度狭窄，胎头入后骨盆时取枕横位入盆或枕后位入盆

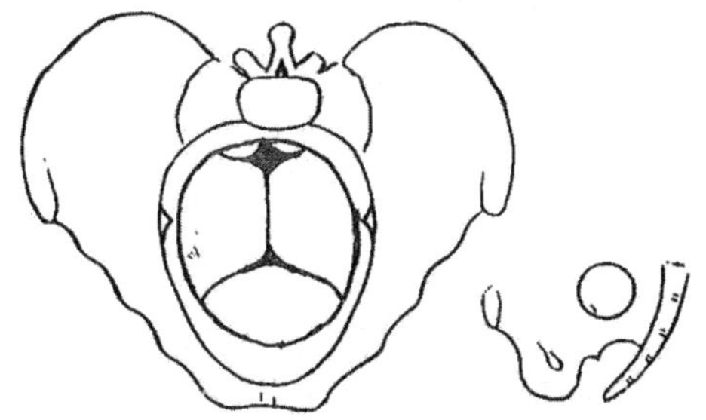

C.猿型骨盆入口呈长椭圆形，骨盆前后二部均长而狭窄，儿头多取枕直前或枕直后位入盆

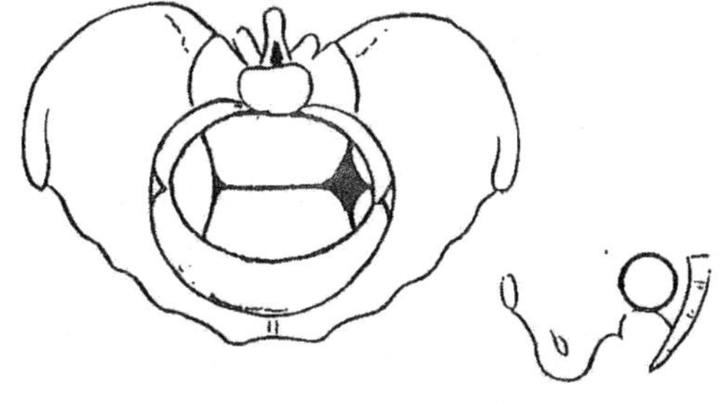

D.扁型骨盆入口呈横椭圆形，后骨盆较平坦，前后骨盆前后径均狭窄，胎头入后骨盆多取枕横位入盆

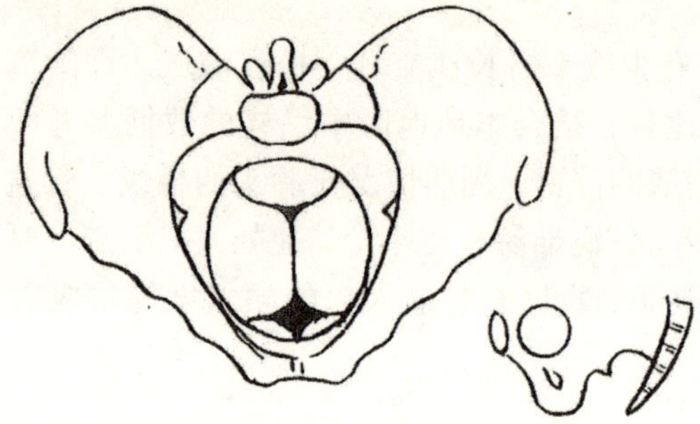

E.女男型骨盆入口前骨盆狭窄，胎头入前骨盆时胎头取枕后位入盆

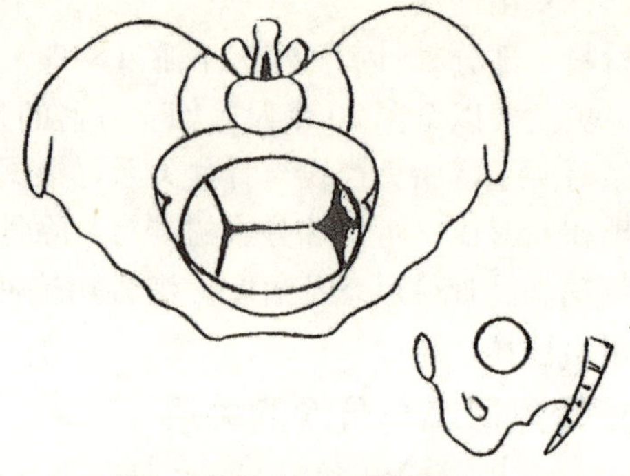

F.男女型骨盆入口后骨盆狭窄，胎头入前骨盆时取枕横位入盆

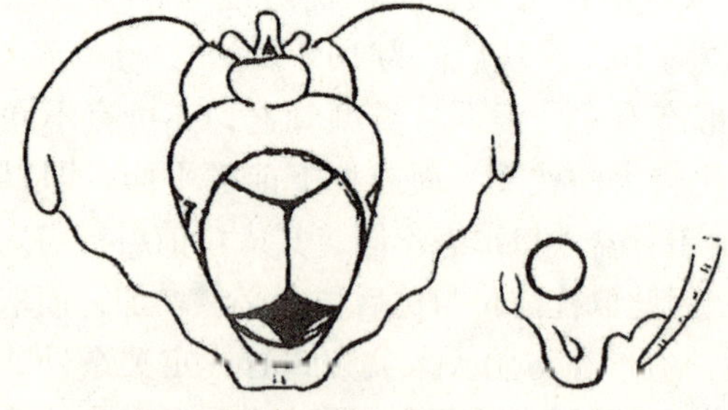

G.男猿型骨盆，前骨盆长面窄，胎头入前骨盆时取枕后位或枕前位入盆

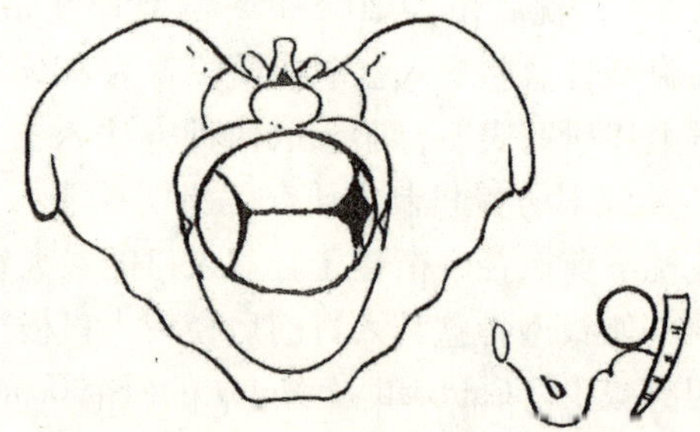

H.男猿型骨盆入口后骨盆平而窄，前骨盆细长，胎头入后骨盆时取枕横位入盆

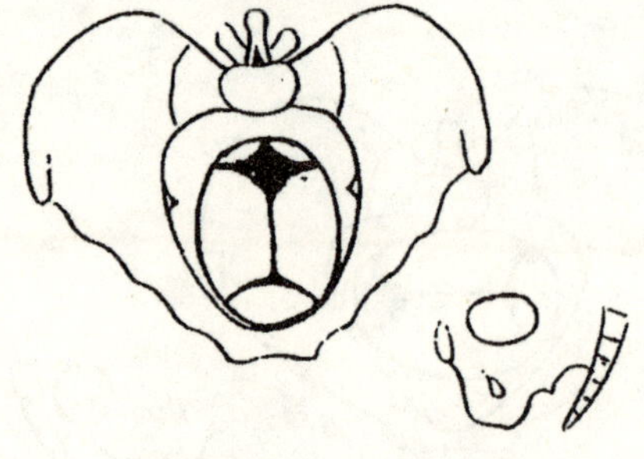

I.女猿型骨盆入口前骨盆狭窄，胎头入前骨盆时，取枕前位或枕后位入盆

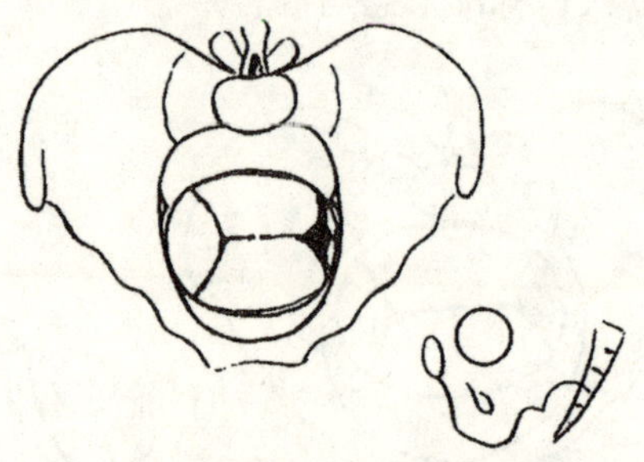

J.猿女型骨盆入口后骨盆狭窄，胎头入前骨盆时取枕横位入盆

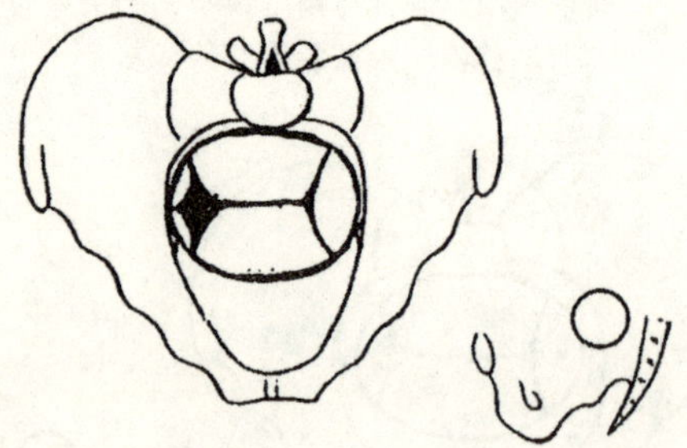

K.猿男型骨盆入口后骨盆平，胎头入后骨盆时取枕横位入盆

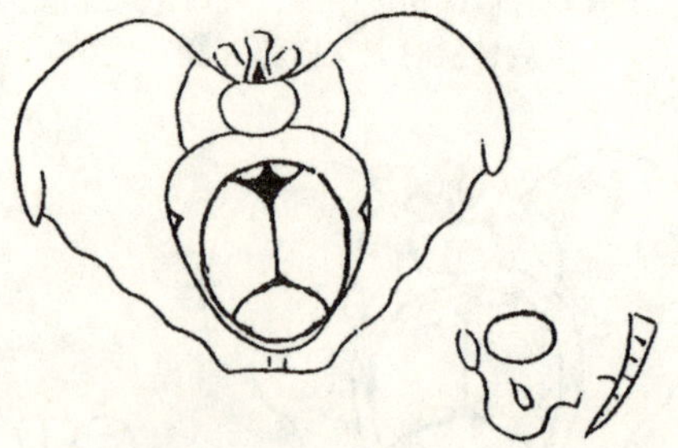

L.骨盆入口前骨盆狭窄，胎头入前骨盆时取枕前位入盆也可取枕后位入盆

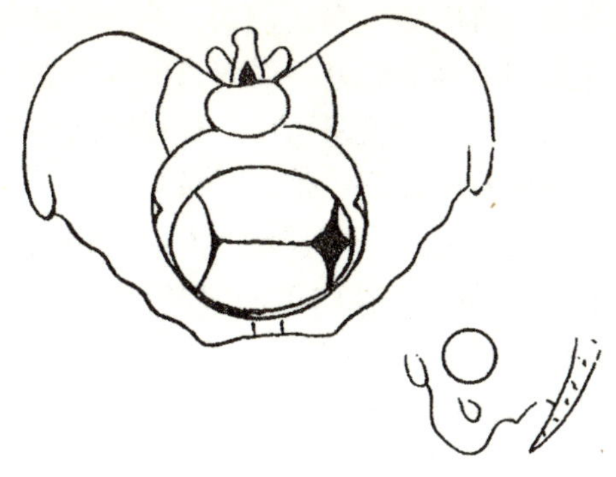

M.耻骨联合后角宽阔，胎头入前骨盆时取枕横位入盆

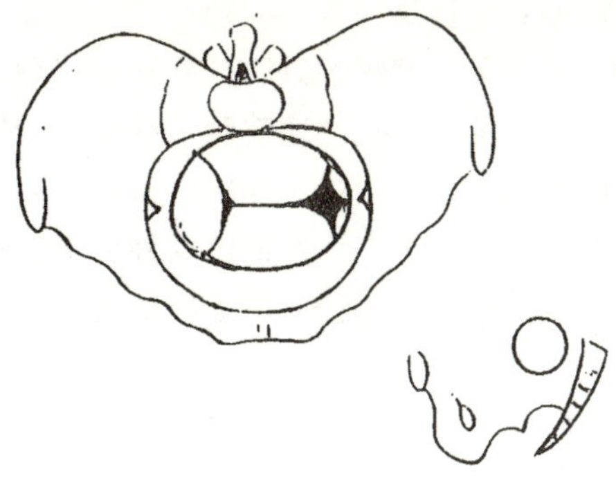

N.对女、扁、男型骨盆入口后缘平坦胎头轴向后骨盆时，多取枕横位入盆

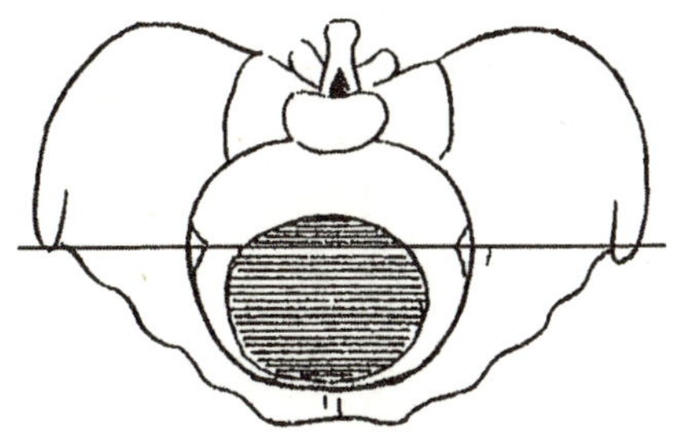

O.胎头入前骨盆

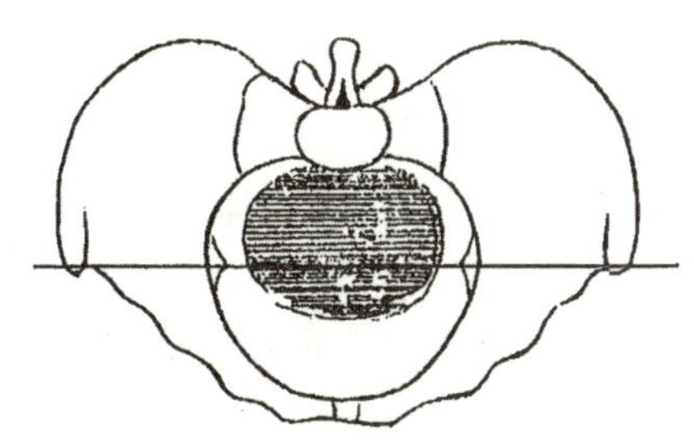

P.胎头入后骨盆

图5－12　骨盆形态与胎头入盆的关系

如何鉴别盆轴的方向，可以观察其轴线对骶骨与耻骨联合的距离，如轴线近于耻骨联合，指明胎头下降指向前骨盆，胎头取前骨盆入盆，虽能自然分娩，但难产机会显然增大。因骨盆前壁平直，不如骶凹形成的后骨盆宽裕。故胎头越下降也越困难，致产程延长，最后导致难产的发生。临床检查在临产早期可依宫口在骶骨与耻骨联合之间的位置加以鉴别，如胎头向前骨盆入盆，则宫口位置常近于耻骨侧，以此估计分娩是否能顺利进行，有其一定参考价值。何种因素影响入盆轴的问题，目前尚不完全了解。早在1860年Baznes即指出，子宫下段对胎头进入到骨盆后方起重要作用。其他如胎头的大小及姿态、骨盆的形态及大小及子宫下段扩展情况、子宫颈软硬和成熟度、子宫周围韧带、结缔组织等有一定影响，均需参考。

发育性骨盆入口形态共有14种，各种类型骨盆的前、后两部均有差异，及胎头入盆轴的方向也有差异。上述两种理由，足以解释为何同一类型骨盆，何以胎头入盆的位置有所差异。一般女型、男型、扁型骨盆的骨盆入口后壁较平，胎头入于后骨盆时，则取枕横位入盆。猿型骨盆由于前后径较长，故取枕后位或枕前位入盆。男猿型后骨盆扁平，故取枕横位入盆。男猿型骨盆胎头入于前骨盆时，胎头取枕后位或枕前位入盆，如耻骨联合后角宽阔，胎头入于前骨盆时，则取枕横位入盆。前骨盆狭窄，胎头入于前骨盆时，取枕前位或取枕后位入盆。

胎头通过极不规则的骨盆腔时，必须经过一定旋转机制，才能克服一些阻力而完成分娩，是为分娩机制。当胎头衔接于骨盆腔内旋转动作之前，仍保持其入盆时的位置，当胎头下降达盆底后，在宫缩作用下，胎头受到肛提肌的作用，开始向前方旋转，胎头枕骨接触于耻骨支进入耻骨弓，胎头开始仰伸，顺序胎体娩出，但各种类型的骨盆，在骨盆入口以下的部位，其结构有各种变异，如骨盆侧壁的内聚、骶骨前表面弧度缺乏、骶骨向前倾斜、耻骨坐骨支内聚显著均可改变正常分娩机制，使胎头向后方旋转，如后骨盆宽裕则胎头等可以娩出，如遇骨盆下段狭窄势必形成枕后梗阻。由于骨盆形态，使枕横下降的胎头不能进行旋转，势必形成枕横梗阻，均致难产。

（四）骨盆入口平面以下的难产

枕横梗阻可分为中位及低位两种。中位枕横梗阻好发于男型骨盆并发侧壁直立及扁型骨盆。低位枕横梗阻为扁型骨盆最易发生的一种难产。临床处理较为容易，有时做一会阴侧切，胎头即可向前方旋转自然娩出，或用一叶产钳加以协助旋转也可顺利分娩。如男型或扁型骨盆并发骨盆侧壁直立、内聚、骶骨平直、前倾，这些因素都妨碍胎头的向前旋转，则可形成中段枕横梗阻。中段枕横梗阻临床处理用产钳或用手回转胎头极为困难。如用产钳牵引甚为困难，给产妇及胎儿都可带来严重损伤。

枕后梗阻也可分为中位及低位两种。中位枕后梗阻好发于男型及扁型骨盆并发骶凹较深，胎头由于向前回转困难，则向后回转，而形成梗阻。临床处理用手回转胎头或用 Kjelland 产钳旋转胎头，常极困难，因此产钳分娩失败机会极大，剖宫产为好。低位枕后梗阻常发生轻度出口前后径狭窄或耻骨弓角度较小的猿型骨盆，对此种梗阻可不必用手或产钳旋转胎头，用产钳以枕后位牵引即可分娩。

出口狭窄所致的枕前梗阻，常由于耻骨坐骨支内聚，耻骨弓角度较小，骶骨末端前倾或尾骨骶化形成出口狭窄。根据胎头大小及梗阻情况可用低位产钳娩出。

（五）盆头比例视诊观察

系观察骨盆与胎头二者影像之大小比例是否相称。为对盆头比例诊断上重要的方法之一，尤以对胎头能否通过骨盆入口甚为重要，但对骨盆中下段诊断往往可靠性不大，仍需依靠骨盆之径线长短及骨盆各方面的结构。由于其对入口方面有着容易对比的条件，所以初学诊断者仅依靠视诊观察认为盆头比例相称，而忽略了中下段之分析研究，最后招致难产者亦不少见。故需加以注意。

（六）临床骨盆检查要求及处理原则

临床骨盆检查要求全面和整体的视诊及测量准确性非常重要。

1. 病史　询问以往病史。

2. 一般体格检查　身高，如身高在 141.5cm 以下者，有骨盆狭窄。观察头部，令产妇脱下外衣，看头部位置是否正直，两臂肩是否平衡，脊椎有无侧弯、后突，米氏菱形凹是否对称，有无歪斜，两髂嵴是否等高，两臀是否等大、等高，两下肢是否对称，有无膝关节病变，有无“X”形或“O”形腿等。

3. 产科检查　如下所述。

（1）有无悬垂腹，如有应考虑骨盆异常。

（1）检查胎位：如胎位有异常应考虑有骨盆异常的可能性。

（3）检查头盆适应情况：排空膀胱，使产妇平卧，两下肢屈曲，检查胎头是否入盆，初产妇在预产期前 2~3 周胎头应衔接于骨盆入口，若于预产期前 2 周胎头尚浮动于骨盆入口，则应进一步检查盆头是否相称，检查者以一手置于耻骨联合，向上滑动，如胎头突出部分低于耻骨联合，则盆头相称，如与耻骨联合平行，则可能有不相称；如高于耻骨联合，则不称程度明显，此即所谓盆头叠掩现象。除腹部检查外，亦可用阴道腹部双合诊检查法，即用两手指置入阴道内，另一手置于腹部向、下加压，加压时阴道手指感觉胎头有下降入盆之情况，否则盆头不称可能性甚大。

（4）检查骨盆出口、耻骨弓形态、耻骨弓高度以及耻骨弓角度，并测量骨盆出口横径及后矢状径，如两者之和小于 15cm 时应考虑出口狭窄的可能，或用手拳置于出口，如手拳能通过出口，胎头娩出问题不大。

（5）阴道检查：骨盆两侧是否对称，坐骨棘是否突出、骶前表面情况、倾斜情况，以及坐骨棘切迹大小等，最后测量骶耻内径，骶耻内径减去 1.5cm，估计为入口前后径的长度。我国妇女骶耻内径正常者在 12.0cm 以上，最后检查骶尾关节的活动度，都是估计骨盆出口能否通过胎头的重要标准。

（6）X 线骨盆测量：现在一般不做骨盆 X 线检查。

4. 骨产道异常性难产的处理原则　除有明显的病理骨盆或盆头不称者达足月应行剖宫产外，为了临床上的实用，将其处理综述如下：

（1）骨盆入口狭窄：骨盆入口狭窄，为分娩开始后胎儿面临的第一关，亦系临床上最受重视者。骨盆入口之主要径线即入口前后径，据一般临床经验，入口前后径以 8.5cm 为最小径线，如小于 8.5cm，大多正常胎头不能完整通过，在此情况下应行剖宫产。如入口前后径为 5.6cm，虽行穿颅术胎头亦不能通过。一般入口前后径在9.5cm以上时多能自然分娩。骨盆入口横径最小在10.5cm，横径狭窄亦常为难产的原因，对骨盆入口除估计其形态外，对径线之长短亦须全面加以考虑，对轻度盆头不称者均应给予试产机会。

（2）骨盆中段狭窄：中段骨盆为骨盆腔内最小的平面，如骨盆入口与出口均甚宽大，则中段骨盆狭窄的机会很少。中段骨盆狭窄之产妇，在临产开始后，胎头的衔接与下降常无阻碍，宫颈的扩张亦无显著异常，但当胎儿俯屈，旋转受阻时，则逐渐表现产程进展缓慢，宫缩乏力，因此常常形成枕后梗阻或枕横梗阻等。如遇以上情况，应用手法协助胎头旋转，如胎头双顶间径已下降至坐骨棘平面以下时，可用产钳产完成分娩，如在坐骨棘水平以上时，应考虑剖宫产。

（3）骨盆出口狭窄：骨盆出口为骨盆最低平面，不能用试产来处理，因在产程较晚阶段发现狭窄已来不及行剖宫产术，故对出口的大小应及早作出准确的估计，如出口过小可行选择性剖宫产术。幸而出口狭窄者一般并发中段骨盆狭窄，所以多能早期得到适当处理，在轻度出口狭窄者可用胎头吸引器或产钳助产完成分娩。出口横径加后矢状径如小于15cm时，胎头娩出多较困难，需剖宫产。注意耻骨弓窄时，可能为骨盆出口前后漏斗形或弓下废区大，均影响胎头下降娩出，要早作诊断和估计分娩方式，不可久等。

（张淑杰）

第二节　软产道异常性难产

软产道异常所致的难产远比骨产道异常所致的难产少见，因而易被忽略，自从Kronig Seitg等研究软产道性难产以来，引起产科工作者的重视。软产道经妊娠发生软化性、伸展性和弹力性均大于未孕时，并且为了胎儿通过产道，形成子宫体、子宫下段、宫颈、盆底、阴道、外阴连续桶状的产道，发生扩张和宫口开大的变化，才能顺利娩出胎儿，发生软产道异常性难产，多以子宫下段、宫颈、阴道、外阴及盆底等的异常多见，软产道异常分为功能性异常、器质性异常或两者合并发生。

（一）软产道的形成

妊娠子宫与非孕子宫不同，妊娠后子宫峡部向上、下伸展成为子宫下段。孕期为保证胎儿生长发育而使子宫体肌壁增厚，富含纤维的纵行肌分娩时发生自发性子宫收缩。分娩时子宫体肌壁变短、变厚，促进子宫下段扩展，宫颈消失展平和宫口开大，形成一个让胎儿通过的连续而薄软有弹力的纤维通道—产道（图5－13）。

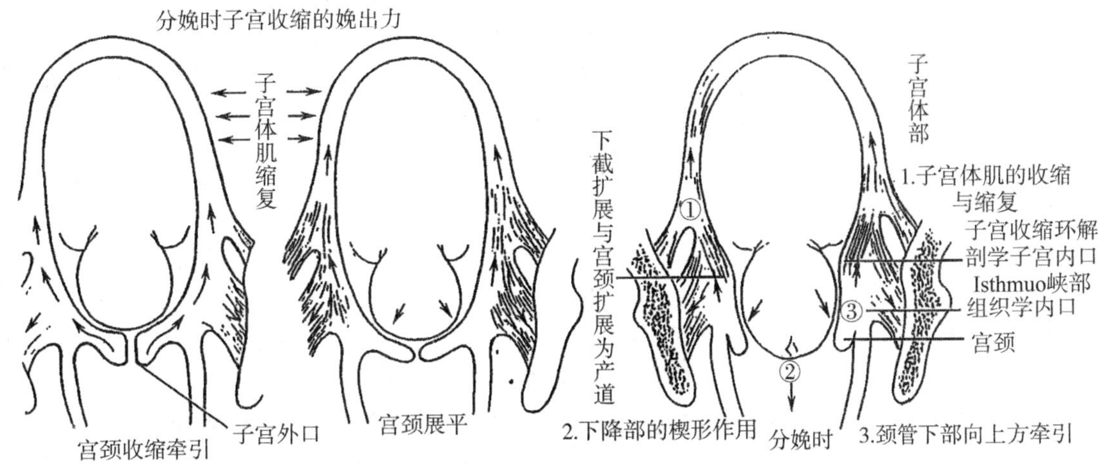

图5－13　分娩时宫颈展平、宫口开大的机制示意图

1. 软产道　妊娠期的子宫峡部系指解剖学内口与组织学内口之间，于妊娠后子宫峡部之上，接近子宫体下部，其下接近宫颈上部，向上、向下逐渐伸展形成子宫下段。分娩时由于子宫收缩，子宫体部

的肌肉增厚变短，向盆口推胎头，致形成的子宫下段为容胎头通过而扩展，伴随宫颈消失、宫口开全，形成筒状管道。

2. 子宫颈　非孕时子宫颈是一长2.5～3cm的管形构造物，在孕期宫颈是关闭的，保护胎儿生长发育，并有防御的功能，到了孕末期宫颈逐渐消失、展平，称为宫颈成熟，为分娩做准备。临产后第一产程中宫口逐渐开大至开全达盆壁，与扩展的子宫下段形成筒状的胎儿通过的软产道。

3. 宫颈消失、展平、宫口开大　宫口开大和颈管开大似乎是同义语，但从时间上计算，宫颈先消失，然后宫口才开大，又不是同义语。

宫颈先消失展平，然后宫口才开大，对于妊娠宫颈之所以展平是宫体肌的收缩，宫颈向上牵引而变短，逐渐消失，同时胎头下降入盆，呈楔形进入宫颈，才能使得外宫口开大直至开全，Hendricks认为分娩的4周前后就开始有宫颈变化，在分娩前3天初产妇宫颈消失、展平占65%，宫口开大1.8cm，经产妇则为55%，宫口开大2.2cm。一般规律宫缩开始临产时初产妇宫颈消失、展平为70%，开大2.5cm，经产妇宫颈消失、展平为63%，宫口开大3.5cm，但有个体差异。

宫颈消失、宫口开大的机制：

（1）组织学上的不同：宫体肌含平滑肌68.8%，颈管上部含28.8%，中部含18%，下部含6.4%，颈管的平滑肌减少，近外宫口处较体部少，只占1/10，宫颈大部分为结缔组织。

（2）子宫与宫颈两者的收缩力不同：非孕期宫体肌占优势，妊娠期宫颈占优势，到分娩期又变为宫体肌占优势。

（3）宫体与宫颈生化学存在差异：宫颈是富含胶原纤维的结缔组织，并富含弹性蛋白、蛋白聚糖和透明质酸。Reric与Nowton等测肌纤凝蛋白时，宫颈下部为1.72mg/g，中部为2.54mg/g，上部为3.3mg/g，宫体为8.8mg/g，为宫颈的4倍，因此颈管的抵抗减弱。在妊娠期间代谢活跃：细胞激素分泌增多、白细胞的渗透物增多、细胞增生及组织水合作用增强。宫颈成熟过程需要胶原的裂解和重构，这一过程与炎症反应相似，前列腺素E_2使毛细血管扩张，通透性增大，释放细胞因子尤其是白介素8，在细胞因子的作用下，中性粒细胞被释放入组织，并释放出包括胶原酶和弹性蛋白酶等基质金属蛋白酶，使胶原组织裂解。宫颈组织中黏多糖和透明质酸的合成增加。在宫颈扩张阶段，增加的黏多糖使胶原的聚集减少，可溶性增加；透明质酸具有高黏度、高弹性，能够提供组织的伸展性，并有润滑作用。生物力学测量证实了宫颈组织的顺应性在孕期呈进行性增强，并且在分娩时达到最大的拉伸强度。上述改变在孕期和分娩期持续发生，使宫颈逐渐成熟并扩张。

（4）孕末期内分泌环境的变化：宫体肌收缩使胎头下降并形成紧张的胎胞，呈楔形的进入宫颈，使宫颈逐渐消失、展平，完成了分娩前宫口开大的准备，临产开始，在规律宫缩下，宫体肌较强的收缩，使宫颈向上牵引到展平，胎先露及羊膜囊的压入，使得宫颈展平，宫口开大到开全。

判断宫口开大的程度，均以阴道检查或肛门检查诊知，Fnedman宫口开大曲线与Hemdricks曲线经肛门检查，宫口开大与时间的关系记录在图纸上，称为Fnedman曲线，1971年，Fnedman又将胎头下降加于产程图，分为正常曲线和异常曲线。

（二）子宫下段及宫颈扩张伸展

产程中的子宫收缩，使子宫体肌变短、变厚，向盆口推压胎儿，子宫下段扩展容胎儿通过宫颈向上牵引致宫颈消失、展平、宫口开大，使胎儿通过薄软的子宫下段和开全的宫颈口。在子宫体下部与薄软的子宫下段间呈现出收缩轮，称为生理缩复环。向宫腔内面隆起，随着分娩的进展，宫体越来越变厚、变短，子宫下段扩展上升，宫颈消失，宫口开全，贴到盆壁上，在耻骨联合上约6cm处可触摸到缩复环，为子宫上下部的境界，相当于子宫解剖学内口处，说明子宫下段和宫颈极度扩展，宫口已开全。

由于阵痛加强，子宫内羊水压力上升，并传导到金子宫，使胎儿姿势受到影响，由于子宫上部收缩，子宫下段受到牵引而上升扩展，宫颈消失，宫口开大到开全，随着子宫收缩的增强，羊膜囊增大呈楔形进入宫颈，扩张宫口，适时发生破裂，称为适时破膜，宫口开全，子宫下段与宫颈界限消失，形成胎儿通过的管状产道。子宫下段与宫颈的扩张伸展，分娩时形成产道的同时，盆腔阴道的肌肉群和盆底隔膜，尿生殖隔膜等同时开始扩张伸展，宫颈易扩张开大呈无抵抗状态，进入第二产程，胎先露达盆底，由于胎头轴压盆底，肌肉群及隔膜，尤以肛提肌收缩按骨盆轴的方向扩展，使软产道出现向前弯曲薄软的管道，包围着子宫下段、宫颈、阴道、外阴形成的软产道，使胎儿通过，娩出体外。

（三）软产道异常的原因

1. 体质发育异常　子宫发育不良，会阴短、小、长，阴道狭窄，宫颈管长、小、硬，缺乏伸展性和弹性，分娩时扩展开大困难。

2. 高龄初产妇　35 岁以上的产妇为高龄初产妇。如果 35 岁结婚即妊娠与结婚 10 年后达 35 岁的初产妇相比，又有所不同。前者不一定发生，后者可能因生殖器官发育不良发生分娩困难，一般软产道裂伤形成子宫脱垂机会增多。因高龄初产妇盆底肌肉群和肌膜伸展不良，胎儿通过时容易损伤盆底肌肉和肌膜，易形成子宫脱垂。

3. 软产道各部发育异常　包括外阴异常、阴道异常、宫颈病变、子宫异常及盆腔肿瘤。

（四）软产道异常的种类

1. 外阴异常　如下所述。

（1）外阴水肿：外阴水肿常见于子痫前期、严重贫血、心脏病及肾病综合征的孕妇，有全身性水肿时并发有外阴水肿，此外外阴静脉瘤、静脉曲张、外阴狭窄也是导致难产的原因。

（2）外阴肿瘤：可导致难产，外阴脓肿在阴道分娩时应切开引流。

（3）外阴瘢痕：外阴大的手术后和外伤后瘢痕，严重的外阴硬化萎缩或白色病变，以及炎症的后遗症性瘢痕挛缩，如瘢痕不大，可行较大侧切，阴道分娩；若范围较大分娩时易发生撕裂，以剖宫产为宜。

（4）外阴坚韧：多见于初产妇，尤以高龄产妇多见，由于组织坚韧，缺乏弹性，会阴伸展差，在第二产程中常使胎先露下降受阻，且可在胎头娩出时造成会阴严重的裂伤。

2. 阴道异常　如下所述。

（1）先天性阴道狭窄：妊娠后虽能软化，但分娩时伸展性差而引起裂伤。

（2）不全阴道闭锁：先天性阴道发育不良、产伤、药物腐蚀、手术或感染而形成的瘢痕狭窄。如子宫脱垂修补术后，高度炎症的瘢痕形成，宫颈裂伤，妊娠时可软化，分娩时可伸展开大，但可引起瘢痕较深的裂伤出血。应早期诊断并根据阴道的情况决定分娩方式，如瘢痕较大以剖宫产为宜。

（3）阴道肿瘤：一般阴道囊肿在分娩时才被发现，囊肿较大时阻碍先露部下降，可穿刺吸出其内容物，待分娩后进一步处理；其他如癌瘤、肉瘤、肌瘤等伸展受限，脆性增大易出血感染，且阻碍胎先露下降而又不易经阴道切除，达足月宜选择性剖宫产。

（4）阴道纵隔：完全纵隔由子宫延伸至宫颈达阴道，常并发有双子宫及双宫颈畸形。完全纵隔一般在胎头下降过程中能将半个阴道充分扩张后通过，不全纵隔有上、下之分，可妨碍胎头下降，有时自然破裂，但如较厚需将其剪断，待胎儿娩出后再切除剩余部分，用肠线锁缝残端。

（5）阴道横膈：阴道横隔多位于阴道上、中段，临产后肛查可误诊为宫颈口，但可感到宫颈口位于横隔水平之上，经阴道检查在横隔小孔的上方查到宫颈外口，如宫口已开全，胎头下降至盆底用手指扩张横隔或 X 形切开，待胎儿娩出后再锁缝切缘，困难时以剖宫产为宜。完全性横隔不易受孕。

3. 宫颈病变　如下所述。

1）宫颈瘢痕：宫颈深部电灼、锥切等术后，宫颈裂伤后缝合术后感染造成子宫颈左右裂开，呈不规则裂伤瘢痕、硬结，子宫口发生狭窄，临产后产程延长，强行产钳助产可引起深部裂伤、出血，仍以选择性剖宫产为好。

2）宫颈狭窄：因前次困难的分娩造成宫颈组织严重破坏或感染引起狭窄，一般妊娠后宫颈软化，临产后宫颈无法扩张或扩张缓慢者应行剖宫产。

3）宫颈口黏合：分娩过程中宫颈管已消失但宫口不开大，宫口包着胎头下降，先露部与阴道之间有一薄层的宫颈组织，如胎头下降已达棘下 2cm，可经手捅破，即很快扩张，也可在子宫口边缘相当于时针 10 点、2 点及 6 点处将宫颈切开 1 ~2cm，再产钳助产，但宫颈有撕裂的危险。

4）宫颈口开大障碍：宫缩正常，产程进展顺利，胎头已衔接，子宫内口开大，宫颈消失，仅宫颈外口开指尖，外口薄如纸包着胎头而不开大，初产妇发生在分娩过程中，呈宫口开大不全，经产妇可引起子宫破裂，分为原发性及继发性两种。

（1）原发性子宫颈口异常：为先天性缺陷，非妊娠时，子宫颈和宫口均小，分娩时组织学方面不发生扩张而引起分娩障碍。

（2）继发性子宫颈口异常：子宫外口组织学异常，如多次分娩，多次人工流产史者，宫口边缘的瘢痕、重度的宫颈裂伤史、宫颈锥切术后、子宫阴道部坚硬症、过去宫颈口切开术后，或宫颈、阴道镭疗后，以及子宫颈癌瘤等，多为经产妇，如不处理，可发生子宫破裂。偶有宫颈部分坏死，呈轮状脱落而发生出血。

以上宫颈管异常，在临产前有病史可疑者，可经阴道检查，早期发现，早期治疗。

5）宫颈水肿：一般常见于扁骨盆、骨盆狭窄，胎头位置不正，产妇过早屏气或宫缩不协调而造成产程延长，宫颈组织在骨盆壁与胎头之间压迫，血液循环障碍而发生的宫颈下部水肿。如为轻度水肿，可试0.5%普鲁卡因或利多卡因，宫颈局部多点封闭，除去紧张可使宫口开大而顺产，重者以选择性剖宫产为宜。

6）子宫外口变位：分娩开始，先露不进入宫颈前壁，宫颈后壁扩张不良，将宫口推向骶骨方向，向后上方变位，称为 OS. Sacralis，宫外口达骶骨岬处。一般肛门检查手指摸不到，引起宫口扩张障碍而发生难产，但在分娩过程中，后上方的宫口多移至中央与骨盆轴一致，可以开大而分娩者有之。如宫口不能够转向正中、宫口开大受阻，产程延长，导致难产，影响母婴健康。

7）宫颈与胎膜粘连：因炎症致使宫颈下部与胎膜粘连，使产程进展缓慢，如经阴道检查可伸手入宫颈内口深部进行剥离，使之与子宫下段、宫颈壁分离，羊膜囊形成，产程很快进展。

8）宫颈肌瘤：妊娠并发宫颈肌瘤比较少见，约占0.5%，多数为子宫肌瘤并发妊娠，宫颈肌瘤当分娩时宫体收缩而宫颈向上牵引受阻，引起难产。

浆膜下肌瘤嵌顿于直肠子宫陷凹时，分娩障碍明显，阴道检查可确诊，以剖宫产为宜。

9）宫颈癌瘤：一般20～30岁的妇女患宫颈癌时分娩初期宫口缺乏伸展性和弹性，宫颈开大发生障碍，组织脆弱，有引起裂伤、出血、压迫坏死、感染等危险。根据产妇出现的症状早做检查，及时确诊可做选择性剖宫产。宫颈癌患者分娩时，先剖宫产，取出胎儿后，如条件许可，可做广泛子宫切除术，否则术后做镭放射治疗。

10）宫颈坚硬症

（1）宫颈坚硬症：多见于高龄初产妇，分为宫颈上部坚硬症，指宫颈管异常或宫颈肌化不全坚硬症；宫颈下部坚硬症，指宫颈结缔组织坚硬症为宫颈不成熟，均影响宫颈变软、消失、展平和宫口开大及胎头入盆，而造成难产。

（2）宫颈管的结缔组织发生坚硬异常，使宫颈不成熟，若临产，宫颈成熟不全，宫口开指尖，使产程延长，导致胎儿窒息，产程停滞，需做剖宫产。

4. 子宫异常　如下所述。

1）子宫脱垂：子宫完全脱垂，妊娠4个月后逐渐向腹腔内上升，不再脱出，分娩时盆底无抵抗，分娩较快，但宫体在腹腔内，宫颈管长而脱出阴道外时，因结缔组织增生、肥大，影响宫口开大，分娩过程中，常常发生胎膜早破，产程延长，宫腔感染，宫颈裂伤，有突然破膜，向下用劲，宫颈水肿，影响宫口开大造成难产。

2）子宫扭转：妊娠子宫的宫颈部分，分为上部和下部，上部扭转，严重时可引起胎儿死亡，阴道检查时，发现手指不易进入宫颈内口，即可确诊，应及早结束分娩。检查时行双合诊或三合诊更易确诊。

3）子宫高度前屈和子宫前腹壁固定术后：妊娠子宫呈前屈位，宫底高度下垂，呈悬垂腹。宫颈向上牵引，分娩开始时，胎头入盆困难，容易胎膜早破，强的子宫收缩使宫颈向上方牵连变薄，宫口开大缓慢，胎头紧压宫颈后壁，可引起后壁破裂。子宫腹壁固定术后妊娠，同样成为悬垂腹，宫颈开大发生障碍，胎头压迫宫颈后壁，过度伸展，同样后壁有破裂的危险。有此种病史或呈悬垂腹者，应提高警惕，早做估计，可做选择性剖宫产术。

4）子宫畸形

（1）分离型双子宫、双宫颈及双角子宫：分离的双子宫或双宫颈、双角子宫与单角子宫相似，发育均不佳，很少有足月产，一般宫颈开大发生障碍，易致产程延长，一经查出应做选择性剖宫产。双子宫之一妊娠，另一子宫亦稍增大，一般不致造成难产，如另一子宫已阻塞产道，应行剖宫产。子宫畸形分为 19 种（图 5－14），畸形子宫内妊娠的胎儿位置异常分为 8 种（图 5－15）。

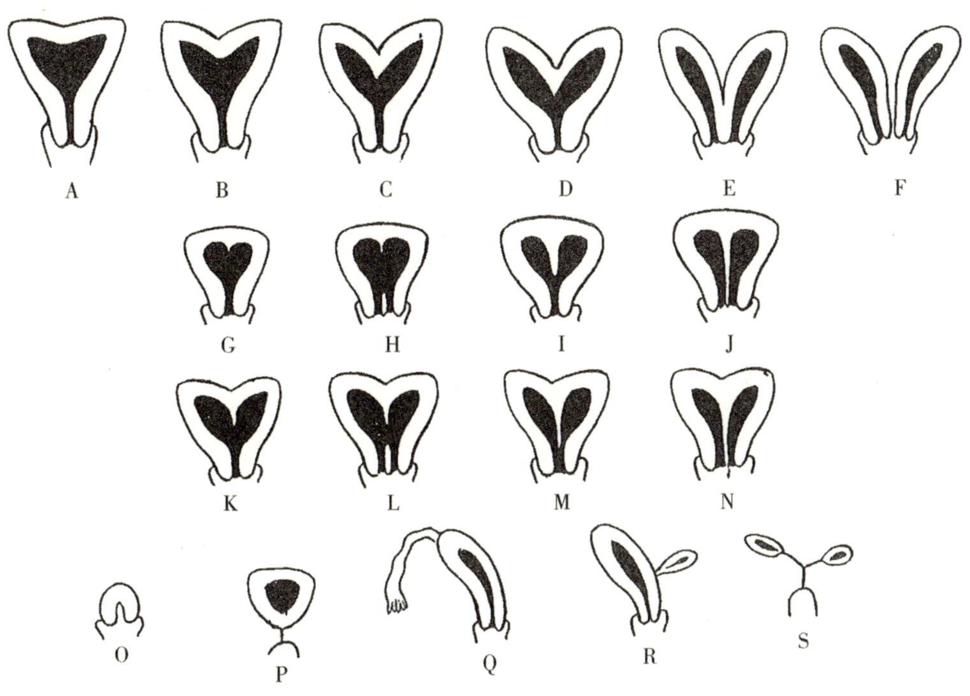

图 5－14　子宫畸形分类

A. 杯形子宫腔；B. 心脏形子宫腔；B. 双角子宫；D. 双角子宫，单宫颈；E. 双子宫，双宫颈；F. 分离双子宫，双宫颈；G. 子宫腔内不全中隔；H. 单子宫中隔不全，双宫颈；I. 双子宫，不全中隔，单宫腔；J. 双子宫全中隔，双宫颈；K. 双瓣形子宫，不全中隔，单宫颈；L. 双子宫，不全中隔，双宫颈；M. 双子宫，单宫颈；N. 子宫全中隔；O. 圆形宫颈；P. 无宫颈，单宫体；Q. 单角子宫，单输卵管，单宫颈；R. 单子宫并发残遗一侧子宫角；S. 双侧残遗双宫角

（2）单宫颈双角子宫：子宫两角短，近似纵隔子宫，并发臀位多，并发症多，以剖宫产为宜。

（3）纵隔子宫或不全纵隔子宫：多数在分娩后或刮宫时发现，是子宫发育异常中较常见的一种类型。纵隔子宫多无症状，对孕妇及胎儿有一定的影响，妊娠后产科并发症发生率高。部分纵隔子宫可导致不孕或怀孕后流产、早产，因子宫有纵隔，胎儿活动障碍，易发生横位或臀位。产式或胎位不正时，按孕妇的年龄，产次，骨盆大小及胎儿大小，决定分娩方式。对高龄的初产妇，不良妊娠史，胎位不正，可适当放宽剖宫指征。单纯纵隔子宫可阴道分娩，如有继发宫缩乏力，第二产程延长，应作阴道检查，是否有阴道纵隔，子宫纵隔达宫外口可阻碍产程进展或分娩。产后胎盘剥离发生障碍，产后出血多，易漏诊，多为 X 线检查才被发现。

（4）双角子宫：妊娠发生在双角子宫或子宫纵隔比较常见，临床上很难区别这两种畸形，检查时双角子宫的宫底呈马鞍形，宫底向宫腔内膨隆，两角较凸起，而子宫纵隔宫底外形正常。常见两者均因宫腔发育异常而导致胎位异常，或宫缩乏力，造成难产而行剖宫产时发现子宫畸形。

（5）单角子宫：此为一侧米勒管发育，一侧发育不良，较少见，通常子宫肌层发育欠佳，常致流产、早产，子宫轴向失常，胎儿活动受阻导致臀位居多，且一般临产后阵缩微弱，产程延长，母婴并发症多，分娩时易发生难产及子宫破裂。残角子宫妊娠50%发生子宫破裂，常需在妊娠早、中期发生而行剖腹探查，剖腹探查时应将残角子宫切除。妊娠足月或近足月的残角子宫妊娠极少见。应在妊娠期检查，早期确诊早处理。

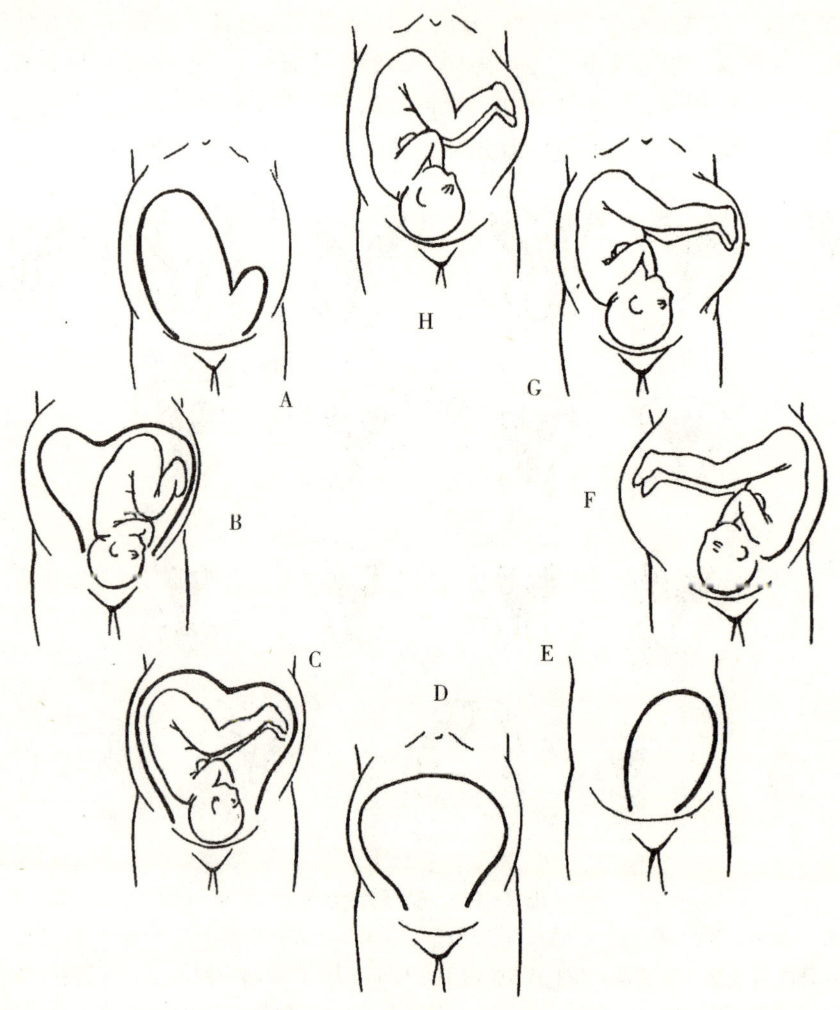

图5-15　畸形子宫内胎儿位置变异

A. 妊娠子宫偏离中轴，并有一侧未孕小子宫；B. 子宫顶部凹陷，未孕一侧子宫呈半球形似囊肿；C. 子宫顶部凹陷，胎臀、脚各于一侧；D. 子宫体部宽阔；E. 子宫偏离中轴；F. 臀位伸直的下肢各居对侧；G. 胎臀与母椎干重叠，其脚伸展使子宫及母腹向前膨出；H. 臀位于一侧，其腿部略伸其对侧

5）子宫发育不全：也称幼稚子宫，是指子宫结构和形态正常，但体积较小，子宫颈相对较长的子宫形态。子宫发育不全均并发卵巢功能不良，因此不孕症居多，即或妊娠也易发生流产、早产，达足月时，宫颈开大发生障碍，阵痛微弱，产程延长，为挽救胎儿多行剖宫产。

6）子宫缩窄环：在分娩过程中，子宫下段或子宫内口处局部肌发生痉挛，致产程延长、产妇疲劳脱水，子宫肌功能发生不协调收缩，以子宫内口为好发部位，一部分痉挛缩窄。将胎儿的颈部、腰部紧缩缠绕，腹部可触及一部分呈凹陷，宫腔内可触及异常的隆起的缩窄环状物，开口期可在子宫内口附近出现缩窄，因压迫致宫颈口松弛、水肿、宫颈紧缩、胎头下降困难，产程延长，膀胱、直肠受压，如分娩后出现缩窄环，可引起胎盘嵌顿。子宫缩窄部分经松弛后才能娩出胎儿或胎盘。必要时应采取剖宫产挽救胎儿。

5. 子宫肌瘤并发妊娠　子宫肌瘤对分娩的影响主要与其大小、生长部位、性质有关。如肌瘤在盆腔上方，胎头已入盆，如宫缩好，产程正常进展，可自然分娩，如肌瘤位于先露部以下，胎头浮动，影响先露下降，则阴道分娩有一定困难，应行剖宫产。剖宫产时一般不行肌瘤剔除术。

6. 盆腔肿瘤　如下所述。

（1）卵巢囊肿：妊娠并发卵巢囊肿，多在孕3个月及产褥期发生蒂扭转，如果卵巢囊肿阻塞产道，可导致卵巢囊肿破裂，或使分娩发生梗阻，偶尔可导致子宫破裂。因此确诊后，应择期手术，孕4个月或产后的一段时间里行卵巢囊肿摘除术。如果临产后卵巢囊肿嵌顿在盆腔内需行剖宫产。

（2）盆腔肿块：临床上比较少见，偶可有重度膀胱胀满，或阴道膀胱膨出，阴道直肠膨出，下垂的肾等阻塞盆腔，妨碍分娩进行，可行剖宫产。

（五）软产道异常对产妇及胎儿的影响

1. 软产道异常对产妇的影响　如下所述。

（1）分娩时间延长，使产妇疲劳，对有并发症的产妇如妊娠期高血压疾病，心、肺疾病者不利，手术产率增加。

（2）如胎位异常及（或）旋转异常，分娩停滞，导致难产和产伤。

（3）胎膜早破，产程延长，引起宫内感染。

（4）产钳助娩、穿颅术等手术产，产伤机会增多。

（5）软产道扩展受阻，导致阵痛异常，不利于分娩。

2. 对胎儿的影响　软产道异常时，产道的扩展开大受阻，产程延长，引起胎儿缺氧酸中毒，宫内窒息，生存者脑后遗症多。频频的检查包括肛门检查和阴道检查，可引起宫内感染而威胁胎儿生命。

据统计，胎儿死亡中软产道难产占65%，因骨产道异常胎儿死亡占20%，软产道异常胎儿死亡的65%中，35.7%为软产道开大不全，29.3%为手术产所致。第二产程延长分娩者，胎儿窒息及死亡率均增加。

（六）处理

（1）软产道异常，除器质性病变及疾病引起的改变外，尚有孕足月宫颈不成熟，临产后同样致产程延长，产妇痛苦，最后导致难产、新生儿窒息等。故软产道异常，根据其种类程度的不同，处理方法也不一致，如单纯瘢痕者切除即可，对于宫颈不成熟者可先促宫颈成熟，然后催、引产，对于宫颈坚硬者已经临产，只做适当试产，产程进展缓慢者，可行剖宫产，如在观察产程时，出现影响母子健康者可早期结束分娩。

（2）宫颈坚硬者不能勉强试用剥膜引产或以小水囊引产，对于出现缩窄环者可用镇静麻醉剂解除痉挛，如胎儿存活，早行剖宫产，否则于深麻醉下行内倒转术、碎胎术，结束分娩。

（3）对于胎膜粘连者多有羊水过少，在胎儿存活情况下，早行剖宫产，如宫颈水肿，虽可刺破放出液体促其分娩，但只许观察2h，无效者剖宫产为宜。

（4）对于会阴外阴异常狭窄，肯定是骨盆出口小，可行剖宫产。

（张淑杰）

第三节　产力异常性难产

产力系指将胎儿及其附属物通过产道排出体外的力量，包括子宫收缩、腹压和肛提肌的收缩力，子宫收缩是临产后的主要力量，贯穿于分娩的全过程，在产道和胎儿等因素无异常的情况下，使子宫颈口逐渐扩张，胎先露逐渐下降。产力是保证胎儿正常娩出的重要因素之一。

影响分娩的主要因素为产力、产道、胎儿及精神心理因素，这些因素在分娩过程中互相影响。任何一个或一个以上的因素发生异常以及四个因素相互不能适应，而使分娩进展受到阻碍，称异常分娩（dystocia）。一般而言，如胎位正常，盆骨与胎儿大小相称，凭借正常产力即能将胎儿排出于子宫外。如果子宫收缩失去了规律性、极性和对称性；或者其收缩的强度或频率过强或过弱，都称为子宫收缩力异常（简称产力异常）。

子宫收缩力异常临床上分为子宫收缩乏力（uterine inertia）和子宫收缩过强（uterine over contraction）两类，每类又分为协调性子宫收缩和不协调性子宫收缩（图 5－16）。

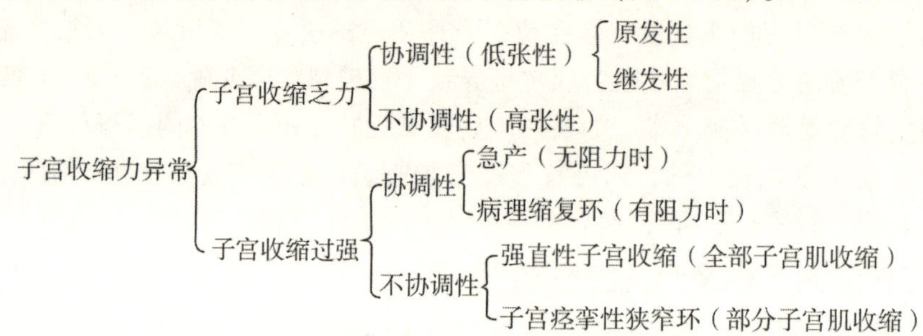

图 5－16　子宫收缩力异常的分类

一、子宫收缩乏力

（一）病因

子宫收缩乏力多发生于初产妇，尤其是高龄初产者，多由几个因素综合引起，常见的原因有：

1. 影响子宫收缩乏力的有关因素　如下所述。

（1）精神因素：因产妇怕痛或对分娩及胎儿预后顾虑重重，尤其是 35 岁以上初产妇，由于过重的心理负担和精神紧张或情绪不佳等，干扰了中枢神经系统的正常功能，而影响子宫收缩。

（2）体质因素：单纯性肥胖、营养不良、贫血或并发有急慢性疾病，均能导致子宫收缩乏力。

（3）内分泌、电解质异常：临产后，产妇体内雌激素、催产素、前列腺素、乙酰胆碱及儿茶酚胺类物质分泌不足，孕激素含量下降速度缓慢，子宫对乙酰胆碱的敏感性降低等，均可引起内分泌失调性子宫收缩乏力。电解质浓度（如钾、钠、钙、镁等）异常，均可影响子宫肌纤维收缩能力；肌球蛋白、能力供应物质（ATP、磷酸肌酸）等的异常，亦可导致子宫收缩乏力。在产程延长后引起的电解质、蛋白质及酶类的新陈代谢障碍，可加重子宫收缩乏力。

（4）药物影响：妊娠晚期或临产后应用大剂量解痉剂、镇静剂、镇痛剂及麻醉剂，如硫酸镁、吗啡、哌替啶、氯丙嗪、巴比妥等，使子宫收缩受抑制而乏力，或使用子宫收缩剂的剂量不适当，可以引起子宫收缩不协调。

（5）基因调控：10% ~20% 的宫缩乏力产妇对缩宫素反应不良，单卵双胎表现出一致性，而母亲或姐妹有产力异常病史者发生率明显升高，提示初产妇自然临产产力异常可能与基因调控有关。

2. 子宫本身因素　如下所述。

（1）子宫壁过度膨胀（如多胎、双胎、巨大儿、羊水过多等），使子宫肌纤维过度拉长失去正常收缩能力。

（2）子宫肌纤维变性（多次妊娠及分娩、刮宫或曾有过急慢性子宫感染史者），结缔组织增生，影响子宫收缩能力。

（3）子宫发育不良，子宫畸形（如双角子宫、纵隔子宫、子宫肌纤维发育不良等），均可影响子宫正常收缩功能。

（4）子宫肌瘤的存在，尤其是壁间肌瘤或子宫下段肌瘤和嵌顿在盆腔内的浆膜下肌瘤，均可使胎先露下降受阻，导致子宫收缩乏力。

3. 产道和胎儿因素　盆骨大小和形态的异常，导致产道狭窄；胎儿过大或胎位异常，形成头盆不称，阻碍胎先露下降。临产后经过一段时间的产程，本属正常的子宫收缩逐渐减弱，因不能克服胎先露下降的阻力或胎先露不能紧贴压迫子宫下段及子宫颈部，因而不能很好地刺激局部感受器，反射性地引起有效宫缩，致使正常子宫收缩逐渐减弱，此即所谓的继发性宫缩乏力。在难产中，常因产道或胎儿因素，使子宫收缩乏力。

4. 其他因素　产妇临产一段时间后往往不能进食，甚至呕吐，体力消耗甚大，使产妇处于疲惫状态，常可发生酸中毒，或于第一产程后期过早地使用腹压向下屏气，使子宫正常收缩减弱。

产妇尿潴留亦是影响子宫收缩不能忽略的重要因素之一，由于膀胱充盈时能阻碍胎先露下降。

（二）临床表现

宫缩乏力可以分成协调性宫缩乏力和不协调宫缩乏力；根据宫缩乏力发生的时机分为原发性和继发性两种。原发性宫缩乏力是指从产程一开始子宫收缩功能就低下，宫口不能如期扩张、胎先露不能如期下降，导致产程延长；继发性宫缩乏力是指产程开始子宫收缩正常，只有在产程较晚阶段（多在活跃期后期或第二产程），子宫收缩减弱，产程进展缓慢甚至停滞。

1. 协调性宫缩乏力（低张性宫缩乏力）　最为常见。子宫收缩具有正常的节律性、对称性和极性，但收缩力弱，宫腔内压力低，小于2.0kPa（15mmHg），持续时间短，间歇期长且不规律，宫缩<2次/10min。当宫缩高峰时，宫体隆起不明显，用手指压宫底部肌壁仍可出现凹陷，此种宫缩乏力，多属继发性宫缩乏力。临产早期宫缩正常，但至宫口扩张进入活跃期后期或第二产程时宫缩减弱，常见于中盆骨与骨盆出口平面狭窄、持续性枕横位或枕后位等头盆不称时。协调性宫缩乏力时由于宫腔内压力低，对胎儿影响不大。

2. 不协调性宫缩乏力（高张性宫缩乏力）　子宫收缩的极性倒置，宫缩的兴奋点不是起自两侧宫角部，而是来自子宫下段的一处或多处冲动，子宫收缩波由下向上扩散，收缩波小而不规律，频率高，节律不协调；宫腔内压力虽高，但宫缩时宫底部不强，而是子宫下段强，宫缩间歇子宫壁也不完全松弛，表现为子宫收缩不协调，这种宫缩不能使宫口扩张，不能使胎先露下降，属无效宫缩。此种宫缩乏力多属原发性宫缩乏力，故需与假临产鉴别。鉴别方法是给予强镇静剂哌替啶100mg肌内注射。能使宫缩停止者为假临产，不能使宫缩停止者为原发性宫缩乏力。这些产妇往往有头盆不称和胎位异常，使胎头无法衔接，不能紧贴子宫下段及宫颈内口，不能引起反射性子宫收缩。产妇自觉下腹部持续疼痛，拒按，烦躁不安，严重者出现脱水、电解质紊乱、肠胀气，尿潴留；胎儿胎盘循环障碍，出现胎儿宫内窘迫。产科检查：下腹部有压痛，胎位触不清，胎心不规律，宫口扩张早期缓慢或停止扩张，胎先露部下降缓慢或停止，潜伏期延长。

3. 产程曲线异常　宫缩乏力导致产程曲线异常有以下7种：

（1）潜伏期延长（prolonged latent phase）：从临产规律宫缩开始至宫缩开大3cm称潜伏期。初产妇潜伏期正常约需8h，最大时限16h；经产妇潜伏期正常约需4h，最大时限8h。初产妇潜伏期超过16h，经产妇超过8h称为潜伏期延长。

（2）活跃期延长（prolonged active phase）：从宫口扩张3cm开始至宫缩开全称活跃期，初产妇活跃期正常约需4h，最大时限8h。活跃期超过8h或初产妇宫口扩张<1.2cm/h，经产妇<1.5cm/h，常提示有活跃期延长倾向。

（3）活跃期停滞（protracted active phase）：进入活跃期后，宫口不再扩张达2h以上，称活跃期停滞。

（4）第二产程延长（prolonged second stage）：第二产程初产妇超过2h、经产妇超过1h尚未分娩；采用分娩镇痛的初产妇超过3h、经产妇超过2h，称第二产程延长。

（5）第二产程停滞（protracted second stage）：第二产程达1小时胎头下降无进展，称第二产程停滞。

（6）胎先露下降延缓（prolonged clescent）：在宫颈扩张减速期及第二产程，胎头下降速度最快，此阶段初产妇胎头下降速度每小时少于1cm，经产妇胎头下降速度每小时少于2cm，称胎头下降延缓。

（7）胎先露下降停滞（protracted descent）：减速期后胎头下降停止1h以上无进展，称胎头下降停滞。

以上7种产程进展异常，可以单独存在，也可以并发存在。总产程超过24h称为滞产（prolonged labor），必须避免发生滞产。ACOG认为时限并不是干预的独立因素，要重新评估胎儿对分娩的耐受能力。产科医生依据产妇、胎儿、医生的助产技能综合评估决定是剖宫产、经阴助产还是继续观察。

（三）对母儿影响

1. 对产妇的影响　由于子宫收缩乏力，产程延长，产妇休息不好，进食少，精神与体力消耗，可出现疲乏无力、肠胀气、排尿困难等，影响子宫收缩，严重时可引起脱水、酸中毒、低钙血症。由于第二产程异常，膀胱被压迫于胎先露部与耻骨联合之间，可导致组织缺血、水肿、坏死，形成膀胱阴道瘘或尿道阴道瘘。胎膜早破以及多次肛诊或阴道检查增加感染机会。产后宫缩乏力影响胎盘剥离、娩出和子宫胎盘剥离面的血窦关闭，容易引起产后出血。

2. 对胎儿的影响　协调性宫缩乏力容易造成胎头在盆腔内旋转异常，使产程延长，增加手术产机会，对胎儿不利。不协调性宫缩乏力，不能使子宫壁完全放松，对子宫胎盘血循环影响大，胎儿在子宫内缺氧，容易发生胎儿窘迫。胎膜早破易造成脐带受压或脱垂，造成胎儿窘迫或胎死宫内。

（四）子宫收缩力

最小的有效宫缩定义为每10min有3次平均>25mmHg以上的子宫收缩。然而，有效地子宫收缩涵盖着较为宽泛的范围，每次宫缩的幅度可能会发生变化，从25mmHg至75mmHg，在每10min内可能持续2～4.5min，宫缩强度达到95～395MVU（蒙氏单位，Montevideo units），指是经宫腔内导管或外部压力感受器测量出宫腔压力，将子宫收缩时宫腔压力峰值（mmHg）乘以10min内宫缩次数计算而得出。在一项缩宫素引产的回顾性报告中91%可以达到至少200～224MVU，40%达到300MVU以上。

1. 宫缩与宫颈扩张　在雌激素和前列腺素的影响下，整个孕期肌细胞都有自发活动，但在分娩发动前，任何个别的肌细胞或肌细胞群发起的收缩都不能蔓延至整个子宫肌层。在肌细胞间形成间隙连接，间隙连接为电活动在肌细胞间传导提供优先通道，子宫肌层产生协调反应。随着协调性不断增加，收缩力逐渐增强，以至宫内压力增加，孕妇或观察者均可感知到Braxton Hicks收缩，这种了宫收缩通常不会引起产妇疼痛。

临产后有效的子宫收缩在分娩过程中起到重要作用，可以使胎儿屈曲、旋转，适应并通过复杂的产道娩出。第一产程中，子宫容积变化很小。宫颈扩张要求子宫壁具有张力，所以实际上子宫肌层的收缩是等容性的（即肌纤维拉紧时没有变短）。同时因肌纤维没有明显变短，不会导致横穿子宫肌层的血管持续受压，从而避免了随着子宫收缩胎盘灌注的间断性减少。

传统理论认为，作用力（子宫肌层收缩，尤其在宫底部）和阻力（宫颈和下段）之间的平衡决定了产程进展。宫缩起始于宫底部，具有顺应性的宫颈减弱了子宫肌层产生的张力。这样具有顺应性的宫颈不仅可以迅速扩张，而且在较少的子宫收缩力下就可以扩张。反之亦然。与初产妇相比，经产妇子宫收缩力较弱，而宫颈扩张速度较快，这正是由于阻力低的缘故。然而超声研究发现足月妊娠的子宫肌壁厚度是均一性的，并不存在“底部优势”。子宫肌细胞的电生理研究进一步阐释，子宫收缩是高度协调的三维传播的子宫电活动，其中下段放松早于宫底部的模式更有利于产程进展。

2. 子宫收缩力评估　如下所述。

（1）触诊子宫收缩：因为子宫收缩的强度与可触知的收缩持续时间有关（当宫压>15mmHg时，多数子宫收缩才能被触诊感知到），并且整体收缩力依赖于收缩频率，所以对于多数临床用途，包括催产素催产，触诊所感知的收缩持续时间和频率能够提供足够的、半定量的子宫收缩力评估。鉴于此原因，手摸宫缩仍然是临床检测子宫收缩力的标准手段。

手摸宫缩至少持续40s，10min内3～4次的宫缩频率最为适宜。如果已出现进行性宫颈扩张，则不需要对子宫收缩力规定一个下限。只有当产程延长时，才需要考虑宫缩是否足够。

由于蜕膜释放前列腺素、孕妇神经垂体分泌催产素。随着产程进展，宫缩逐渐加强，第一产程末期的自发宫缩可能超过引产或催产的安全范围。胎儿的安危在分娩期处于微妙的平衡之中。宫缩越强，产程进展越好，而对胎盘灌注影响越大。分娩早期，在对胎儿有累积不良作用之前，高强度宫缩的压力和产程的迅速进展常有自限性。另一方面，产程进展不好也会导致超过胎儿承受能力的宫缩累积效应。处于危险中的胎儿承受能力也较低，加强宫缩会对其造成更大、更迅速的影响。在引产的最初4个h内，每10min内超过6次宫缩，为宫缩过频。宫缩之间的间歇短甚至无间歇，与胎心减速具有明显的相关性。

（2）分娩力计（tocodynamometer，Toco）：电子胎儿监护在监护胎心变化的同时，使用分娩力计来评估子宫收缩力。压力传感器放置在宫底部位的腹壁上，通过描记的曲线下面积来评估子宫收缩力，简单无创，能够测量宫缩的频率和持续时间。但是这种方法评估子宫收缩力的敏感性和特异性均不高，无法评估子宫收缩的强度，腹壁厚度的限制及其与子宫的相对位置限制了宫缩力计的准确性。尤其不适用于肥胖者。

（3）宫内压力导管（intrauterine pressure catheter，IUPC）：子宫收缩力可通过测量宫内压力（intrauterine pressure，IUP）来量化，IUP 与肌壁张力直接成比例，而与子宫大小间接成比例。评估子宫收缩力有 4 个参数：幅度、持续时间、频率和基础压力或张力。前三者与子宫收缩本身有关，末者与子宫本身的弹性回缩力和肌肉张力有关。

子宫基础张力的测量对流体静力压力很敏感。流体静力压力与子宫上部液平面的传感器相对位置有关，这种关系受体位影响，因此在流体静力压力上正确测量基础张力需要知道传感器的相对位置。目前传感器通常置于宫内导管尖端，并不知道其确切位置。如果记录开始，压力调零，就可以估算基础张力的变化，而不是其绝对值。实际上除了胎盘剥离或者使用催产素这些异常增加子宫基础张力的情况外，多数研究发现基础张力水平对宫颈扩张并没有显著作用，可以忽略。

宫内压力导管（intrauterine pressure catheter，IUPC）是监测子宫收缩的金标准，它比宫缩力计能更准确地评估的宫缩频率和强度。在有些情况下，精准地监测子宫收缩力也具有法医学意义，如瘢痕子宫进行引产或催产，或者多产、经产妇使用催产素，或子宫过度刺激时胎儿面临危险（例如有胎儿生长受限证据时）。

然而 IUPC，需要在破膜之后才能插入导管，因此它的使用是有限的。此外，这种侵入性方法有胎盘和胎儿损伤、感染和子宫穿孔的风险。美国妇产科学会和加拿大妇产科医师协会建议在有选择的情况下使用 IUPC，如产妇肥胖或对催产素反应不良。认为用 IUPC 监测可能更好地调整催产素剂量而改善母儿结局，从而防止子宫过度收缩和胎儿缺氧，能够更好地解释胎心率异常模式与子宫收缩的关系。由于临床支持的数据有限，这个假说主要是根据专家意见。内外监测的随机临床试验没有显示手术产率或新生儿不良结局有差异。

（4）子宫肌电图（electrohysterography，EHG）：肌细胞的电活动可以通过子宫肌电图（uterine electromyography，EMG）进行无创性监测。电子子宫肌动描计仪（electlical uterine myography，EUM）是一种由以色列 Migdal Ha’emek 开发的新技术软件和设备。设备用 9 个表面 EMG 电极和多通道放大器，对子宫的电活动进行测量。9 个电极呈正方形放置于孕妇脐周，形成 3 行 3 列。电极的位置决定于非侵入性位置传感器。收缩的能量以微瓦（μW）为单位。9 个电极对子宫不同部位的肌电信号进行精确的测量，信号输入计算机系统，进一步进行数据库和功能界面的处理，对子宫收缩力进行量化评价。

EUM 不仅能够无创性评估子宫收缩的开始、高峰时间、持续时间和频率，也可以评估其强度。此外，因为是无创监测而不需要破膜，也可以作为疑诊早产宫缩的诊断工具。在监测过程中可以下床活动。在测定子宫收缩和预测早产方面，EUM 与分娩力计传感器有着很好的一致性。与分娩力计比较，产妇的体质指数对监测值略有影响，但不具统计学意义。

目前，子宫肌电图是最有临床应用前景的子宫收缩力评价方法。

（五）预防

应对孕妇进行产前教育，进入产程后，解除产妇不必要的顾虑和恐惧心理，使孕妇了解分娩是生理过程，增强其对分娩的信心。目前，国内外均设陪伴待产室（让其丈夫及家属陪伴）和家庭化病房，有助于消除产妇的紧张情绪，可预防精神紧张所致的宫缩乏力。ACOG 认为一对一的陪伴分娩可以减少缩宫素的使用，但在产程时限、剖宫产率、分娩镇痛、新生儿转入 NICU 方面没有改善。推荐提倡陪伴分娩。分娩前鼓励多进食，必要时静脉补充营养。避免过多使用镇静药物，注意检查有无头盆不称等，均为预防宫缩乏力的有效措施。注意及时排空直肠和膀胱，必要时可行肥皂水灌肠和导尿。

（六）处理

产力异常是构成难产的三要素之一，可以是产力本身，也可以是由产道和胎儿异常所造成的难产，因此，在处理产力异常的产妇时应明确病因，全面了解母儿状况，进行针对性的处理。

1. 协调性宫缩乏力　一旦出现协调性宫缩乏力，不论是原发性还是继发性，首先应寻找原因，检查有无头盆不称及胎位异常，阴道检查宫颈扩张和胎先露下降情况。发现有头盆不称，估计不能经阴道分娩者，应及时行剖宫产术；若判断无头盆不称和胎位异常，估计能经阴道分娩者，应采取加强宫缩的措施。

1）第一产程

（1）一般处理：消除精神紧张，多休息，鼓励多进食，注意营养和水分的补充。不能进食者静脉补充营养，静脉滴注10%葡萄糖液500～1 000ml内加维生素C 2g，伴有酸中毒时应补充5%碳酸氢钠。产妇过度疲劳，缓慢静脉推注地西泮10mg或哌替啶100mg肌内注射。对初产妇宫口开大不足4cm，经产妇宫口开大不足2cm，胎膜未破，无头盆不称者，应给予温肥皂水灌肠，促进肠蠕动，排出粪便及积气，刺激子宫收缩。排尿困难者，先行诱导法，无效时导尿，因排空膀胱能增宽产道，且有促进宫缩的作用。破膜12h以上者给予抗生素预防感染。

（2）加强子宫收缩：经上述处理，子宫收缩力仍弱，确诊为协调性宫缩乏力者，产程无明显进展，应采取措施加强宫缩。Bishop提出宫颈成熟度评分法，用于判断宫颈成熟度，估计引产或加强宫缩措施的效果，见表5－1。

表5－1　Bishop宫颈成熟度评分法

分数	指标				
	宫口开大（cm）	宫颈管消退（%）（未消退为2～3cm）	先露位置 坐骨棘水平为0	宫颈硬度	宫口位置
0	0	0～30	－3	硬	后
1	1～2	40～50	－2	中	中
2	3～4	60～70	－1，0	软	前
3	5～6	80～100	＋1～＋2		

注：该评分法满分为13分。若产妇得分≤3分，人工破膜均失败，应该用其他方法；4～6分的成功率约为50%；7～9分的成功率约为80%，＞9分均成功。

a. 人工破膜：多用于活跃期，无头盆不称，胎头已衔接者。破膜后，胎头直接紧贴子宫下段及宫颈内口，引起反射性子宫收缩，加速产程进展，同时通过破膜可以观察羊水的量及性状。人工破膜应在宫缩间歇期进行，以减少或避免羊水栓塞的发生。破膜时必须检查有无脐带先露，破膜后术者手指应停留在阴道内，经过1～2次宫缩待胎头入盆后，再将手指取出，以避免发生脐带脱垂。对于羊水过多的患者，还应警惕胎盘早剥的发生。人工破膜可以缩短产程，减少缩宫素应用，但会增加绒毛膜羊膜炎风险。

b. 缩宫素静脉滴注：应用缩宫素的目的是产生足够使宫颈变化和胎儿下降的子宫收缩，同时避免子宫过度刺激和胎儿窘迫。ACOG建议如果宫缩小于10min 3次，或强度超过基线不足25mmHg，或两者都有，应当考虑缩宫素催产。在催产前应评估骨盆、宫颈和胎位及母儿状况。

缩宫素是加强宫缩最常用的药物，但是不合理的应用会增加不良围产儿结局，被美国药物安全处方中心（Institute for Safe Medication Practices，ISMP）认为是一种具有不良反应高风险的药物，需要特殊保障措施，以减少应用不当造成的风险。适用于协调性宫缩乏力，胎心良好，胎位正常，头盆相称者。

缩宫素静脉滴注的用药方法：应先用5%葡萄糖500ml，采用7号针头行静脉滴注，按8滴/min调好滴速，然后再向输液瓶中加入2.5U缩宫素，将其摇匀后继续滴入。切忌先将缩宫素溶于葡萄糖中直接穿刺静脉滴注，因此法初调时不易掌握滴速，可能在短时间内进入体内过多缩宫素，不够安全。最好用静脉输液泵输注以保证输注剂量的准确性。

不同国家和不同医疗机构颁布的缩宫素应用方法存在很大差异，例如ACOG推荐有低剂量（low－dose）和高剂量（high－dose）两种不同滴注方案。但每个方案都建议采用静脉输液泵输注。低剂量方案是指初始剂量为0.5～2mU/min，每次调整为1～2mU/min，间隔15～40min。此方案减少了宫缩过强及胎心异常的发生。高剂量方案是指初始剂量为6mU/min，每次调整为3～6mU/min，间隔5～40min，此方案产程较短，较少出现绒毛膜羊膜炎和因难产而进行的剖宫产，但是增加了宫缩过强及胎心异常的发生。ACOC在比较了有关研究后认为，两种方案都适用于临床。

因缩宫素个体敏感度差异极大，静脉滴注缩宫素应从小剂量开始循序增量，中华医学会产科学组也推荐低剂量缩宫素方案，即2.5U缩宫素加入5%葡萄糖500ml中，从小剂量2.5mU/min开始，每次调整剂量2.5mU/min，调整间隔为30min。具体用法是2.5U缩宫素溶于5%葡萄糖500ml中即0.5%缩宫素浓度（5mU/ml），以每毫升15滴计算相当每滴液体中含缩宫素0.33mU。从8滴/min即约2.5mU/min开始，根据宫缩，胎心情况调整滴速，一般每隔30min调节一次，直至出现有效宫缩。有效宫缩的判定为10min内出现3次宫缩，每次宫缩持续30～60s，子宫收缩压力达50～60mmHg，伴有宫口扩张。在调整滴速时，每次递增6滴约2mU，最大滴速不得超过30滴/min即10mIU/min。如达到最大滴速，仍不出现有效宫缩时可增加缩宫素浓度。增加浓度的方法是以5%葡萄糖中尚余毫升数计算，一般100ml葡萄糖中再加0.5U缩宫素变成1%缩宫素浓度，先将滴速减半，再根据宫缩情况进行调整，增加浓度后，如增至每分钟20mU仍无有效宫缩，原则上不再增加滴数和浓度，一般以此为剂量上限。中华医学会产科学组则明确指出缩宫索引产的最大浓度10U/L，最大剂量为20mU/min。

缩宫素静脉滴注过程中，应有专人观察宫缩、听胎心率，或胎心电子监护仪连续监护；测量血压。若出现宫缩持续1min以上或胎心率有变化，应立即停止静脉滴注。外源性缩宫素在母体血中的半衰期为1～6min，故停药后能迅速好转，必要时加用镇静剂。若滴注过程中发现血压升高，应减慢滴注速度。由于缩宫素有抗利尿作用，水的重吸收增加，可出现尿少，需警惕水中毒的发生。结合人工破膜及能量支持，可以获得更好的效果。

c. 前列腺素（PG）的应用：地诺前列素（dinoprost）有促进子宫收缩的作用。既作用于子宫肌层，又作用于宫颈，当宫颈条件不良时，效果优于缩宫素。

给药途径为静脉滴注及阴道后穹隆局部用药。地诺前列素2mg和碳酸钠溶液1支加入10ml生理盐水中，摇匀成稀释液，加于5%葡萄糖液500ml中静脉滴注，1μg/min开始静滴，最大剂量20μg/min。不良反应为宫缩过强、恶心、呕吐、腹泻、头痛、心动过速、视物模糊及浅静脉炎等，故应慎用。静脉滴注时，偶见类似静脉炎症状，停药后常自行消失。对于活跃期宫缩乏力，小剂量地诺前列素凝胶（PGE_2gel）1mg阴道给药，可以有效加强宫缩而不会增加强直宫缩及胎儿窘迫风险。

d. 地西泮静脉推注：地西泮能使宫颈平滑肌松弛，软化宫颈，促进宫口扩张，适用于宫口扩张缓慢及宫颈水肿时。常用剂量为10mg，2～3min静脉注射，间隔2～6h可重复应用，与缩宫素联合应用效果更佳。

e. 间苯三酚静脉滴注：间苯三酚（phloroglucinol）是亲肌性非阿托品非罂粟碱类纯平滑肌解痉药，只作用于痉挛的平滑肌，主要抑制不协调性的无效的肌性收缩。在产程中，间苯三酚对子宫颈有选择性解痉作用，可缓解宫颈痉挛水肿，加快宫颈扩张，缩短产程，且可协调宫缩，并对正常的子宫平滑肌收缩的节律性及幅度无影响。常用剂量为40mg静脉滴注。

2）第二产程：对于第二产程发生的宫缩乏力应予重视。宫口开全1h产程无进展，应再次评估骨盆情况、胎方位、胎头变形及有无产瘤、先露骨质部分高低以及宫缩时先露下降情况，做出经阴分娩还是阴道助产或是剖宫产的正确判断。胎先露若达+3或以下等待自然分娩，或行会阴后斜切开助产分娩。若胎头仍未衔接或伴有胎儿窘迫征象，应行剖宫产术。胎头双顶径尚未越过中骨盆平面，无头盆不称者，可静滴缩宫素加强宫缩，同时指导产妇在宫缩时屏气用力。争取经阴分娩机会。

3）第三产程：为预防产后出血，当胎儿前肩娩出时，可静脉推注麦角新碱0.2mg或静脉推注缩宫素10U，并同时给予缩宫素10～20U静脉滴注，使宫缩增强，促使胎盘剥离与娩出及子宫血窦关闭。若产程长、破膜时间长，应给予抗生素预防感染。

2. 不协调性宫缩乏力　处理原则是调节子宫收缩，恢复其极性，应给予强镇静剂。常用的有哌替啶100mg肌内注射、地西泮10mg静脉推注、哌替啶100mg，吗啡10～15mg肌内注射，使产妇充分休息，醒后不协调性宫缩多能恢复为协调性宫缩。在宫缩恢复为协调性之前，严禁应用缩宫素。若经上述处理，不协调性宫缩未能得到纠正，或伴有胎儿窘迫征象，或伴有头盆不称，均应行剖宫产术。若不协调性宫缩已被控制，但宫缩仍弱时，可用协调性宫缩乏力时加强宫缩的各种方法处理。

二、子宫收缩过强

（一）协调性子宫收缩过强

子宫收缩的节律性、对称性和极性均正常，仅子宫收缩力过强、过频。ACOG 将宫缩过强定义为 10min 超过 5 次宫缩，收缩持续 2min 或更长，或收缩的持续时间正常，但间隔在 1min 内，有或没有胎心的异常。如产道无阻力，宫口迅速开全，分娩在短时间内结束，总产程不足 3h，称急产。

1. 对母儿影响　如下所述。

（1）对产妇的影响：宫缩过强过频，产程过快，可导致初产妇宫颈、阴道以及会阴撕裂伤。接产时来不及消毒可导致产褥感染。胎儿娩出后子宫肌纤维缩复不良，易发生胎盘滞留或产后出血。

（2）对胎儿及新生儿的影响：宫缩过强过频，影响子宫胎盘血液循环，胎儿在宫内缺氧，易发生胎儿窘迫、新生儿窒息甚至死亡。胎儿娩出过快，胎头在产道内受到的压力突然解除，可致新生儿颅内出血。接产时来不及消毒，新生儿易发生感染。若坠地可致骨折、外伤。

2. 处理　对于子宫收缩力过强、过频者应及早做好接生准备，临产后不应灌肠，胎儿娩出时，勿使产妇向下屏气。若急产来不及消毒及新生儿坠地者，新生儿应肌内注射维生素 K_1 10mg 预防颅内出血，并尽早肌内注射精制破伤风抗毒素 1 500U。产后仔细检查宫颈、阴道、外阴，若有撕裂应及时缝合。若属未消毒的接产，应给予抗生素预防感染。对于有急产史的经产妇，在预产期前 1 ~2 周不应外出远走，以免发生意外，有条件者应提前住院待产。

（二）不协调性子宫收缩过强

1. 强直性子宫收缩过强（tetanic contraction of uterus）　强直性子宫收缩过强通常不是子宫肌组织功能异常，几乎均是外界因素异常造成，例如临产后应用分娩发生梗阻，或不适当地应用缩宫素，或胎盘早剥血液浸润子宫肌层，均可引起宫颈内口以上部位的子宫肌层出现强直性痉挛性收缩，宫缩间歇期短或无间歇。

（1）临床表现：产妇烦躁不安，持续性腹痛，拒按。胎位触不清，胎心听不清。有时可出现病理缩复环、血尿等先兆子宫破裂征象。

（2）处理：一旦确诊为强直性宫缩，应及时给予宫缩抑制剂，如 25% 硫酸镁 20ml 加于 5% 葡萄糖液 20ml 内缓慢静脉推注（不少于 5min），或肾上腺素 1mg 加于 5% 葡萄糖液 250ml 内静脉滴注。若属于梗阻性原因，应立即行剖宫产术。若胎死宫内可用乙醚吸入麻醉，若仍不能缓解强直性宫缩，应行剖宫产术。

2. 子宫痉挛性狭窄环（constriction ring）　子宫壁局部肌肉呈痉挛性不协调性收缩形成的环状狭窄，持续不放松，称子宫痉挛性狭窄环。狭窄环可发生在宫颈、宫体的任何部分，多在子宫上下段交界处，也可在胎体某一狭窄部，以胎颈、胎腰处常见。

（1）原因：多因精神紧张，过度疲劳以及不适当地应用宫缩剂或粗暴地进行阴道内操作所致。

（2）临床表现：产妇出现持续性腹痛，烦躁不安，宫颈扩张缓慢，胎先露部下降停滞，胎心时快时慢，有时阴道检查时可触及较硬而无弹性的狭窄环，此环与病理缩复环不同，特点是不增加宫腔压力，不随宫缩上升，不引起子宫破裂，但可导致产程进展缓慢或停滞。

（3）处理：应认真寻找导致子宫痉挛性狭窄环的原因，及时纠正。停止一切刺激，如禁止阴道内操作，停用缩宫素等。若无胎儿窘迫征象，给予镇静剂如哌替啶 100mg、吗啡 10mg 肌内注射，也可给宫缩抑制剂如羟苄羟麻黄碱 10mg 口服，25% 硫酸镁 10ml 加于 25% 葡萄糖液 20ml 内缓慢静注，一般可消除异常宫缩。当宫缩恢复正常时，可行阴道助产或等待自然分娩。若经上述处理，子宫痉挛性狭窄环不能缓解，宫口未开全，胎先露部高，或伴有胎儿窘迫征象，均应立即行剖宫产术。若胎死宫内，宫口亦开全，可行乙醚麻醉，经阴道分娩。

（张淑杰）

第四节　胎儿及其附属物异常性难产

一、臀位

臀位为产科常见的异常胎位，占分娩的3%～4%，围产死亡率国外报道为头位的5.5倍，早产率、胎膜早破、感染、胎儿窘迫、脐带脱垂、产伤、颅内出血等发生率均高于头位，各为4倍、8倍、13倍、20倍之多。胎龄越小，死亡率越高。

（一）发生率

臀位的发生率和自然回转率，各家报道不一，占分娩的3%～4%，但臀位是异常胎位中最常见的一种，在妊娠30周前胎儿呈臀位不应视为异常，因30周以后往往自然回转成头位。

（二）原因

（1）子宫腔宽大，羊水较多，经产妇腹壁过度松弛，胎儿在宫内活动频繁易成臀位。

（2）子宫畸形，子宫腔小，胎儿在宫内活动受限，致胎头不能向下转动，易成臀位。

（3）前置胎盘、骨盆狭窄、子宫或骨盆内肿瘤阻塞盆腔，均影响胎头下降入盆，易成臀位。

（4）羊水少，胎儿两腿不能屈曲，呈伸直状，影响胎体弯曲或回转，易成臀位。

（三）分类

1. 完全臀先露或混合臀先露　胎儿双腿髋关节屈曲，膝关节屈曲，先露为臀和双足，临床上较多见。

2. 单臀先露或腿直臀先露　胎儿股关节向胎儿腹部屈曲，两腿直伸在胎胸前，称为腿直臀先露，胎儿的双腿髋关节屈曲，双膝关节直伸，臀为先露，约占臀位的50%。

3. 不完全臀先露　即膝位或足位，胎儿以一足或双足、一膝或双膝为先露，临床上较少见。容易发生早产、破膜早破、脐带脱垂等。

（四）诊断

1. 腹部触诊　对诊断臀位较有诊断价值的四步触诊法见图5－17。

腹部触诊时在宫底部可清楚地发现圆而硬，有浮球感的胎头，胎儿纵轴与产妇纵轴一致，呈长椭圆形，胎头常居腹部的一侧，胎体直立，四肢向旁侧分散，与头产式相同，胎心在胎背的一侧平脐或脐高处可清楚听到，耻骨上缘触及圆而软的、形状不规则、活动不大的臀部浮在盆口上。完全臀位，常于分娩开始后衔接，不全臀位如单臂先露、足先露、膝先露等，尤以初产妇可较早入盆，易发生早产、胎膜早破。

2. 肛门检查　在临产前肛查，因先露部较高，肛查时可自腹部宫底部稍加压力而使先露稍向下，以便明确先露部。其主要感觉不是光滑而硬的胎头，而是不规则并较软的胎臀。临产后宫口开大，先露较低，肛查更为明确。必须注意的是臀先露有时需与颜面位鉴别。

3. 阴道检查　多于临产后，产程不顺利，有延长的趋势，先露诊断不明确时，可做阴道检查。在检查时除了明确先露部的种类，同时还要了解骨盆的情况、宫口开大的情况，胎头居于子宫的哪一侧，胎头呈直立、仰伸、侧屈、反屈以及是否破膜等，然后决定分娩方式。

4. B超检查　可以通过超声检查明确臀位的分类、先露，特别要注意胎头的屈曲情况。

（五）分娩机转

臀位分娩容易发生困难，头产式时，软产道扩张良好，胎头下降适应产道而变形的机会多，胎头娩出后其他部位的分娩已无困难，又能迅速娩出，而臀先露时则不然，臀位的阴道分娩机转概括为三期：胎臀娩出、胎儿躯干及肩娩出及胎头的娩出。此三期的胎体各部，臀小于肩，肩小于头，头大且硬，胎臀柔软，分娩时致产道未充分扩张，大而硬的胎肩和胎头的娩出，可能发生障碍。若两臂上举使胎手垂至胎脸或颈部则使胎肩娩出困难，胎肩娩出后胎头必须迅速娩出，胎头无变形的机会，受阻的可能性更大，因此臀先露的分娩机转应注意臀、肩、头三部分的分娩机转。臀位的阴道分娩有自然分娩、臀位助产和臀牵引术三种。臀位经阴道分娩时，宫口必须开全，阴道充分扩张并按照一定的机转才能娩出。以臀左前位为例说明臀位分娩机转。

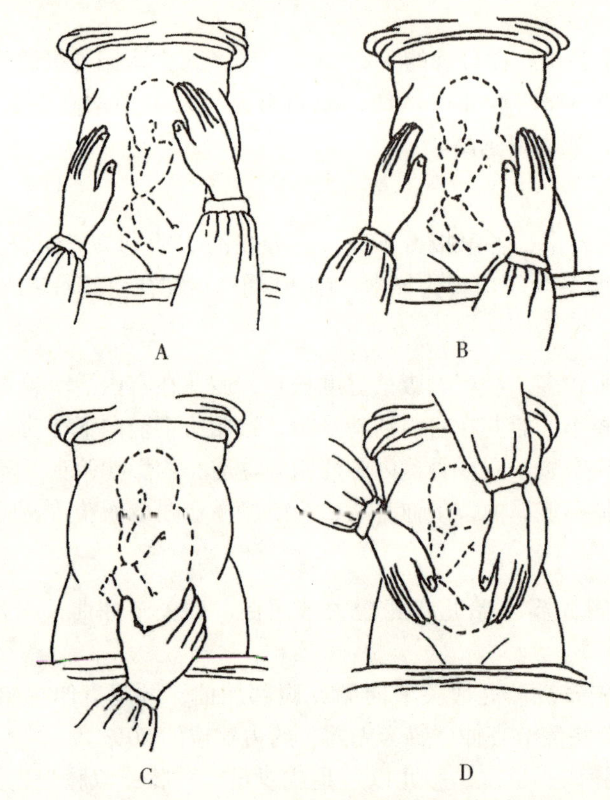

图 5－17　臀先露腹部四步触诊法

1. 臀位的阴道分娩机转　如下所述。

（1）胎臀的娩出：臀先露常在分娩开始后进入骨盆，随宫缩的加强，入盆时胎儿股骨大粗隆间径，衔接于骨盆左斜径，胎臀逐渐下降，前髋稍低，当前髋抵达骨盆底而遇到阻碍时，即发生内旋转及侧屈动作。此时前髋向顺时针方向做45°角旋转，直达耻骨联合处，使胎儿股骨大粗隆间径与母体前后径一致及胎儿骶骨直对母体的左侧，当胎臂做内旋转时胎体稍侧屈，使后髋能适应产道弯曲度，当前髋达耻骨弓下缘时，胎体侧屈更加明显，使后髋自会阴前缘娩出，当后髋娩出后，胎体稍伸直而使前髋娩出，此时双腿及双足就相继娩出。当臂及下肢娩出后，胎背又外旋转向前方，相当于胎肩衔接于骨盆左斜径，见图 5－18A。

（2）胎肩的娩出：当胎儿背部转向前方时，双肩径衔接于骨盆左斜径，并沿此径下降，当双肩达骨盆底时，也向顺时针方向做45°角内旋转，使前肩转至耻骨弓下，同时胎体又侧屈使后肩及其他的上肢自会阴前娩出，接着前肩及上肢亦相继娩出。当胎肩娩出时，将胎背逐渐旋转至前方，使胎头枕骨抵达耻骨弓下，以此为支点，以利胎头娩出，见图 5－18B。

（3）后出胎头的娩出：当胎肩通过会阴时，胎头矢状缝进入骨盒右斜径或横径，而胎头即沿该径下降，同时胎头俯屈，并向反时针方向向内旋转，使枕骨朝向耻骨联合，当枕骨下凹处于耻骨弓下时，即作为旋转的支点，由胎头继续俯屈动作而使颏、面及额相继自会阴娩出，最后枕部亦自耻骨弓下娩出，见图 5－18C。

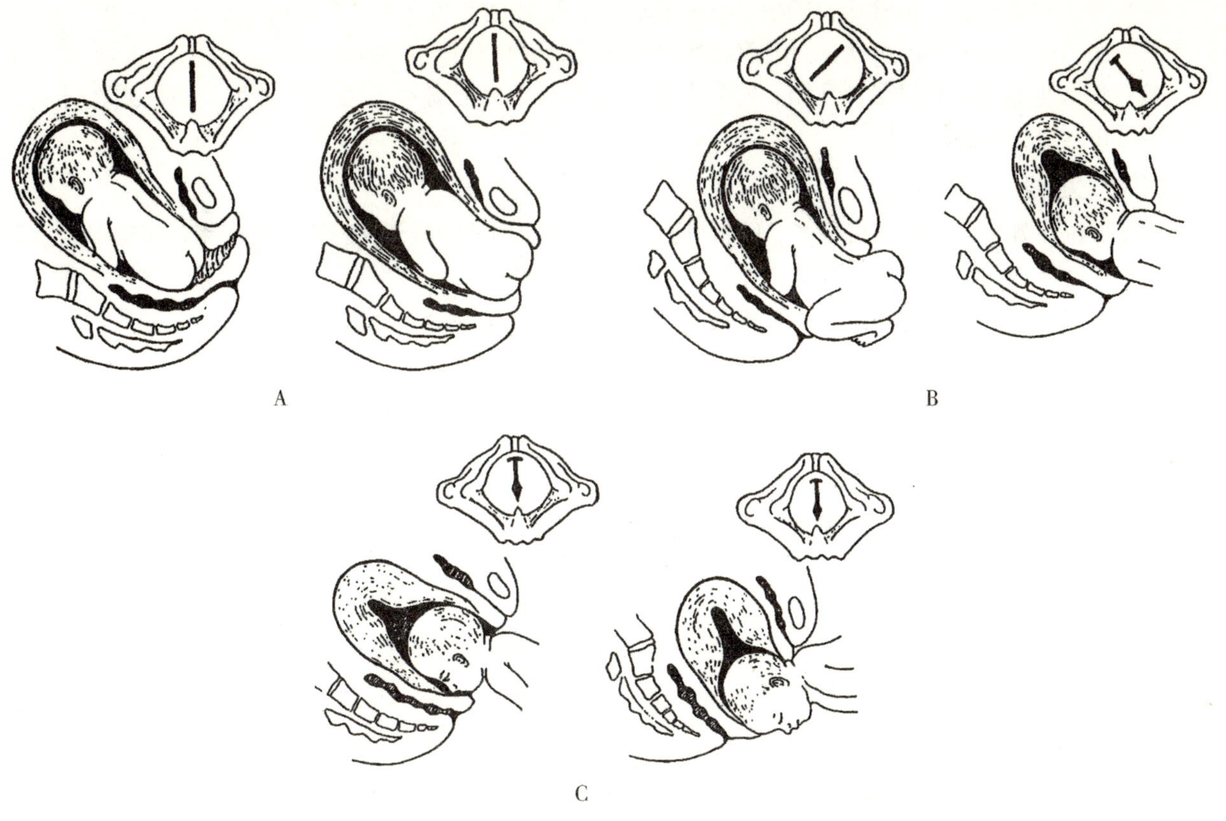

图 5－18 臀位分娩机转

A. 胎臀娩出；B. 胎儿躯干及肩娩出；C. 胎头娩出

2. 臀先露自然分娩机转受阻的原因 臀产式自然分娩因产妇或胎儿的原因不能自然娩出：

1）产力不足：常可阻碍分娩进展，子宫收缩或腹肌收缩均可造成疲劳无力，胎臀娩出后，子宫收缩正是间歇期，而胎头又需急速娩出之时，医师虽用力牵引，常常发生后出胎头困难。

2）骨盆狭窄：骨盆的变异或狭窄，形成臀位阻滞，导致难产。

3）两腿直伸臀产式：因双腿直伸似一夹板，使胎体活动受限；下降及侧屈皆不能很好完成，同时胎先露较小，当胎臀娩出后宫颈口不能开全，因此胎肩及胎头的分娩不免发生困难。

4）胎臂上举：臀位分娩时如胎臂上举，两手抵达头部则胎肩部的周径将大为增加，娩出困难，偶有发生胎体某部骨折。阴道分娩要避免发生，一旦发生，需要胎臂上举的解脱；臀位阴道分娩，要防止两臂上举，如发生则需要进行解脱，先在宫缩间歇时，将胎体上推，使之松动，将胎背向后转，则胎头枕部随之转至侧方，上举之胎臂即可滑向胎儿面部，助产者用手伸入阴道，用示、中二指伸向胎儿肘窝下压，再伸至前臂，将上举之胎臂沿胎儿面部及胸前方向拔出（猫洗脸式）。同样操作，将两上举之胎臂解脱出来。

5）胎头过大：正常胎头如屈曲不良，较长的枕额周径通过产道受阻，胎头过硬，未经变形亦为困难之因素，胎头娩出过急，可致颅内出血；胎头娩出过缓，可引起窒息死亡。当胎背转向前方后，使胎头矢状缝适应骨盆出口的前后径上，助产者将胎儿的上下肢骑跨在助产者的左前臂上，左手示、中二指伸入阴道触及胎儿面部，压着胎儿鼻翼两侧，或伸指压着胎舌，使胎头俯屈，助产者以右手示、中二指从胎颈两侧轻轻钩住胎肩，按骨盆轴的方向向下向外牵引，在腹壁耻骨联合上方向下推压胎头，使之俯屈下降，当胎头已达耻骨弓下时，助产者将胎体向上提起缓慢牵引，在保护会阴下将胎儿面部及前额沿会阴前缘娩出。

6）枕部向后旋转：偶有枕部向后旋转直达骶窝，发生分娩困难，此时助产者可用三种机转使之娩出。

（1）胎头屈曲良好：枕部可能旋转至前方而娩出。

（2）胎头屈曲不良：由枕后位娩出，此时胎鼻降至耻骨弓下为支点发生旋转，助产者将儿身前举，则胎颈后部、枕部及头顶将相继自会阴前缘娩出，然后胎面自耻骨弓下娩出。

（3）胎头伸直颏部被耻骨支所阻，将胎儿前举以颈前部在耻骨弓下为支点发生旋转，则枕部头顶及前额可相继自会阴前缘娩出。

（六）处理

由于臀位在妊娠期容易出现早产、胎膜早破，分娩时产伤及围产儿死亡率、患病率均较高。目前国内外比较多地认为剖宫产对于臀位新生儿是比较安全的分娩方式，对早产儿≤32 周者应慎重从事，权衡利弊，适当处理。虽然臀位剖宫产对新生儿较为安全，但并非绝对。臀位分娩是产科领域既困难又亟待解决的同题。

1. 臀位外倒转术　孕期在 30 周左右，除外脐绕颈者行转胎术。>32 周者，不可勉强。

2. 臀位分娩方式的选择　目前均以剖宫产结束分娩。但应注意不应过早或过晚干涉，选择适时分娩，选择适当术式，避免母儿损伤。

3. 臀位的助产方法　臀位分娩方法有三种。

（1）自然分娩：胎儿完全自然娩出，助产者仅需挟持胎体，不做任何牵引动作。

（2）臀位部分牵引术或臀位助产：胎儿自然娩出至脐部，胎肩及胎头由助产者协助娩出。

（3）臀位牵引术：胎儿全部由助产者牵引娩出。大多数臀位分娩的均需助产，助产者必须熟悉上述臀位分娩机转，正确掌握原则和方法。

（七）预后

臀位在妊娠期最常见的并发症是早产、胎膜早破、脐带脱垂，其次为胎儿生长受限。臀位分娩对母婴的预后影响均较大，被视为高危范畴。

1. 臀位影响胎儿预后　如下所述。

（1）胎膜早破与脐带脱垂：是臀位最常见的并发症，特别是足先露者，因先露体积小，不能很好地充填骨盆入口，当宫缩时羊水流入前羊膜囊，容易引起胎膜早破，特别是当宫口开大，宫缩较强时，更容易突然发生破膜，脐带脱出。

（2）早产：许多统计资料证实，臀位早产的发生率明显高于头位。

（3）胎儿窒息：臀位临产后，特别是破膜以后容易脐带脱出或脐带受压，而使胎儿宫内缺氧。在臀位助娩的过程中，胎体受冷空气的刺激，有可能过早呼吸而引起羊水和阴道分泌物的吸入，如有后出胎头困难，娩出后常呈不同程度的窒息状态，甚至死亡。

（4）颅内出血：臀位分娩对于胎头位置姿势，胎头是直立、仰伸、俯屈、反屈不好估计，在分娩过程中，常因估计不足，后出胎头困难或因牵引过急而造成颅内出血。臀位分娩没有检查头盆不称的条件，常因估计不足而造成死亡。

（5）新生儿肺炎：由于窒息或吸入羊水及分泌物，造成吸入性肺炎。

（6）骨折及其他损伤：无论阴道分娩或剖宫产时，术者助产不当而发生骨折，常见的有四肢、锁骨、颅骨，其他如关节脱臼、脊柱脱位、臂丛神经麻痹，胸锁乳突肌血肿，面部神经麻痹等或因后出胎头过于侧屈致颈部神经麻痹而引起肺不张。

2. 对母亲预后的影响　如下所述。

（1）滞产：臀位分娩容易滞产。主要因不规则的胎儿先露部不能均匀有力地压迫子宫下段和宫颈，使反射性地有力的宫缩受到影响，致宫缩无力，导致滞产。

（2）产后出血：由于滞产的发生率高，产后出血较多，也可因为软产道扩张不良而损伤出血。

（3）感染：由于阴道操作及产程延长、胎膜早破而使产后感染的发生率亦高于头位。

（4）软产道损伤：臀先露的分娩过程，产道的扩张不够充分，容易造成复杂的阴道裂伤。如果宫口未开全，过早地用力牵拉则可引起宫颈、甚至子宫下段的裂伤、盆底、阴道、外阴损伤。

二、巨大胎儿

胎儿发育异常，胎儿体重超 4 000g 者，称为巨大胎儿。据国际产科统计组织统计，4 000g 胎儿的发生率为 5.3%，但大于或等于 4 500g 的发生率仅为 0.4%。新生儿体重超过 5 000g 者甚为罕见。巨大儿男婴多于女婴，巨大儿通过正常产道常常发生困难，需手术助产，巨大儿并发肩难产机会多。此时处理不当可发生子宫破裂或软产道损伤。胎儿常发生窒息、颅内出血、锁骨骨折或手术时产伤，重者造成死亡。

（一）病因

1. 遗传因素　父母身材高大者，可有较大的胎儿。

2. 产次　临床统计发现，胎儿体重随着孕妇胎次、孕龄而有所增加。

3. 营养　妊娠期营养过剩与胎儿体重有一定关系，要求孕期营养成分合理搭配，量与未孕期相同即可，孕妇未孕前体重 65kg 以上者，常发生巨大儿。

4. 糖尿病　孕妇患糖尿病时，常可分娩巨大胎儿。胎儿软骨发育不良及胎儿甲状腺功能低下，亦可致巨大胎儿及畸形儿。

5. 过期妊娠及胎儿过度成熟　过期妊娠如继续发育，胎盘功能良好者可有巨大儿，但有的过期妊娠胎盘老化、羊水减少，胎儿发育为正常体重，但常合并发生宫内窒息。

（二）诊断

1. 病史及全身状况　有巨大儿的分娩史、肥胖、糖尿病患者，具有分娩巨大儿的可能性。

2. 腹部检查　腹部明显膨隆，宫高 >35cm 者提示有巨大儿的可能，先露部常不入盆而浮动，检查时应与双胎及羊水过多相鉴别，充分估计巨大的危害。

3. B 型超声波检查　双顶径达 10cm，可能为巨大胎儿，胎头径大者需测胸围及肩径，若胸、肩径明显大于头径者，发生肩难产的可能性大，应提高警惕。

4. 孕妇腹部过度膨大　有沉重感，呼吸困难及水肿伴有轻度妊娠高血压疾病者，多可疑巨大儿。

（三）对母体及胎儿的影响

巨大儿的孕妇常并存其他疾病，如糖尿病等，对母婴的危险性值得注意。Sock 统计 766 例新生儿体重 >4 500g，新生儿死亡率达 7.2%，新生儿窒息达 16%，神经系统并发症为 11.4%，随访 7 年死亡率为 4.5%。巨大儿不但胎头大，而且头硬，可塑性小，故通过正常产道会遇到困难，需行助产。如并发肩难产困难更大，处理不当，可发生子宫破裂及其他产道损伤。胎儿常因宫内窘迫或术时遭受损伤，颅内出血、锁骨骨折、臂丛神经损伤麻痹等，甚至死亡。母体产后常因分娩时盆底组织过度伸展或撕裂，易致子宫脱垂，阴道前后壁膨出，产后出血等。

（四）处理

1. 孕期处理　孕期检查发现胎儿大或既往有巨大儿产史者，应检查产妇有无糖尿病，如有糖尿病应积极治疗，控制血糖，孕 36 ~ 38 周后应根据胎儿及胎盘功能及糖尿病控制的情况而决定引产或剖宫产结束分娩。

2. 分娩处理　如下所述。

（1）巨大儿试产和分娩过程中应严密观察，多以宫高 >35cm 以上者考虑巨大儿的可能，进行产时监护，认真填写产程图，防止产科并发症。由于胎头大且硬，不易变形，产程稍有延长，应及时找出产程缓慢原因，不宜试产过久。如有盆头不称，可行剖宫产术。如先露在棘下 2 ~ 3cm，第二产程延长时，可行会阴切开后产钳助产。注意发生肩难产。

（2）阴道分娩时，在助产中应特别注意肩难产，当胎头娩出后，宽大的肩部受阻，导致肩难产，可用手旋转胎肩，使之沿骨盆最大径下降，至骨盆出口时，先协助后肩娩出，再娩出前肩，并要求会阴侧切口要大，以免会阴损伤。肩难产时，如处理不当，可致胎儿死亡。

（3）临产后，第一产程因胎儿大，子宫过度膨胀，可导致原发或继发宫缩无力，胎头入盆困难，如有头盆不称，可行剖宫产，进入第二产程，特别注意胎头入盆情况，有时胎头未下降到盆底，胎头已有较大产瘤出现，检查时误认为胎头低而过早干预。当胎头娩出后，常常出现肩难产。分娩后应注意阴道检查有无阴道裂伤，预防产后出血。

3. 肩难产的处理　胎儿巨大，肩径显著增大，胎头娩出后，胎肩娩出困难，前肩常嵌顿在耻骨联合上方，娩出困难，称为肩难产，导致母儿并发症多且损伤亦大。

1）发生肩难产一般的助产方法很难奏效，由于发生突然，胎头已娩出，胎肩被嵌顿，胎胸受压，使胎儿不能呼吸，勉强牵拉胎头会造成严重的新生儿并发症和产伤，需要准确而快速的处理。首先清理胎儿口腔及呼吸道黏液，然后快速的查清导致肩难产的各种因素，熟悉处理方法，做好急救新生儿的准备。如给氧气吸入和复苏等。麻醉选双侧会阴神经阻滞麻醉，使产道松弛，有利助产的操作，做足够大的侧切。

2）当胎头娩出后，不必急于行外旋转，凡胎头复位后矢状缝在骨盆斜径上，而胎肩在骨盆另一斜径上（斜径大有利于肩娩出），令产妇屏气用劲，切忌牵引胎头，稍压胎头使前肩松动，后肩进入骶凹处，由耻骨联合下娩出前肩，这样预防巨大儿的肩难产的发生，第二产程延长应采取剖宫产。如发生肩难产采取以下手法：

（1）屈曲大腿助产法：令产妇尽量向上屈曲大腿，使双腿紧贴腹壁，双手抱腿或抱膝，使腰骶段、脊柱弯曲度缩小，缩小骨盆倾斜度，耻骨联合升高数厘米，这时嵌顿于耻骨联合后的前肩自然松动，前肩即可娩出。

（2）压前肩法：在耻骨联合上方向胎儿前肩加压，有助于嵌顿的前肩娩出。

（3）旋肩法：胎儿双肩嵌顿骨盆入口前后径上，助产者手伸入阴道，放在胎儿肩峰与肩胛间，握其后肩，促其向胸部方向转动，另一手置胎儿前肩部双手加压，旋转胎肩达骨盆斜径上，使嵌顿的前肩松动得以娩出，也可将后肩旋转 180°，在旋转过程中娩出后肩。双肩先后娩出，牵引胎头不可用力过大，更不可误转方向或双肩同时娩出，否则损伤臂丛神经，导致严重产伤。

（4）先牵出后臂娩出后肩法：助产者手顺骶骨部伸入阴道，胎儿背在母体右侧用右手，在左侧用左手，将示指与中指放入胎儿后肘窝，然后以手压后肘窝，使胎儿屈后肘并屈前臂，然后握住胎儿的手，沿胸的方向将手和前臂牵出阴道而娩出后肩。

（5）锁骨处理问题：若胎儿已死，立即行锁骨切断术，缩短双肩，使胎儿易于娩出。

肩难产时处理较困难，新生儿产伤机会多，故应在分娩前准确估计胎儿体重、B 超测定头围、胸围、肩围，预测有无肩难产可能，更重要的是孕期合理营养指导，如有糖代谢异常，及早发现、及早治疗，预防巨大胎儿的发生。

（刘晓军）

第六章

妊娠相关的感染性疾病

第一节　宫内感染与脑损伤

随着高危产妇和新生儿重症监护技术的飞速发展，新生儿成活率越来越高。随着人们生活质量的提高，对新生儿脑损伤的预后也越来越重视。但只有不到10%脑瘫和15%精神发育迟滞与窒息或产伤相关。近来研究认为宫内感染与缺氧在导致新生儿脑损伤方面有协同作用或因果关系。国外Petit等在1996年报道：50%新生儿听力损伤由遗传因素引起，40%～60%是由其他因素引起，而这之中30%～65%与宫内感染有关。所以宫内感染成为产科以及新生儿科的一个重要课题。

一、概念

宫内感染是指孕妇受病原体感染后所引起的胎儿感染。妊娠期由于母亲对外源性组织抗原—半同种胎儿“移植物”耐受，致血液中免疫球蛋白水平改变，多形核白细胞的趋化性和黏附性自妊娠中期被抑制，同时可能还有细胞免疫的改变，造成孕妇和胎儿易受多种感染和感染性疾病的侵袭，形成宫内感染。

二、宫内感染的类型

1. 按照感染部位分类　宫内感染按照感染部位可分为羊膜腔感染、胎盘炎症、绒毛膜羊膜炎、其他。

2. 按照临床表现分类　宫内感染按临床表现分为：①临床型：有感染中毒表现，发生率10%～20%。②组织学型：缺乏临床表现，发生率80%～90%（其中早产儿占60%）。

流行病学资料研究证实，孕母体温>38.0℃或临床诊断有绒毛膜羊膜炎可使出生新生儿脑损伤的风险性增加3.6倍。国外相关资料显示羊水Ⅲ°污染的早产儿患脑损伤的风险比无羊水污染的新生儿高9.4倍（75%：8%）。同济医院2004年报道：在出生3天内患脑损伤的早产儿中，一半以上并发有绒毛膜羊膜炎。国外对1 367个极低体重儿的研究发现，绒毛膜羊膜炎是引起新生儿脑白质损伤和颅内出血的独立危险因素。

3. 按照病原体分类　宫内感染按照病原体可分为：①病毒，如巨细胞病毒（CMV）、风疹病毒、单纯疱疹病毒、人乳头瘤病毒、人类微小病毒B_{19}、乙肝病毒（HBV）、丙肝病毒、柯萨奇病毒、人类免疫缺陷病毒、带状疱疹病毒、腮腺炎病毒、流感病毒等。在我国，以乙肝病毒感染为主，相关研究较多。②原虫，如弓形虫。③衣原体，如沙眼衣原体。④支原体，如解脲支原体、肺炎支原体等。⑤螺旋体，如梅毒螺旋体。⑥细菌，如B族链球菌等。

孕妇感染上述病原体后，多数无特殊症状或症状轻微，部分患者可以发生胎膜早破、绒毛膜炎羊膜炎，引发早产、产后出血等产科并发症，但更严重的是母婴垂直性感染有可能对胎儿造成严重后果，引起流产、早产、死胎、发育异常、新生儿感染等。在胎儿发育异常中，主要以中枢神经系统受损为主，可以有多器官受累的临床综合征，包括小头畸形、脑积水、白内障、视网膜脉络膜炎、迟发性中枢神经系统障碍、耳聋、先天性心脏病、肝脾大、骨髓抑制等。病毒感染是导致胎儿畸形的主要原因，其中以中枢神经受损占多。单纯疱疹病毒（HSV）是引起中枢神经系统感染的最常见病毒。弓形虫感染患儿的远期后遗症主要表现为中枢神经系统异常或视网膜异常。CMV 感染的胎儿神经系统残疾主要表现为感音神经性听觉丧失及视网膜脉络膜炎。胎儿期机体尚未产生特异性抗体，病毒可能通过淋巴细胞的携带经血液循环感染中枢神经系统。动物模型中胎儿生存环境中因感染及缺氧导致的促炎症因子介导新生儿脑损伤，且近年来多项对照试验或人群调查均提示宫内感染及胎儿炎症反应与脑瘫的发生率有明显相关性。

三、常见宫内感染导致脑损伤临床表现

（一）单纯疱疹病毒（herpes simplex virus，HSV）

单纯疱疹病毒感染中枢神经系统受损表现：表现为烦躁、嗜睡，甚至昏迷，局灶性或全身强直性抽搐，角弓反张，去大脑僵直状态，前囟饱满及张力增高，脑脊液检查细胞数增高，以淋巴细胞为主，蛋白增高，脑电图检查可正常，脑脊液可分离出 HSV。神经细胞损害者死亡率可达 40% ~60%，存活者近 1/2 有不同程度神经系统后遗症，如精神运动发育迟缓、脑积水等。孕早期感染者可有小头畸形、脑钙化等。

（二）弓形虫病（toxoplasmosis）

神经系统弓形虫病，脑膜脑炎可于出生时即出现症状，此多为重型。也可出生时症状轻或无症状，于生后数月或 1 年发病，表现为前囟突起、呕吐、抽搐、昏迷、角弓反张，严重者可发生死亡。脑脊液常有异常。外观黄色，细胞数增加，淋巴细胞增多为主，蛋白质增高或正常。脑脊液循环受阻时，可产生阻塞性脑积水。脑皮质钙化较多见，脑性瘫痪、多发性神经炎、下丘脑综合征亦可见。儿童期可有精神运动发育低下。

（三）新生儿先天性巨细胞病毒感染

新生儿先天性巨细胞病毒感染（cytomegalovirus infection）又称巨细胞包涵体病，是由巨细胞病毒感染胎儿后，引起胎儿及新生儿全身各个器官损害并出现临床症状，是新生儿最为常见的病毒性感染疾病之一。胎儿早期感染，导致脑坏死、钙化，脑发育迟缓，而至出生后表现为小头畸形、抽搐、肌肉瘫痪、肌张力障碍及智力发育落后，头颅 X 线检查及 CT 检查可发现脑室周围钙化或脑发育不全改变，亦可导致神经性听力损害、斜视等。出现脑膜脑炎时，可有抽搐、前囟饱满、张力增高等表现，脑脊液检查异常，如以单核细胞增多为主的脑脊液细胞数增加和蛋白增高，脑电图节律异常，临床不易与其他病毒性脑膜脑炎区分。

（四）风疹病毒感染

风疹病毒感染是由风疹病毒（rubella virus，RV）引起的，主要表现为头小畸形及脑膜慢性炎症浸润的局限性脑膜脑炎、慢性进行性脑炎和脑回萎缩。显微镜下可见脑实质弥散性小灶性坏死，神经元消失，星状细胞增生，血管周围有淋巴细胞聚集，血管壁有形态不规则的黑色素沉积。进行性风疹全脑炎（PRP）脑膜增厚，小脑、脑桥和延髓严重萎缩。

四、诊断

（一）病史

凡有以下病史者应考虑宫内感染的可能性：①孕母过去有死胎、流产、死产史。②孕母孕期有病毒感染史，如上呼吸道感染、风疹、疱疹史。③孕母及家庭成员或接触新生儿的护理人员为病毒携带者，尤其是孕期或接触新生儿时有高度传染性的感染者。

（二）宫内感染的诊断

具备以下 2 项或 2 项以上即可诊断宫内感染：①孕母体温 >37.8℃或有绒毛膜羊膜炎或胎盘感染。

②母亲及（或）新生儿白细胞增多或减少，血小板减少，TORCH 抗体异常。③胎儿心动过速或过缓伴心音低钝。④羊水污染而臭。⑤胎膜早破早产儿，出生时、出生后皮肤出现毒性红斑。

（三）宫内感染脑损伤的诊断

宫内感染脑损伤的诊断包括：①有宫内感染表现。②有精神症状、肌张力改变。③脑 CT、MRI、超声检查发现脑萎缩、脑积水、脑白质钙化、脑软化灶；脑电图检查有异常表现。④排除新生儿缺血缺氧性脑病（HIE）、代谢性疾病、先天畸形等其他疾病。

（四）实验室诊断

1. 一般实验室检查　除血常规、大便常规、小便常规外，根据不同临床表现应作脑脊液、肝、肾功能、心电图、X 线照片、头颅 CT、听力、视力测定等检查项目。

2. 病理学检查　①组织病理学检查：某些病毒感染后，可利用活检及尸解组织发现其较有特异性的病理改变，具有一定诊断价值，利用组织病理免疫荧光检查方法，可在受感染组织中检测出病毒抗原。②脱落细胞学检查：某些新生儿病毒感染性疾病，可利用尿或唾液中的脱落细胞检查出与组织病理相似的细胞改变而有利于诊断。

3. 病毒学检查　是确诊胎儿、新生儿病毒感染的必要检查方法。①病毒分离：是最可靠的直接诊断病毒感染方法，从组织、体液或分泌物中分离出病毒即可确诊。②DNA 检测：近年来国内外采用 DNA 杂交技术已能对多种病毒 DNA 进行检测，具有快速、特异性强、敏感度高等优点。③mRNA 检查：已在一些病毒检测中应用，该检测有利于近期活动性感染的确定。④近年有用流式细胞仪检测白细胞中某些病毒抗原数的报道，如巨细胞病毒（CMV）抗原。

4. 血清中病毒抗体检测　可利用多种血清学方法如补体结合试验、中和试验、免疫荧光试验、酶联免疫吸附试验、放射免疫法等检测病儿血清中病毒抗体。其检测出抗体种类不同，具有不同的诊断价值。

（1）IgG 抗体检测：IgG 抗体可以透过胎盘，故血清中检测出病毒相应的 IgG 抗体，不能肯定抗体由新生儿自身产生，只有在恢复期血清抗体效价增高 4 倍以上，才具诊断其感染价值。

（2）IgM、IgA 抗体检测：从病儿血清中检测出病毒相应的 IgM、IgA 抗体，可以诊断该病毒近期感染；脐血或出生后一周以内检测出病毒相应的 IgM、IgA 抗体可诊断先天性病毒感染，因此类抗体在体内存留时间在 6 周左右，阴性结果不能肯定排除感染。因此此类抗体易受类风湿因子影响，故应排除假阳性的可能。

五、预防与治疗

（一）HSV 的预防与治疗

1. 新生儿 HSV 感染预防　是较为困难的，但以下措施可减少其发生。①孕妇临产前均应进行生殖器疱疹的检测。如确定有生殖道 HSV 感染，且有病损宜采用剖宫产。避免经阴道分娩感染新生儿，剖宫产应在胎膜未破时进行，胎膜破裂 4 ~ 6h 后，新生儿有被上行感染的可能性。②新生儿出生后应避免和有活动性 HSV 感染的医护人员、亲属及新生儿接触。有 HSV 感染的新生儿应与其他新生儿隔离。丙种蛋白被动预防新生儿感染 HSV 效果尚不肯定。

2. 治疗　如下所述。

（1）一般治疗：加强护理，保持皮肤损害部位清洁，防止继发细菌感染。伴有细菌感染时，应采用抗生素治疗。防止及处理脱水、酸中毒及电解质紊乱及相应的对症治疗。

（2）抗病毒治疗：①阿糖腺苷（Ara－A）：可阻止 HSV DNA 的合成，早期使用疗效较好，可用 10 ~ 25mg/（kg · d），静脉滴注，1 次/d，连续 5 ~ 15d，可明显降低新生儿 HSV 感染的死亡率。局部用于疱疹性角膜炎亦有较好疗效。阿糖胞苷用于新生儿 HSV 感染治疗亦有较好疗效，但毒性作用较阿糖腺苷明显，故现已少用。②阿昔洛韦（aciclovir）：为合成核苷类药物，具有选择性抗病毒作用，对局限性 HSV 感染有良好疗效，对中枢神经系统感染及全身播散性感染亦有一定疗效。剂量为 30mg/（kg · d），分三次静脉注射，疗程 14～21d。该药毒性较少，使用较方便。

（3）其他治疗：近来有报道干扰素应用于新生儿 HSV 感染有较好疗效，但尚需进一步观察。

（二）弓形虫病的预防与治疗

1. 预防　避免与猫、狗等密切接触。不吃未煮熟的肉类和蛋、乳类等食物。饭前便后洗手。孕妇应进行血清学检查，妊娠初期感染本病者应终止妊娠，中、后期感染者应予治疗。

2. 治疗　磺胺嘧啶（sulfadiazine）和乙胺嘧啶（pyrimethamine）合用是目前治疗本病最常用的方法，可抑制弓形虫滋养体的繁殖，在急性期治疗颇见疗效。磺胺嘧啶 50～100ml/（kg·d），分 4 次口服。乙胺嘧啶 1mg/（kg·d），每 12h 1 次，2～4d 后减半。疗程 4～6 周，用 3～4 疗程，每疗程间隔 1 个月。乙胺嘧啶可引起叶酸缺乏及骨髓抑制，用药期间应定期观察血常规并服用叶酸 5mg，3 次/d。因其致畸作用，孕妇慎用。螺旋霉素（spiramycin）在胎盘组织中浓度较高，毒性小，不影响胎儿，适用于弓形虫感染的孕妇及先天性弓形虫病。成人 2～4g/d，儿童 100mg/（kg·d），分 2～4 次口服。孕妇亦可用克林霉素（clindamycin）口服，600～900mg/d，两药均可连用 3 周，间隔 1 周再重复 1 疗程。近年来有研究报道，弓形虫感染的小鼠及成人和儿童使用阿奇霉素联合免疫细胞因子如干扰素治疗，取得满意疗效。发现阿奇霉素能进入纤维细胞和吞噬细胞，可到达所有组织。能进入弓形虫包囊，同时杀死滋养体和包囊。

（三）CMV 预防与治疗

1. 预防　获得性 CMV 感染是通过直接密切接触排病毒者所致，在接触有排病毒者后应注意洗手，尽量减少传播的危险。输血时应事先筛查血源，应用 CMV 阴性血，或用减少白细胞的血液输入，少获得性感染的机会。疫苗预防现在处于研究阶段。

2. 治疗　至今尚无 CMV 感染的特异治疗药物，故对症治疗及良好的护理工作十分重要。可试用以下药物治疗：

（1）干扰素（interferon）：100 万 U/d，肌内注射，1 次/d，10d 一疗程，部分病儿可间隔 7～10d 内进行 1～2 疗程治疗，有助于黄疸消退、肝脾缩小及肝功能恢复。

（2）利巴韦林（ribavirin，又称三氮唑核苷）：10～20mg/（kg·d），疗程 1～2 周，有助于黄疸消退，肝脾缩小，肝功能恢复。

（3）更昔洛韦（gancielovin，丙氧鸟苷）：10mg/（kg·d），分 2 次，静注 1～2 周。

（4）CMV 免疫核糖核酸（CMV－IRNA）：有人认为使用后可使白细胞介素 2（IL－2）增高，可溶性白细胞介素 2 受体（SIL－2R）降低。提高细胞免疫功能，有助于恢复。

（四）RV 预防与治疗

1. 预防　先天性风疹的预防关键在于防止孕妇在妊娠期内，尤其是在妊娠早期发生风疹病毒感染。

（1）避免受染：妊娠期妇女，尽量避免和风疹患者接触，以防发生风疹病毒感染，既往有分娩畸形新生儿的妇女，最好间隔 3 年以上再怀孕。妊娠早期妇女未患过风疹，血清抗体阴性，有风疹接触史者，可考虑作人工流产。如不能进行人工流产，则静滴正常人免疫球蛋白或高滴度风疹免疫球蛋白，有可能防止胎儿发生先天性风疹。

（2）减毒活疫苗接种：风疹免疫预防已被我国卫生部列为《全国重大疾病控制九五规划纲要》。我国从 1993 年开始生产和使用风疹减毒活疫苗，由风疹减毒株 BRDⅡ感染人二倍体细胞制备。用于 1 岁以上儿童及对风疹易感的育龄妇女。可与百白破三联疫苗及麻疹疫苗同时使用。保护率在 7 年以上。美国现在使用的是 RA27/3 疫苗。凡年龄为 15 月龄至 12 岁男女小儿均一律注射减毒活疫苗 1 次，95%易感儿可产生抗体。未婚青年女性未患过风疹，也未接种过风疹疫苗，均应进行补接种，并避免在接种 3 个月内怀孕。已经怀孕的妇女，在妊娠期内应避免减毒活疫苗接种，以免胎儿发生感染。

2. 治疗　无特殊治疗方法，主要对症处理。CRS 新生儿和婴儿应予隔离，防治并发症。观察生长发育情况，矫治畸形。接受良好的护理和教养。

（刘晓军）

第二节　胎膜早破与新生儿感染

一、概念

胎膜早破（premature rupture of membranes，PROM）是指在临产前胎膜自然破裂。孕龄 <37 周的胎膜早破又称为早产（未足月）胎膜早破（preterm premature rupture of membrane，PPROM）。胎膜早破是围生期最常见的并发症，可以对孕产妇、胎儿和新生儿造成严重不良后果。胎膜早破可导致早产率升高，围生儿感染性疾病增加，妊娠不满 37 周的胎膜早破率 2.0% ~3.5%，发生率约占分娩总数的 6% ~12%。胎膜早破常致早产、围生儿死亡、宫内及产后感染率升高。

二、诊断

根据临床表现及必要的辅助检查即可做出诊断。同时必须判断是否有羊膜腔感染，是否有羊膜腔感染直接影响其后的处理方法。

注意事项：典型的胎膜早破很容易诊断，但非典型的胎膜早破往往因为延误诊断而造成严重的后果。临床常见的情景是孕妇自觉少量阴道流液，但到达医院后流液停止，检查者未见到液体流出，同时石蕊试纸检测阴道口液体，pH <7.0，除外胎膜早破而未予处理或严密观察，如此反复发生，最后直到出现羊膜腔感染才意识到胎膜早破。此处强调的是对于正常孕妇阴道排液的感觉的准确性和重要性，同时强调各种检查方法特别是石蕊试纸法检测阴道口而非阴道内液体的酸碱度方法的错误性和结果的假阴性。

三、鉴别诊断

羊水需与尿液、阴道黏液等相鉴别，通过阴道检查及辅助诊断手段，胎膜早破的确诊比较容易，但对其处理，尤其是不足月的胎膜早破的处理，尚有分歧。传统观念认为对于不足月者应在密切监测的前提下采取期待疗法以延长胎龄，提高新生儿的存活率，但有学者认为未足月的胎膜早破，母儿感染率远远超过早产儿的并发症，建议经阴道后穹取羊水测定磷脂酰甘油，胎肺成熟即终止妊娠。对于期待治疗中是否应用抗生素亦有争议，有学者提出预防性应用抗生素不能使围生期发病率下降，相反能使耐药细菌生长，故主张不预防性使用抗生素。中国多数医疗单位对亚临床感染尚难以及时诊断，为预防感染，仍以用药为宜。首选青霉素或头孢类抗生素，对青霉素过敏者可选用大环内酯类。期待治疗过程中，如出现感染征象，则应及时终止妊娠。

四、对母儿的影响

主要为感染，包括母体子宫盆腔和全身感染及胎儿肺部感染、败血症和小肠结肠炎等。

五、治疗

（一）期待疗法

期待疗法适用于妊娠 28 ~35 周、胎膜早破不伴感染、羊水平段≥3cm 者。

1. 一般处理　绝对卧床，保持外阴清洁，避免不必要的肛诊及阴道检查，密切观察产妇体温、心率、宫缩、阴道流液性状和白细胞计数。

2. 预防性应用抗生素　破膜超过 12h，应给予抗生素预防感染。

3. 子宫收缩抑制剂的应用　有宫缩者，静脉滴注硫酸镁等。

4. 促胎肺成熟　妊娠 35 周前，应给予倍他米松 12mg，静脉滴注，1 次/d，共 2 次，或地塞米松 10mg，静脉滴注，1 次/d，共 2 次。

（二）终止妊娠

1. 经阴道分娩　妊娠35周后，胎肺成熟，宫颈成熟，无禁忌证可引产。

2. 剖宫产　胎头高浮，胎位异常，宫颈不成熟，胎肺成熟，明显羊膜腔感染，伴有胎儿窘迫，抗感染同时进行剖宫产术终止妊娠，作好新生儿复苏准备。

六、与胎膜早破有关的新生儿感染的诊断与治疗

（一）宫内感染性肺炎及分娩过程中感染性肺炎

1. 病因　胎膜早破24h以上，羊水污染发生率高达50%～80%以上。孕母阴道内的细菌（如大肠埃希菌、克雷伯杆菌、李司忒菌、B组链球菌、金黄色葡萄球菌）和病毒、支原体等上行感染胎膜，胎儿吸入污染的羊水而产生肺炎。

2. 病理　由羊水及血行传播的肺炎病变引起广泛性肺泡炎，渗液中含多核细胞、单核细胞和少量红细胞。镜检下可见到羊水沉渣，如角化上皮细胞、胎儿皮脂及病原体等。

3. 临床表现　婴儿出生时常有窒息史，复苏后呼吸快，常伴呻吟，体温不稳，无咳嗽、憋气、呼吸暂停、黄疸等。体征：约半数病儿可有啰音，呼吸音粗糙或减低。严重病例出现呼吸衰竭。有时抽搐，昏迷，但不一定有颅内病变，少数病例可有小头畸形、颅内钙化灶。并发心力衰竭者心脏扩大，心音低钝，心率快，肝脏增大。常并发DIC、休克、持续性肺动脉高压（PPH）、肺出血等。

4. X线表现　出生后第一天肺部X线检查可无改变，随访中出现病灶。①以间质性肺炎为主。②双肺满布小片状或线状模糊影，从肺门向周围呈扇形扩展。③支气管壁增厚。④有时呈颗粒影伴支气管充气影及肺气肿，肋间肺膨出。

5. 实验室检查　周围血常规示白细胞大多正常或减低或增高，多核细胞不高，血IgM和IgA升高。血培养阳性率不高，出生后1h内检查胃液涂片可发现白细胞和与孕母阴道相同的病原体。生后8h内气管内分泌物涂片及培养可提示肺炎致病菌。采用血、尿、气管分泌物培养及涂片，对流免疫电泳，ELISA检查IgG、IgM，聚合酶链反应（PCR）及16SrRNA基因PCR加反相杂交检测细菌的DNA，可快速正确诊断细菌性感染。血气分析了解缺氧情况，以便供氧。

6. 防治　对胎膜早破、羊膜炎孕妇在分娩前可用抗生素预防胎儿感染，婴儿娩出后孕妇仍继续用2～3d，新生儿则在高危儿室监护，一旦呼吸增快可采用氨苄西林（ampicillin）、头孢噻肟（cefotaxime）及甲硝唑（metronidazole）2.5mg/（kg·d）。根据分泌物培养及涂片修改抗生素，衣原体、支原体感染用红霉素、阿奇霉素，病毒感染者用精制干扰素100万U肌内注射7d。呼吸困难者给予机械呼吸，并发持续性肺动脉高压应用一氧化氮治疗。置于适中温度，加强营养。对不能经口喂养者可采用静脉高营养液，保持液体和电解质平衡。严重呼吸衰竭可用高频通气，严重感染者给予静脉注射丙种球蛋白400mg/（kg·d），连用3～5d。

（二）新生儿败血症

胎膜早破导致新生儿败血症致病菌以G^-杆菌多见，尤其以大肠埃希菌最常见，新生儿B组链球菌（GBS）感染在国外多见，但在我国很少。

1. 临床表现　新生儿患病时大多无特异性症状，患败血症时亦缺乏“典型”表现，主要症状为少吃（或吸吮无力）、少哭（或哭声低微）、少动（或全身虚弱）、反应低下（或精神萎靡）、体温不升（或随外界温度波动）、体重不增或黄疸迅速加重等。上述症状并非同时出现，亦非一定全部出现，所以对未成熟儿及初生数日内的新生儿有上述可疑感染病史者，仅有1～2个症状出现时即应引起重视。如出现以下较特殊表现时，常提示有败血症之可能。

（1）黄疸：可为败血症的唯一表现。黄疸迅速加重或退而复现无法解释时，均应怀疑本症。

（2）肝脾大：尤其是无法解释的肝大。

（3）出血倾向：可有瘀点、瘀斑甚至DIC。

（4）休克表现：面色苍白、皮肤出现大理石样花纹、脉细而速、肌张力低下、尿少、尿闭等。

2. 并发症　重症患儿容易并发化脓性脑膜炎、肺炎、肺脓肿、脓气胸、肝脓肿及其他部位转移性脓肿，亦可发生腹膜炎、坏死性小肠结肠炎、骨髓炎及二重感染。

3. 诊断　诊断指标：

（1）临床具有感染中毒表现。

（2）血培养2次或2~3份标本均有同一细菌，且与药物敏感试验一致。

（3）血培养1次阳性。

（4）从脑脊液、浆膜腔积液、尿液或深部组织分离出同一细菌。

（5）白细胞杆状核细胞≥20%中性粒细胞总数，白细胞总数$<5\times10^9/L$或出生3d后$>20\times10^9/L$。

（6）产程延长、胎膜早破、消毒不严接生史。

（7）皮肤、黏膜损伤史。

（8）皮肤、黏膜或深部组织有化脓性感染。

确诊为败血症的条件：凡具备以上第1、2条者，具备上述1、3、4条者，具备上述第1、3条者（但病原菌为非条件致病菌）均可确诊。

诊断为败血症的依据：血培养1次阳性、病原菌为条件致病菌，具有1、5、6、7条中任何一条，只能临床诊断为败血症。

4. 治疗　如下所述。

（1）病因治疗及病灶清除：根据细菌培养及药敏试验选用有杀菌作用的抗生素。如G^+菌选用青霉素类，产酶菌株选用新青霉素类或第一代头孢菌素、林可霉素等；G^-菌选用氨苄西林、核糖霉素或第2、3代头孢菌素。在病菌不明确时可选用抗菌谱较宽的药物。重症感染可联合用药，但应注意由此引起的菌群紊乱及二重感染。为尽快达到有效血药浓度应采用静脉途径给药。疗程视血培养结果、疗效、有无并发症而异，一般7~14d，有并发症者应治疗3周以上。局部有脐炎、皮肤化脓灶、口腔黏膜溃烂等应作相应处理，切断感染源。

（2）免疫治疗：可直接补充新生儿血中的各种免疫因子及抗体，增强免疫功能，促进疾病恢复。方法包括多次小量输入新鲜全血或血浆，换血疗法，粒细胞输注，以及免疫球蛋白、免疫核糖核酸治疗等。

（3）补充营养维持体液平衡：应保证热卡供应，及时纠正水、电解质和酸碱代谢紊乱。

（4）对症治疗：采用物理方法使患儿保持正常体温。发绀时可吸氧。有循环障碍者应补充血容量并用血管活性药物。烦躁、惊厥可用镇静止惊药。有脑水肿时应用脱水剂。

（刘晓军）

第三节　羊膜腔感染综合征

妊娠期和分娩期由于病原微生物进入羊膜腔引起的羊水、胎膜（绒毛膜、羊膜和蜕膜）、胎盘甚至子宫的非特异性感染称为羊膜腔感染综合征（intra amniotic infection syndrome，IAIS）。本病曾用过的术语有绒毛膜羊膜炎、羊膜炎、产时感染等。它可导致产妇、胎儿及新生儿产生一系列并发症，同时引起新生儿感染，是造成围生儿及产妇发病率和死亡率增高的重要原因。临床明显的感染发生率为0.5%~1.0%，近年来羊膜腔感染综合征日益受到人们的关注和重视。

一、病因

（一）病原微生物

健康育龄妇女阴道内存在各种细菌及其他微生物，常见的有：革兰阳性需氧菌，如乳酸杆菌、非溶血性链球菌、肠球菌及表皮葡萄球菌；革兰阴性需氧菌，如大肠埃希菌、加德纳菌；还有大量厌氧菌，如消化球菌、消化链球菌、类杆菌等。此外，支原体、衣原体及念珠菌也常存在。上述各种菌中以乳酸杆菌占优势。由于阴道上皮在雌激素作用下合成糖原经乳酸杆菌分解成乳酸形成弱酸环境，可有效地抑制其他寄生菌的过度生长。妊娠期母体受高水平雌激素的影响，使阴道上皮内糖原合成增加，加上孕期母体免疫功能下降，均有利于念珠菌的生长。阴道内乳酸杆菌的相对不足，在一定条件下使正常菌群的成分有所改变，而有致病的可能。

引起 IAIS 的病原微生物很复杂，Aboyeji 等研究胎膜早破羊水中分离出细菌阳性率 44.4%，细菌种类主要为加德纳阴道菌 29.1%、念珠菌 23.0%、金黄色葡萄球菌 18.7%、化脓链球菌 16.6%、凝固酶阴性葡萄球菌 6.3%、克雷伯杆菌 6.3%，在胎膜完整组羊水分离出的细菌仅有念珠菌和金黄色葡萄球菌。国内的许多研究表明金黄色葡萄球菌、链球菌、大肠埃希菌是 IAIS 是最常见的细菌，而 B 族链球菌又是公认的最常引起新生儿肺炎、败血症的主要致病菌。

（二）临床上导致感染的有关因素

1. 胎膜早破　胎膜完整对防御感染十分重要，胎膜早破使阴道条件发生了改变，由弱酸改变为弱碱性，有利于细菌的繁殖。破膜后阴道内致病原可沿生殖道上升进入宫腔及母体血液循环，导致母婴感染。

近年来许多资料表明，感染也是胎膜早破的重要发病因素，存在于宫颈和阴道穹的某些微生物能够产生膜蛋白水解酶，水解胎膜的细胞外物质而使其抗张强度下降。感染还可使胎膜附近的过氧化酶激活，加速膜蛋白分解，白细胞弹性蛋白酶释放使羊膜中胶原纤维Ⅳ受损使胎膜脆性增高，局部感染还可导致前列腺素的产生和释放，从而引起宫缩，促使胎膜破裂的发生，因此胎膜早破和 IAIS 之间互为因果，关系密切。

曾有文献报道，与胎膜早破发生密切的病原体有 β-溶血性链球菌、淋球菌、沙眼衣原体及某些厌氧菌，孕期如有条件进行常规筛查则有助于早期采取预防措施或密切随诊，降低胎膜早破及 IAIS 的发生。

2. 医源性感染　包括以各种诊断和治疗为目的羊膜腔穿刺技术、胎儿外科或宫内手术、羊膜镜和胎儿镜术、妊娠期宫颈缩窄术、围生期的阴道检查、肛查等。

3. 妊娠期生殖系统感染　主要指宫颈和阴道炎症，如常见的细菌性阴道病、真菌性阴道炎和滴虫性阴道炎等。宫颈或阴道内细菌上行通过破裂或未破裂的羊膜到达羊膜腔，并在羊膜腔内进一步繁殖，引起严重感染。

4. 宿主抵抗力下降　阴道、宫颈、蜕膜、绒毛膜、羊膜、胎膜等部位局部的抵抗，其机制尚不十分清楚。已知的局部防御功能有以下几个方面：阴道内的乳酸杆菌可降低毒性强的细菌数量，如大肠埃希菌、A 和 B 族链球菌、厌氧菌、淋病奈瑟菌和沙眼衣原体等；宿主分泌免疫球蛋白和有关酶类对细菌有很强的灭活作用；阴道黏膜下 CD4 和 CD8 淋巴系统对下生殖道病原菌有识别和应答作用；胎膜、羊水、胎盘对病原菌入侵胎儿和羊膜腔起重要的屏障作用。在另一方面病原微生物的产物如唾液酶、磷脂酶 A、磷脂酶 C 和内毒素可激活宿主细胞酶系统，降低宿主局部反应，利于更多的病原微生物生存，给 IAIS 的发生提供了可能性。

二、诊断

IAIS 的临床诊断指标既不特异也不敏感，多数 IAIS 呈亚临床表现，早期诊断十分困难。

（一）临床诊断指标

分娩期体温≥37.8℃，甚至可以达到 39℃以上，呈稽留或弛张热，可以伴有寒战，以及具备下列条件两个或以上者即可诊断。

（1）孕妇心动过速，孕妇心率 >100 次/min，原因不明的胎心率 >160 次/min。

（2）腹部检查时由于炎症刺激，子宫体部出现腹膜刺激症状，表现为张力增加，压痛和反跳痛，该疼痛为持续性，无宫缩时存在，宫缩时强度增加。

（3）IAIS 患者的血液系统与急性感染性炎症相同，表现为白细胞数量增加，中性粒细胞比例增加，核左移。但正常妊娠妇女的血白细胞呈增高的表现，所以当白细胞超过 15×10^9/L 对诊断 IAIS 才有意义。

（4）阴道恶臭分泌物，既可以是子宫颈或阴道局部炎症的脓性分泌物，也可以是脓性羊水；如果破膜时间较长，羊水较少，感染严重，此时的脓性羊水容易被忽略误认为是脓性宫颈或阴道分泌物。

临床指标中产母发热是有价值的指标，但必须除外其他原因，包括脱水，或同时尿道和其他器官系统的感染。母亲心率快应区别其他因素所致，如产痛、药物、脱水和紧张等。白细胞升高在IAIS中常见，但作为单独指标意义不大，除非有明显的核左移。胎心过速可与早产、药物、心律失常和可能缺氧等有关。羊水有臭味和子宫压痛在IAIS早期出现的频率很低，由宫颈口流出脓性或有臭味的液体和子宫压痛均属晚期表现。

（二）实验室检查

IAIS多数情况下呈亚临床经过，临床症状不典型，早期诊断困难。诊断主要依靠病理学检查、羊水细菌培养和实验室检查指标做出诊断。

1. 病理学检查　绒毛膜板和羊膜组织中有大量的多形核白细胞浸润，但只有在产后进行，所以意义不大。

2. 羊水细菌培养　是诊断羊膜腔感染的金指标，但细菌培养时间需48～72h，很难做出快速诊断。革兰染色法特异性较高，但灵敏度较差。羊水中葡萄糖含量降低多提示羊膜腔感染的可能。当葡萄糖含量≤0.9mmol/L时，其诊断IAIS的特异性达93%，当羊水葡萄糖含量≤0.55mmol/L时，阳性预测率达100%。临床常与其他标志物联合检测综合评价羊膜腔感染的可能性。

3. C反应蛋白（C－reactive protein，CRP）　是感染急性期由肝脏分泌依赖白细胞介素1的蛋白质，它是大多数感染性和非感染性炎症病变急性期的非特异性反应，因组织坏死而急剧增高，在感染的6～12h内表现异常，是急性羊膜腔感染孕产妇血浆中的敏感指标，其特异性为88%，敏感性高达96%，同时CRP可提前预测感染的发生，而且在感染存在时可成倍升高。

4. 细胞因子　目前IAIS的诊断集中在利用炎性细胞因子上，细胞因子是一些由不同类型的细胞产生的小分子糖蛋白尤其是参与免疫反应的细胞产生。羊水中白细胞介素1（interleukin－1，IL－1）、白细胞介素6（IL－6）和白细胞介素8（IL－8）在IAIS时明显升高，其诊断IAIS的价值较羊水染色涂片及检测羊水中葡萄糖浓度更大。同时脐血IL－8可以作为绒毛膜羊膜炎诊断的一种敏感性和特异性检测指标，但其临床应用价值目前还须进一步评估。

三、IAIS对母婴的影响

（一）对孕产妇的不良影响

1. 早产与IAIS之间的关系　正常宫颈黏液中含有IgG，对下生殖道细菌的上行感染构成第一道防线。宫颈长度越短，则宫颈外口距胎膜越近，这时宫颈黏液量也就越少，下生殖道细菌的上行感染就随即发生。用宫颈长度联合宫颈黏液中胎儿纤维连接蛋白能比较准确地预测自然早产的发生，同时对产褥期感染也有较好的预测价值。

临床或亚临床型的IAIS，无论是羊水培养有无病原体生长，羊水中IL－6都是增加的，因而有人认为IAIS是早产的原因。IAIS时羊膜及绒毛膜有炎性细胞浸润，以及各种病原体产生的内毒素可以刺激炎性细胞产生各种细胞因子。如单核细胞产生的细胞因子，使得羊水中的IL－6及肿瘤坏死因子升高，IL－6及肿瘤坏死因子水平过高又可以刺激人绒毛膜及蜕膜释放前列腺素，从而诱发分娩发生。这同时也说明IL－6和肿瘤坏死因子可以作为宫内有无感染的一个标志物。说明早产与IAIS之间可能互为因果关系。感染的来源可以是下生殖道如宫颈及阴道的病原微生物，也可来自宫内的直接感染，如各种需氧菌及厌氧菌、沙眼衣原体、支原体、巨细胞病毒及风疹病毒等。

2. 胎膜早破与IAIS的关系　IAIS发生后，宫内胚胎组织物有炎症反应，炎性细胞分泌炎性介质引起早产的同时，也可产生多种酶，如白细胞弹性蛋白水解酶及金属蛋白酶，这些酶对羊膜的胶原成分有消化和溶解作用，因而发生IAIS时容易发生胎膜早破。反之，发生胎膜早破后下生殖道内细菌很容易穿过宫颈黏液栓上行而发生宫内感染。总之，IAIS 与胎膜早破之间也是互为因果关系。

3. 流产及胎死宫内　严重的 IAIS 引起分娩发动较易理解，但即使是轻微的或慢性感染，发生流产及胎死宫内的危险性也较正常妊娠要高。

4. 产褥感染　阴道和宫颈部存在链球菌、支原体、假丝酵母菌以及厌氧菌等均可增加产后感染的危险性，细菌性阴道病还可使剖宫术后的子宫内膜炎和子宫体炎症增加。

5. 宫内发育迟缓　如感染在妊娠早期，杀伤部分胎儿细胞，未造成流产或先天缺陷，但可造成宫内发育迟缓。

6. 难产率高　IAIS 严重时，细菌及其毒素浓度升高，使蜕膜细胞受损，影响前列腺素产物的合成，同时全身状态受影响，临产中缩宫素干预多，但毒素可使子宫及宫颈对缩宫素敏感性降低，影响诱发有规律的有效宫缩或虽可产生宫缩但往往发生宫缩乏力、宫颈扩张延缓、产程停滞，使难产和手术产率升高。

（二）对胎、婴儿的不良影响

IAIS 能造成胎儿新生儿的严重不良后果。胎儿在宫内受细菌感染的途径有三：首先是上行性羊水感染，其次是上行性胎盘胎儿感染，第三是血行性胎盘胎儿感染。

1. 围生期窒息　羊膜腔感染时绒毛水肿使子宫血流量下降，氧耗增加。或炎症易致胎盘早剥，或细菌及其毒素对胎儿的毒性作用等导致宫内缺氧。

2. 围生期感染　无论胎膜破裂与否，阴道内细菌特别是 B 族链球菌、大肠埃希菌等它们可进入羊膜腔内，胎儿可以吞咽或吸入细菌和其产生的毒素，这些毒素可导致肺的破坏和心肌受损、肺血管痉挛、肺动脉高压和全身休克甚至发生胎死宫内。现已了解绝大部分的新生儿感染是在子宫内获得的，有些是在分娩时获得，但少见。因此大多数婴儿临床感染性疾病是发生在产时或产后数小时。

围生期婴儿感染主要有肺炎、败血症和脑膜炎。B 族链球菌感染已占围生儿感染中的 18% ~61%，是目前新生儿严重感染的第一位病原菌，其严重程度远超过其他病原菌。

新生儿感染的临床表现：早期新生儿败血症中多数来自子宫内。破膜时间长是一个高危因素。生后当时诊断败血症有困难，因为新生儿开始的表现无特殊性，最早的症状包括肤色、肌张力、活动和吃奶的变化，体温控制差。另外早期症状还包括腹胀、呼吸暂停和黄疸。晚期症状包括呼吸困难、发绀、心律失常、肝脾大、抽搐，同时可有脑膜炎、肺炎等。由于败血症可表现为多种症状，鉴别范围较广，血培养阳性是诊断的基本，脑脊液检查和培养也很重要，因为败血症中的 1/3 可发展为脑膜炎。末梢血涂片检查可提供弥散性血管内凝血的诊断线索。

四、治疗

IAIS 的处理很复杂，需要结合孕周、感染的范围、感染的种类、孕妇的全身状况、胎儿的一般状况、胎盘功能、就诊医院的医疗条件和水平及其他多种因素。总之，IAIS 的处理应该遵循个体化原则。

1. 抗生素的应用　IAIS 一经确诊，广谱抗生素十分必要。一旦诊断立即使用可将产妇的感染率降到最低程度。IAIS 的治疗目的是降低胎婴儿发病率和死亡率，首先需要给胎儿提供有效的抗生素。根据细菌培养结果选用对细菌敏感的抗生素，但在使用抗生素前要考虑到各种抗菌药物孕期使用的安全性及药学变化。在培养结果没有出来时可以选用毒性低、抗菌谱广且易穿过胎盘的抗生素，同时兼顾到厌氧菌的感染，如氨苄西林、林可霉素、克林霉素及替硝唑等。

2. 及时终止妊娠　孕 34 周以后发生的羊膜腔感染要尽快终止妊娠，终止妊娠实施期间应给予足量的抗生素治疗。至于不到 34 周发生的 IAIS，也宜及时终止妊娠，IAIS 的时间越长，则胎儿宫内死亡的危险性越大，新生儿败血症及母亲产褥期感染的危险性越大，但若孕龄过小胎儿娩出不易成活，可适当采用保守治疗，给予抗生素的同时密切观察胎心及孕妇血白细胞数及分类计数的变化。若有威胁母儿安全的可能性，则宜及时终止妊娠。经阴道分娩时，产程中密切注意胎心变化，有无胎儿窘迫的发生。不能经阴道分娩可采用剖宫产分娩。

3. 新生儿治疗　新生儿一出生立即行咽、耳鼻、脐血等细菌培养及药敏试验。体外药敏试验表明，

B 族链球菌对青霉素、氨苄西林，头孢菌素、红霉素、林可霉素均敏感。不等培养结果，IAIS 患者的新生儿通常联合应用青霉素和氨苄西林作为初选药物，当培养明确和症状明显时再决定其用量和疗程。可输注少量新鲜血浆增强抗感染能力。

五、预防

由于多数 IAIS 呈亚临床表现，不易做出早期诊断。如当羊水或胎盘胎膜细菌培养阳性，胎盘病理检查有绒毛膜、羊膜炎症以及出现明显的感染征象时常常危及胎儿和新生儿的生命或出现严重的并发症，因此当出现 IAIS 有关的高危因素时应该积极认真对待以减少 IAIS 的发生。

（一）先兆早产、早产

早产的原因很多。但 IAIS 是导致部分早产的原因已得到共识，泌尿生殖道炎症或病原体的携带，特别是携带 B 族链球菌常易发生早产，且对宫颈松弛剂不敏感，结合实验室检查 CRP 升高、HL－6 浓度升高，试用抗生素可能对延长孕周及控制感染有效。对泌尿生殖系统有细菌携带者，一旦发生先兆早产或胎膜早破，及时给以预防性抗生素可改善母儿预后。

（二）胎膜早破

胎膜早破和 IAIS 的因果关系密切，当出现胎膜早破时，IAIS 通常不明显，但须经全面检查、严密观察感染的征象。临床处理一方面根据不同孕周作出决定，如胎膜早破发生在 35 周以内，则等待 12h 不临产即行引产，否则潜伏期越长危险性越大，期间避免不必要的阴道检查和肛诊。孕周 <28 周，根据我国国情，胎儿生存率很低，期待疗法时间过长难以保证安全，因此也宜积极引产。孕周 28～35 周间，新生儿存活率随孕周增加而上升，尤其在 32 周以后，因此提倡期待疗法，尽量延长孕龄，促肺成熟，此期间应严密观察和管理，并使用预防性抗生素，虽然对此问题尚有争议，但目前我国仍对胎膜早破 12h 以上者常规使用抗生素。

（三）生殖系统感染

针对常见的生殖系统感染如细菌性阴道病、真菌性阴道炎和滴虫性阴道炎等在孕中期进行普遍筛查，对阳性病例可给相应药物口服或阴道用药治疗。

（四）提高宿主抵抗力

增强孕妇免疫功能，提高其健康水平，提高宿主抵抗力需从健康的生活方式、习惯行为、科学合理的营养、运动及自我保健意识提高等方面加强。

（时军辉）

第四节　妊娠并发艾滋病

一、概述

艾滋病，即为获得性免疫缺陷综合征（acquired immune deficiency syndrome，AIDS），是由人免疫缺陷病毒（HIV）感染引起的性传播疾病。HIV 感染引起 T 淋巴细胞损害，导致持续性免疫缺陷，并发机会性感染及罕见恶性肿瘤，最终导致死亡。

HIV 属反转录 RNA 病毒，有 HIV－1、HIV－2 两个类型，HIV 引起世界流行。WHO 初步统计，全球 HIV 感染者已超过 2 000 万，其中 500 万以上已发展为 AIDS。据报道 HIV 感染者中 18% 以上为妇女，其中 85% 为生育年龄妇女。

母婴垂直传播、性传播及静脉注射药物是 HIV 感染的三大途径。HIV 存在于感染者的体液，如血液、精液、眼液、阴道分泌物、尿液、乳汁、脑脊液中，可经同性及异性性接触直接传播。HIV 感染之孕妇在妊娠期可通过胎盘传染给胎儿。或分娩时经软产道及出生后经母乳喂养感染新生儿。其次为血液传播，多见于吸毒者共用注射器；接受 HIV 感染的血液、血制品；接触 HIV 感染者的血液、黏液等。

妇女感染途径多为性接触，其次与吸毒有关。

HIV 感染对母儿的影响。HIV 感染本身对妊娠无直接影响（胎儿出生体重、分娩孕龄及流产率等方面），然而由于妊娠本身的免疫抑制，加速了从感染 HIV 到发展为 AIDS 的病程，也加重了 AIDS 和相关综合征的病情。免疫力下降、崩溃，导致机会性感染、全身严重感染及恶性肿瘤等各种疾病的发生，增加母儿死亡率。AIDS 在美国已成为育龄妇女和 1 ~4 岁儿童前十位致死原因之一。

二、诊断要点

（一）临床表现

HIV 感染初期可无症状，也可类似单核细胞增多症一样表现为伴有无菌性脑膜炎的急性综合征。从接触感染到血清中检出抗体，一般需要 6 ~12 周。潜伏期长短不一，平均 1 ~3 年。10% ~25% 抗体阳性者可发展成 AIDS，表现为淋巴结持续性肿大和不同程度的细胞免疫功能缺陷所导致的条件致病性感染和少见的恶性肿瘤。如耶氏肺孢子菌肺炎。AIDS 患者中 30% ~40% 有罕见的恶性肿瘤，如卡波西（Kaposi）肉瘤。

无症状 HIV 感染对妊娠影响很小，但是出现症状后将不可避免产生一些不良影响，AIDS 患者有可能导致早产、低体重儿和新生儿死亡率增加。目前尚未发现 HIV 感染增加先天畸形的发病率。经静脉吸毒的妇女中，24% 的 HIV 阳性者和 22% 的 HIV 阴性者均在 28 个月内受孕，说明 HIV 感染对生育能力没有明显影响。具有下列情况的孕产妇易将病毒传染给胎儿：①早产。②孕期患性传播疾病（STD）。③孕期出现条件感染。④生育过 HIV 感染儿。⑤p24 阳性。⑥GP120 抗体水平低。⑦CD4 计数 <400/mm^3 及有 HIV 感染症状者。

（二）实验室检查

1. 病毒培养　是诊断 HIV 感染的最特异的方法，可从多种临床标本中分离出 HIV，外周淋巴细胞中阳性率最高。但对于 T_4 细胞数正常的个体和有母亲抗体而感染细胞数较少的新生儿，其敏感性相对较低。亚临床感染者进行病毒培养需要大量血液（30ml），因此，该法不适宜用于新生儿的诊断。

2. 抗原检测　最常用的抗原检测方法是 ELISA 检测血液标本中的 p24 抗原，有助于 HIV 早期诊断、预后判断和抗病毒治疗的效果评价，具有很高的实际应用价值。该抗原在感染早期抗体水平达到峰值以前即可检出，抗体产生以后迅速转阴。p24 抗体减少导致 p24 抗原血症复发的 AIDS 患者，预后较差。脑脊液中检出 p24 有助于诊断中枢神经系统 HIV 感染。

3. 抗体检测　ELISA 法是目前检测 HIV 抗体最常用的方法。其敏感性和特异性较高，适于大规模普查。然而人群中 HIV 感染率较低（1/1 000 ~2/1 000），尽管假阳性率为 0. 5%，仍高于真阳性率。所以阳性结果须做确证试验，最常用蛋白印迹法（Western blot），具有与 ELISA 相同的敏感性，而特异性很高，两者结合应用，除感染的最初几周抗体产生前外，假阴性率很低。同时假阳性率也很低。其他确证试验还有免疫荧光试验（IF）、放射免疫沉淀反应以及最近用人体重组蛋白作为抗原的免疫酶法（EIA）。

4. PCR 技术　在抗体检出前数月或血清学结果尚不确定时可用该技术检测外周血淋巴细胞中的前病毒 DNA。目前该法已用于 HIV 感染的早期诊断，如在意外感染后数小时至数天即可以进行快速诊断。此外，该技术还用于疾病发展期患者血中病毒负荷的定量测定，以指导治疗及临床上用作确认实验。

三、治疗

治疗的目的是稳定病情，预防机会性感染和降低围生期传播。治疗上目前尚无特效病因疗法，主要采用抗病毒药物及一般支持对症治疗。受 HIV 感染孕产妇若在产前、产时或产后正确应用抗病毒药物治疗，其新生儿 HIV 感染率有可能显著下降（<8%）。核苷反转录酶抑制剂齐多夫定（zidovudine，ZDV）对 HIV 母婴垂直传播的防治作用是肯定的，并且属于妊娠期 C 类药物，是唯一经 FDA 批准用于治疗 HIV 感染的药物。

（一）一般治疗

1. 产前监护　在可能的情况下，应该监测各孕期的 T 辅助淋巴细胞、CD4 计数和孕妇血中的病毒量。CD4 计数是 HIV 感染临床进程最好的实验室指标，也是对 HIV 感染进行综合性治疗的根据。CD4 计数 >500/μl 者，临床上通常不表现出明显的免疫抑制现象。CD4 计数在 200 ~500/μl 者，常出现 HIV 感染的相关症状。CD4 计数低（ <200/μl）且有大量病毒存在，将发展为严重感染。齐多夫定可降低 HIV 的围生期传播率。$CD4^+$ T 细胞计数 >200/ml 妊娠妇女，从妊娠 14 ~34 周开始服用齐多夫定（100mg，口服，5 次/d）至分娩。分娩开始时，初次剂量 2mg/kg，然后再按每小时 1mg/kg 持续静滴，直至分娩结束。

2. 机会性感染　患者最常见和最严重的机会性感染是耶氏肺孢子菌肺炎。在广泛使用预防治疗以前，确诊为耶氏肺孢子菌肺炎患者的存活期平均为 10 个月，最终均于 2 年内死亡。因此，对于 CD4 计数低（ <200/μl）者、不明原因发热持续 2 周以上或其他全身症状、口腔念珠菌病者应该进行预防性治疗。以前有耶氏肺孢子菌肺炎史者，不论 CD4 计数多少，均应进行预防治疗。一线用药为磺胺甲噁唑 - 甲氧苄啶（TMP - SMZ），其效果优于喷他脒雾化剂（二线用药），但不良反应较之要高。TMP 是一种叶酸拮抗剂，而在近分娩时给予 SMZ 最主要的毒性作用是新生儿黄疸及胆红素脑病。原则上 TMP - SMZ 均不能用于妊娠期，但天使粉（PCP）的危险性远远超过了这些药物对胎儿的影响。喷他脒雾化剂是不能耐受 TMP - SMZ 患者的最好替代剂，且有资料表明在妊娠期应用是安全的。

3. 产科处理　母婴间 HIV 传播多发生在分娩期。胎膜早破可增加传播的危险性。剖宫产是否能减少传播的危险性尚难定论。因此，在产科临床工作中除剖宫产外，应包括其他减少暴露于阴道分泌物的操作。应尽可能避免人工破膜、经胎儿头皮取材、使用胎儿头皮电极及在分娩过程中更应避免损伤胎儿和新生儿。

有报道证明哺乳期可引起 HIV 的垂直传播。哺乳可增加 10% ~20% 的传播率。因此，HIV 感染母亲不应哺乳。

4. 新生儿处理　产后 8 ~12h 新生儿开始服用齐多夫定（ZDV），每次 2mg，1 次/6h，持续 6 周，其保护率可达 67.5%。由于乳汁可传播 HIV，因此，不推荐 HIV 感染之母亲作母乳喂养。

（二）药物治疗

1. 抗病毒治疗　目前有学者建议用齐多夫定（zidovudine，ZDV）治疗妊娠期 HIV 感染，可以降低病毒血症，减少母婴间 HIV 传播。因其长期效果尚不清楚，妊娠期预防性使用 ZDV 是否安全值得重视。但是目前尚没有关于母亲使用 ZDV 后引起新生儿畸形率增加的报道。同时理论上 ZDV 虽然可能减少母婴间 HIV 传播，但是却可能产生对 ZDV 的耐药性，而影响以后的疗效。所以应该在权衡利弊后再决定是否使用 ZDV。近来有许多新抗病毒制剂（如蛋白酶抑制剂和反转录酶抑制剂）用于治疗 HIV 感染，但对其妊娠期使用的安全性和有效性的资料较少。因此即使使用，也应在早孕期器官发育完成以后。

2. 免疫治疗　是目前治疗 HIV 感染的重要途径。有学者采用被动免疫以阻止 HIV 的母婴传播，即在妊娠的最后 3 个月给 HIV 感染的孕妇每月 1 次 HIV 免疫球蛋白（HIVIG），婴儿出生后 12h 内输注 1 剂 HIVIG。此法可与抗病毒治疗联合使用。目前用于主动免疫的制剂有完整的灭活病毒、重组病毒亚单位（rgp160 及 rgp120）、病毒特异的表位（epitopes）或多肽（peptides）以及多种病毒抗原表位混合制剂（“cocktail” of specific epitopes）。这种免疫治疗可阻止 HIV 感染者 CD4 细胞计数的下降而维持不变或升高，缓解疾病的进展，降低母婴间 HIV 的传播。

（三）其他治疗

加强营养，应用免疫调节药物干扰素、IL -2、香菇多糖等，加强全身支持，治疗机会感染及肿瘤。有报道，对 HIV 感染的孕妇，于孕 28 周左右，适当补充维生素 A，可促进胎儿发育，降低 HIV 传播的危险性。HIV 感染之孕妇，从分娩前开始，每隔 6h 用 0.2% 氯己定清洗阴道，可明显降低新生儿 β 族链球菌感染率。

四、干预措施

（一）应用抗人类免疫缺陷病毒药物

各级医疗卫生机构应当为艾滋病感染孕产妇及所生婴儿提供免费的抗人类免疫缺陷病毒药物。提供抗人类免疫缺陷病毒药物前，应当对孕产妇进行艾滋病症状观察、$CD4^+$T淋巴细胞计数及病毒载量检测，并对孕产妇的感染状况进行评估，确定临床分期，结合$CD4^+$T淋巴细胞计数及病毒载量检测结果，选择适宜的抗病毒用药方案。

预防艾滋病母婴传播的抗人类免疫缺陷病毒药物应用方案可分为预防性抗病毒用药方案和治疗性抗病毒用药方案。对于处于艾滋病临床工期或Ⅱ期，免疫功能相对较好，$CD4^+$T淋巴细胞计数$>350/mm^3$的艾滋病感染孕产妇，建议采用预防性抗病毒用药方案；对于处于艾滋病临床Ⅲ期或Ⅳ期，$CD4^+$T淋巴细胞计数$\leqslant 350/mm^3$的艾滋病感染孕产妇，建议采用治疗性抗病毒用药方案。卫生部2011年2月12日发布了《预防艾滋病、梅毒和乙肝母婴传播工作实施方案》，其中有艾滋病感染孕产妇及所生儿童抗人类免疫缺陷病毒用药方案。

在应用抗病毒药物前和用药过程中，应当为感染孕产妇及所生儿童提供持续的咨询指导及相关监测，提高用药依从性；定期进行血常规、尿常规、肝功能、肾功能等检测，密切关注可能出现的药物不良反应；在发现孕产妇感染艾滋病时，孕期每3个月和产后4~6周对孕产妇各进行一次$CD4^+$T淋巴细胞计数的检测，同时在发现孕产妇感染艾滋病时和孕晚期各进行一次病毒载量的检测，观察并评价孕产妇的病情，并提供必要的处理或转介服务。

（二）提供适宜的安全助产服务

各级医疗保健机构应当为艾滋病感染孕妇及其家人提供充分的咨询，告知住院分娩对保护母婴安全和实施预防艾滋病母婴传播措施的重要作用，帮助其及早确定分娩医院，尽早到医院待产。医疗保健机构应当为艾滋病感染孕产妇提供安全的助产服务，尽量避免可能增加艾滋病母婴传播危险的会阴侧切、人工破膜、使用胎头吸引器或产钳助产、宫内胎儿头皮监测等损伤性操作，减少在分娩过程中传播人类免疫缺陷病毒的概率。

（三）提供科学的婴儿喂养咨询、指导

各级医疗保健机构应当对艾滋病感染孕产妇所生儿童提倡人工喂养，避免母乳喂养，杜绝混合喂养。医务人员应当与艾滋病感染孕产妇及其家人就人工喂养的接受性、知识和技能、负担的费用、是否能持续获得足量、营养和安全的代乳品、及时接受医务人员综合指导和支持等条件进行评估。对于具备人工喂养条件者尽量提供人工喂养，并给予指导和支持；对于因不具备人工喂养条件而选择母乳喂养的感染产妇及其家人，要做好充分的咨询，指导其坚持正确的纯母乳喂养，喂养时间最好不超过6个月，同时积极创造条件，尽早改为人工喂养。

（四）为艾滋病感染孕产妇所生儿童提供随访与艾滋病检测

各级医疗卫生机构应当在艾滋病感染孕产妇所生儿童满1、3、6、9、12和18月龄时分别对其进行随访，提供常规保健、生长发育监测、感染状况监测、预防营养不良指导、免疫接种等服务，并详细记录随访的相关信息。

负责艾滋病感染孕产妇所生儿童随访服务的医疗卫生机构按照儿童感染早期诊断检测时间和技术要求采集血样，登记相关信息后，及时将血样转送到省级妇幼保健机构。省级妇幼保健机构接收血样后转送至省级艾滋病确证中心实验室或国家艾滋病参比实验室进行检测，并在得到检测结果后及时将结果反馈到各血样本送检单位。

为艾滋病感染孕产妇所生婴儿在其出生后6周及3个月（或其后尽早）采血进行艾滋病感染早期诊断检测。如6周早期诊断检测结果呈阳性反应，则之后尽早采集血样进行第二次早期诊断检测，两次不同时间样本检测结果均呈阳性反应，报告“婴儿艾滋病感染早期诊断检测结果阳性”，确定儿童感染艾滋病，及时转介婴儿至儿童抗病毒治疗服务机构。两次不同时间（其中至少一次于婴儿满3个月后

采血）样本检测结果均呈阴性反应，报告“婴儿艾滋病感染早期诊断检测结果阴性”，婴儿按照未感染儿童处理，继续提供常规儿童保健随访服务。

艾滋病感染孕产妇所生儿童未进行艾滋病感染早期诊断检测或早期诊断检测结果阴性者，应当于12 月龄、18 月龄进行艾滋病抗体检测，以明确艾滋病感染状态。

（五）预防性应用复方磺胺甲噁唑

对 $CD4^+T$ 淋巴细胞计数≤350 个细胞/mm^3 的艾滋病感染孕产妇，建议应用复方磺胺甲噁唑，以预防机会性感染；艾滋病感染孕产妇所生儿童符合下列条件之一者也应当预防性应用复方磺胺甲噁唑：①艾滋病感染早期诊断检测结果为阳性。②$CD4^+T$ 淋巴细胞百分比 <25% 。③反复出现艾滋病机会性感染临床症状。④母亲应用抗人类免疫缺陷病毒药物时间不足 4 周。复方磺胺甲噁唑用药方法、停药指征及注意事项等详见《预防艾滋病母婴传播技术指导手册》。

五、预防

目前对 AIDS 的病因及传播途径已有一定的认识，但尚无有效的治疗药物，因此预防就至关重要。首先要对全社会进行宣传教育，提高对本病及其危险因素的认识，控制其流行范围。严格搞好海关的检疫工作和控制进口血液制品，检测高危人群，防止 AIDS 传入。对献血者、器官供给者、人工授精的供精者等进行 HIV 抗体检查，发现阳性者，予以取消。严格掌握输血的指征，尽量避免不必要的输血。

（时军辉）

第五节　妊娠并发梅毒

一、概述

妊娠并发梅毒是指孕妇在妊娠期间并发感染梅毒螺旋体引起的慢性全身性疾病，梅毒还能通过胎盘将病原体传给胎儿引起早产、死产或娩出先天梅毒儿。梅毒早期主要表现为皮肤黏膜损害，晚期能侵犯心血管、神经系统等重要器官，造成劳动力甚至死亡。梅毒是严重危害人类健康的性传播疾病。

（一）传播途径

传染源是梅毒患者，最主要的传播途径是通过性交经黏膜擦伤处传播。患早期梅毒的孕妇可能通过胎盘传给胎儿，若孕妇软产道有梅毒病灶，也可发生产道感染，此外，输血、接吻、衣物传染途径较少见。

（二）妊娠并发梅毒对胎儿及婴儿的影响

妊娠并发梅毒如果未经治疗大多分娩先天梅毒患儿。自妊娠 4 个月至分娩，病原体均可感染胎儿，妊娠期间如能经过适量的青霉素治疗，仅有 1% 左右的新生儿患先天梅毒。

（1）患一、二期梅毒孕妇的传染性最强，梅毒病原体在胎儿内脏（主要在肝、肺、脾、肾上腺等）和组织中大量繁殖，引起妊娠 6 周后的流产、早产、死胎、死产。

（2）未经治疗的一、二期梅毒孕妇几乎 100% 的传给胎儿，早期潜伏梅毒（感染不足 2 年，临床无梅毒性损害表现，梅毒血清学试验阳性）孕妇感染胎儿的可能性达 80% 以上，且有 20% 早产。

（3）未经治疗的晚期梅毒孕妇感染胎儿的可能性约为 30% ，晚期潜伏梅毒已无传染性，感染胎儿的可能性仍有 10% 。

（4）通常先天梅毒儿占死胎的 30% 左右。若胎儿幸存，娩出先天梅毒儿（也称胎传梅毒儿），病情较重。早期表现有皮肤大疱、皮疹、鼻炎、鼻塞、肝脾大、淋巴结肿大等；晚期先天梅毒多出现在 2 岁以后，表现为哈钦森牙（又称楔状齿）、鞍鼻、间质性角膜炎、骨膜炎、神经性聋等，其死亡率及致残率明显增高。

（三）梅毒对妊娠的影响

（1）患梅毒的女性常致不孕，梅毒女性不孕率比正常女性高 2～3 倍。

（2）梅毒孕妇易发生流产、早产、死胎或分娩先天梅毒儿。

（3）梅毒孕妇未经治疗者，仅有 1/6 的概率分娩正常新生儿。

（4）孕妇患梅毒的时间，与受孕距离愈近，妊娠前又没有经过充分治疗，胎儿受感染的机会愈大。

（5）梅毒孕妇第 1、2 胎常发生流产或死胎，第 3 胎分娩先天梅毒儿，第 4 胎分娩正常活婴。

二、诊断要点

（一）临床表现

梅毒的母亲表现为：

1. 一期梅毒　硬下疳，90% 发生在外阴、阴唇、阴道、宫颈或肛周，也可出现在口腔、乳房、眼等处，往往单发。

2. 二期梅毒　一般发生在感染后 7～10 周或硬下疳出现后 6～8 周，以皮肤黏膜损害为主，主要表现为各种各样的梅毒疹。血清学反应几乎全部为阳性。

3. 晚期梅毒　可侵犯机体多种组织和器官。可无明显临床表现，但血清试验阳性。

梅毒的患儿表现为：

（1）骨软骨炎及骨膜炎，尤以婴儿时期为甚。

（2）肝脾大、间质性肝炎及骨髓外造血。

（3）鼻炎、鼻梁下陷。

（4）慢性脑膜炎、动脉内膜炎、慢性咽炎、中耳炎、“白色肺炎”、肾炎。

（二）胎盘的病理

妊娠并发梅毒引起死胎、早产与胎盘病变有关。梅毒感染的胎盘大而苍白，胎盘重量与胎儿之比达 1∶4。镜下见有粗大、苍白“杵状”绒毛，间质增生，间质中血管呈内膜炎及周围炎改变，并见狭窄的血管周围有大量中性粒细胞浸润形成袖套现象。

（三）实验室检查

1. 病原体检查　在一期梅毒的硬下疳部位取少许血清渗出液，放于玻片上，置暗视野显微镜下观察，依据螺旋体强折光性的运动方式进行判断，可以确诊。

2. 梅毒血清学检查　非梅毒螺旋体抗原血清试验是梅毒常规筛查方法。近年已开展用 PCR 技术取羊水检测螺旋体确诊先天梅毒。

（四）诊断要点

1. 病原体检查　取硬下疳部位的分泌物在玻片上，置暗视野在显微镜下检查，见到螺旋体可确诊。

2. 梅毒血清学检查　非梅毒螺旋体抗原血清试验（包括性病研究实验室玻片试验、血清不加热反应素玻片试验、快速血浆反应素环状卡片试验）是梅毒的常规筛查方法；若筛查阳性，应做梅毒螺旋体抗原血清试验（包括荧光密螺旋体抗体吸收试验、梅毒螺旋体血凝试验），测定血清特异性抗体。

三、治疗

治疗原则：早期明确诊断，及时治疗，用药足量，疗程规则。治疗期间避免性生活，性伴侣接受检查和治疗。

1. 孕妇早期梅毒　首选青霉素，苄星青霉素 240 万 U，分两侧臀部肌内注射，每周 1 次，共 3 次；对青霉素过敏者，应脱敏后治疗；应用红霉素 500mg，口服，4 次/d，共用 15d。但红霉素不能防治胎儿梅毒。

2. 孕妇晚期梅毒　首选青霉素，苄星青霉素 240 万 U，分两侧臀部肌内注射，每周 1 次，共 3 次；

对青霉素过敏者，应用红霉素500mg，口服，4次/d，共用30d。红霉素不能防治胎儿梅毒。

3. 新生儿梅毒　脑脊液异常者，普鲁卡因青霉素5万U/（kg·d），肌内注射，共10～15d；脑脊液正常者，苄星青霉素肌内注射1次；对青霉素过敏者，应用红霉素77～125mg/（kg·d），分4次口服，共用30d。

四、预防干预措施

（一）为梅毒感染孕妇提供规范治疗

各级医疗保健机构应当为梅毒感染孕妇提供规范（全程、足量）的治疗，以治疗孕妇的梅毒感染和减少梅毒母婴传播。根据孕妇流行病学史、临床表现和实验室检测结果对孕妇是否感染梅毒进行诊断，并对感染孕妇给予相应的规范治疗。对于孕早期发现的梅毒感染孕妇，应当在孕早期与孕晚期各提供1个疗程的抗梅毒治疗；对于孕中、晚期发现的感染孕妇，应当立刻给予2个疗程的抗梅毒治疗，2个治疗疗程之间需间隔4周以上（最少间隔2周），第2个疗程应当在孕晚期进行。对临产时发现的梅毒感染产妇也应当立即给予治疗。在孕妇治疗梅毒期间应当进行随访，若发现其再次感染或复发，应当立即再开始一个疗程的梅毒治疗。所有梅毒感染孕妇的性伴侣应进行梅毒血清学检测及梅毒治疗。

（二）提供适宜的安全助产服务

各级医疗保健机构应当为梅毒感染孕产妇提供适宜的安全助产服务，尽量避免可能增加梅毒螺旋体经血液、体液母婴传播的危险，降低在分娩过程中新生儿感染梅毒的概率。

（三）为梅毒感染孕产妇所生儿童提供预防性治疗

各级医疗保健机构应当对孕期未接受规范性治疗，包括孕期未接受全程、足量的青霉素治疗，接受非青霉素方案治疗或在分娩前1个月内才进行抗梅毒治疗的孕产妇所生儿童进行预防性治疗；对出生时非梅毒螺旋体抗原血清学试验阳性、滴度不高于母亲分娩前滴度的4倍且没有临床表现的儿童也需要进行预防性治疗。卫生部2011年2月12日发布了《预防艾滋病、梅毒和乙肝母婴传播工作实施方案》，其中有梅毒感染孕产妇及所生儿童治疗方案。

（四）为梅毒感染孕产妇所生儿童提供随访和先天梅毒的诊断与治疗

各级医疗保健机构应当对梅毒感染孕产妇所生儿童进行定期随访，提供梅毒相关检测直至明确其梅毒感染状态，并记录相关信息。对出生时非梅毒螺旋体抗原血清学试验阳性且滴度高于母亲分娩前滴度的4倍，或暗视野显微镜检测到梅毒螺旋体，或梅毒螺旋体IgM抗体检测阳性的儿童诊断为先天梅毒；对出生时非梅毒螺旋体抗原血清学试验阴性或出生时非梅毒螺旋体抗原血清学试验阳性、滴度低于母亲分娩前滴度的4倍的儿童进行随访，对随访过程中非梅毒螺旋体抗原血清学试验由阴转阳或滴度上升且有临床症状的儿童，或者随访至18月龄时梅毒螺旋体抗原血清学试验仍持续阳性的儿童亦诊断为先天梅毒。对出生时非梅毒螺旋体抗原血清学试验阳性、滴度低于母亲分娩前滴度的4倍但有先天梅毒临床症状的儿童，应当先给予规范的治疗并随访，18月龄时梅毒螺旋体抗原血清学试验阳性者诊断为先天梅毒，上报先天梅毒感染的信息。

（石小哲）

参考文献

[1] 冯琼，廖灿．妇产科疾病诊疗流程［M］．北京：人民军医出版社，2014.

[2] 冯力民，廖秦平．妇产科疾病学［M］．北京：高等教育出版社，2014.

[3] 华嘉增，朱丽萍．现代妇女保健学［M］．上海：复旦大学出版社，2012.

[4] 张慧琴．生殖医学理论与实践［M］．上海：世界图书出版社，2014.

[5] 李继俊．妇产科内分泌治疗学［M］．北京：人民军医出版社，2014.

[6] 连利娟．林巧稚妇科肿瘤学［M］．北京：人民卫生出版社，2013.

[7] 华克勤，丰有吉．实用妇产科学［M］．北京：人民卫生出版社，2013.

[8] 王清图，修霞，戴淑玲，许华强．产内科疾病的诊断与治疗［M］．北京：人民卫生出版社，2013.

[9] 邓姗，郎景和．协和妇产科临床思辨录［M］．北京：人民军医出版社，2015.

[10] 谢幸，苟文丽．妇产科学［M］．北京：人民卫生出版社，2014.

[11] 曹泽毅．中华妇产科学［M］．北京：人民卫生出版社，2014.

[12] 曹泽毅，乔杰．妇产科学［M］．北京：人民卫生出版社，2014.

[13] 兰丽坤，王雪莉．妇产科学（第四版）［M］．北京：科学出版社，2017.

[14] 丰有吉，沈铿．妇产科学［M］．北京：人民卫生出版社，2013.

[15] 郎景和．妇产科学新进展［M］．北京：中华医学电子音像出版社，2017.

[16] 王子莲．妇产科疾病临床诊断与治疗方案［M］．北京：科学技术文献出版社，2010.

[17] 史常旭，辛晓燕．现代妇产科治疗学［M］．北京：人民军医出版社，2010.

[18] 郁琦，罗颂平．异常子宫出血的诊治［M］．北京：人民卫生出版社，2017.

[19] 向阳，郎景和．协和妇产科查房手册［M］．北京：人民卫生出版社，2016.

[20] 卞度宏．妇产科症状鉴别诊断［M］．上海：上海科学技术出版社，2010.

[21] 李蓉，乔杰．生殖内分泌疾病诊断与治疗［M］．北京：北京大学医学出版社，2013.

[22] 张学兰，唐小丽，余孔贵，严晓华，孙文霞．现代临床妇产科学与儿科学［M］．北京：科学技术文献出版社，2014.

[23] 李旭．临床妇科肿瘤学［M］．北京：人民卫生出版社，2017.

[24] 李卫红．妇产科新医师手册（第三版）［M］．北京：化学工业出版社，2018.